广东省卫生健康委员会委托项目

医学伦理学理论与实践

主　编　刘俊荣　黄逸辉

副主编　严　晋　吴璧锋　张念樵

编　委（按姓氏笔画排序）

王　涛　北京大学深圳医院

白　胜　广东省人民医院

刘俊荣　广州医科大学

严　晋　广东省人民医院

严　瀚　广州市第一人民医院

苏广武　广州医科大学附属第三医院

肖　鹏　广州医科大学

吴璧锋　广州医科大学附属第五医院

张念樵　广州中医药大学第一附属医院

陈志辉　湛江中心人民医院

黄逸辉　广州市红十字会医院

廖剑锋　广州医科大学附属第五医院

戴　辉　南方医科大学南方医院

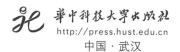

华中科技大学出版社

http://press.hust.edu.cn

中国·武汉

内 容 简 介

　　本书分为十一章,分别为医学伦理概述、医患关系与临床诊疗伦理、公共卫生与健康伦理、医学科研的伦理规范及伦理原则、医学伦理委员会建设及其伦理审查、基因技术与干细胞研究的伦理问题、人体器官移植技术应用的伦理问题及其伦理审查、人类辅助生殖技术应用的伦理问题及其伦理监管、人类遗传资源管理与基因专利的伦理法律问题、医学科研中的生物安全风险、医学科研诚信与学术不端行为。

　　本书既可作为临床卫生机构及其医务人员、医学伦理委员会委员及医学科研人员等的培训教材,也可供高校医学类专业学生自学阅读。

图书在版编目(CIP)数据

医学伦理学理论与实践/刘俊荣,黄逸辉主编. —武汉:华中科技大学出版社,2023.5
ISBN 978-7-5680-9377-4

Ⅰ. ①医…　Ⅱ. ①刘…　②黄…　Ⅲ. ①医学伦理学　Ⅳ. ①R-052

中国国家版本馆 CIP 数据核字(2023)第 089618 号

医学伦理学理论与实践　　　　　　　　　　　　　　　刘俊荣　黄逸辉　主编
Yixue Lunlixue Lilun yu Shijian

策划编辑:周　琳
责任编辑:方寒玉
封面设计:原色设计
责任校对:曾　婷
责任监印:周治超
出版发行:华中科技大学出版社(中国·武汉)　　电话:(027)81321913
　　　　　武汉市东湖新技术开发区华工科技园　　邮编:430223
录　　排:华中科技大学惠友文印中心
印　　刷:武汉市籍缘印刷厂
开　　本:787mm×1092mm　1/16
印　　张:13.25
字　　数:333千字
版　　次:2023 年 5 月第 1 版第 1 次印刷
定　　价:52.00 元

Foreword 序

　　二十世纪中叶以来,生命科学与医学技术的快速发展,为人类生命质量的提高和疾病诊疗的精准化带来了越来越多的方法和手段,提升了人类战胜疾病的信心,但同时也带来了一系列的社会伦理问题,包括器官移植的伦理问题、辅助生殖技术的伦理问题、基因编辑的伦理问题、干细胞临床研究的伦理问题、人类遗传资源开发和利用的伦理问题等。毋庸置疑,这些问题的解决,需要从体制机制上加以规范,进行综合治理。为此,国家相关部门出台了《人胚胎干细胞研究伦理指导原则》《人类辅助生殖技术和人类精子库的伦理原则》《人体器官移植条例》《涉及人的生物医学研究伦理审查办法》《涉及人的生命科学和医学研究伦理审查办法》《中华人民共和国生物安全法》《中华人民共和国人类遗传资源管理条例》《关于加强科技伦理治理的意见》等一系列规范性文件。而且,在《中华人民共和国民法典》《中华人民共和国刑法》等法律条款中也作了相关规定。这对于规范生命科学和医学研究、强化科技伦理治理发挥了十分重要的作用。伦理规范、法律条款的全面贯彻,需要强化人们的法律意识,使人们形成恪守伦理道德的习惯,这些都需要以人们的自觉遵守和严格执行为基础。因此,加强从事涉及人的生命科学和医学研究、开发、生产机构的内部管理,增强涉及人的生命科学和医学技术工作者的伦理法律意识,是首要的、根本的一环,只有这样,才能把伦理治理的端口前移,防患于未然。

　　这本由刘俊荣教授组织广东省多家医疗机构专家编写的医学伦理学著作,既有对医学伦理基础理论的阐述,又有对临床伦理、公共卫生伦理、医学科研伦理、医疗技术临床应用、生物安全及伦理审查等内容的解析。该书借鉴了国内外医学伦理学研究的最新发展成果,体现了中国的医学伦理话语,具有较强的理论性、可读性和操作性。该书对于提升医疗卫生机构及其医务人员、医学伦理委员会委员及医学科研人员的伦理素养,增强伦理审查能力具有一定的参考价值,希望该书成为一本具有示范作用的精品力作。

谢登峰

国家卫生健康委员会科教司

　　医学的服务对象是人,人不仅具有生物属性,还具有社会属性。人的情感、心理、习俗、价值观念等无不影响着人们的健康和疾病的状况及其转归,也影响着医务人员的医疗活动和科研行为,仅仅依靠医学本身已不能解决医学所面临的诸多问题。2022年3月,中共中央办公厅、国务院办公厅印发的《关于加强科技伦理治理的意见》明确指出:"科技伦理是开展科学研究、技术开发等科技活动需要遵循的价值理念和行为规范,是促进科技事业健康发展的重要保障。当前,我国科技创新快速发展,面临的科技伦理挑战日益增多,但科技伦理治理仍存在体制机制不健全、制度不完善、领域发展不均衡等问题,已难以适应科技创新发展的现实需要。"医学伦理学在医疗实践、医学研究、医学教育中发挥着愈发重要的作用。医务人员如果不懂得敬畏生命、不了解患者的情感、不知道应当如何尊重患者、不会与患者沟通交流,不仅难以认识形式各异、错综复杂的疾病,也难免会与患者产生矛盾,甚至发生纠纷和冲突。医学"能为"之事并非都当"应为",在遇到涉及超出医学本身的道德、法律、社会问题时,没有道德的引航势必会产生迷茫或不知所措。医学诊疗活动和医学科研活动能否遵循道德的轨迹,能否坚守生命至上、以人为本的宗旨,与医务人员和医学科研人员的道德意识、伦理判断能力等密切相关。为了进一步提升医务人员的伦理道德素养,强化医学科技工作者的伦理意识,增强其伦理判断和分析能力,捍卫科研诚信,广东省卫生健康委员会委托本项目团队编写了本书,以供医务人员和医学科技工作者学习参阅。

　　全书共分为十一章,分别为医学伦理概述、医患关系与临床诊疗伦理、公共卫生与健康伦理、医学科研的伦理规范及伦理原则、医学伦理委员会建设及其伦理审查、基因技术与干细胞研究的伦理问题、人体器官移植技术应用的伦理问题及其伦理审查、人类辅助生殖技术应用的伦理问题及其伦理监管、人类遗传资源管理与基因专利的伦理法律问题、医学科研中的生物安全风险、医学科研诚信与学术不端行为。在内容上,既吸收了目前国内医学伦理学教材中的成熟知识,也借鉴了医学伦理学的最新发展成果,既反映了国外的医学伦理思想,也体现了中国的医学伦理思想。为了增强可读性,在本书的每章中均设置了引导案例、知识链接等拓展性内容,部分章节还提供了章后案例,以引起读者的思考、分析和讨论。本书既可作为医疗卫生机构及其医务人员、医学伦理委员会委员及医学科研人员的培训教材,也可供高校医学类专业学生自学阅读。

　　本书由刘俊荣教授拟订撰写大纲,并经编写团队沟通讨论确定最终的撰写计划和分工。参与编写的人员既有长期从事医学伦理学教学和研究的理论工作者,也有长期从事医疗卫生管理、临床医疗工作、医学伦理审查等实践活动的一线工作者，这为实现本书所期望的理论性与应用性的统一提供了有力的保障。尽管我们期望本书在学理性、创新性、可读性、应用性等方面有所突破，但由于我们编写水平有限，缺憾在所难免，敬请各位读者不吝赐教。

本书编委会

Contents 目 录

第一章 医学伦理概述

医学伦理是关于医学道德现象的学问,医学伦理学作为医学与伦理学的交叉学科,具有较强的应用性,对于规范医疗卫生人员的医疗活动及科研行为有着十分重要的作用。系统地学习和研究医学伦理学的基本理论、基本观点和基本原则是学好医学伦理学,并运用医学伦理学分析和解决问题的基础和前提。

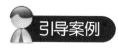 引导案例

案例 1-1 如此约束谁之过？

患者张某,男,67 岁,拟行胃癌根治术,遵照医嘱及家属意见后收入 ICU。术后第一天,患者身上留置了气管插管、胃管、腹腔引流管、导尿管等多种管道。患者神志清醒后,较为烦躁,并多次试图拔除身上的管道。从治疗、护理的需要以及患者的安全考虑,护士按照主治医生的意见用宽绷带对患者腕部及膝部进行了适当的约束,以避免各种管道脱落或受阻。但患者对这种约束很反感,大吵大闹,叫嚷护士剥夺了他自主活动的权利,是对其尊严的侵犯。而患者的两个女儿在病房外面听见了父亲的叫喊声后,也吵闹起来,谴责护士虐待她们的父亲,并表示要投诉。而护士说,自己是按照医生的要求去做的,有问题应当找主治医生。

请思考:

1. 从技术的角度看,医护人员的上述做法有无不妥之处?

2. 如何看待患者及其家属的不满情绪? 这反映了什么问题?

第一节 医学伦理的界定

一、医学伦理的含义

在中国古汉语中,"伦"与"理"两个字最早是分别使用的,"伦"本义为辈分、人伦;"理"本义为玉石的纹理。"伦理"两字连用成为一个词语,最早出现于我国古代的《礼记》。许慎在《说文解字》中指出:"伦,从人,辈也,明道也;理,从玉,治玉也。"也就是说,伦即人与人相处的规矩;伦理即人伦之理,也就是调整人伦关系的条理、道理、准则。

伦理与道德是两个既相区别又相联系的概念。在中国古代汉语中,"道"与"德"也是分开使用的,老子所著《道德经》就是由《道经》和《德经》两个完全不同的篇目构成的哲学著作,并非专门研究道德现象的伦理学专著。书名中的"道德"也与我们现在使用的道德概念不同,它仅仅是道与德两个字并列的联合词组。其中,"道"本指事物运动、变化的规律,后来引

申出反映客观规律性的道理、法则、规范等含义。而按照规律、规范、原则去做事就可能有所得,有所收获。在古代,"德"与"得"是同义词。《说文解字》中强调"德,外得于人,内得于己也",指人们遵从人伦之道或人伦之理所形成的德行、品德、美德等含义。"道德"二字连用,成为使用至今的一个词,最早见于春秋时期的《荀子》。在《荀子·劝学》中,有一个"故学至乎礼而止矣,夫是之谓道德之极"的著名命题,译成现代汉语:学习做人做事,如果一切行为都达到了礼的标准,那么,就进入了道德的最高境界。这表明春秋战国时期,汉语中道德的概念就具有了道德理想、道德规范、道德品质、道德境界等明确而丰富的含义。在西方,道德的英文词汇是 morality,它源于拉丁文,原意为风俗、习俗、性格,后引申为道德规范、行为品质、善恶评价等含义。

从以上内容可以看出,伦理与道德两个概念并没有实质性的差别,只是用法上有所侧重。道德侧重于反映个人的具体行为和活动,而伦理侧重于反映普遍的社会理念、普遍的道德规范。如一个人随地吐痰,我们可以说他不道德,但不会说他不伦理。因此,我们有时又将道德与伦理交互使用,有时也适当并用,说"伦理道德"。

作为一个学科概念,伦理学(ethics),是一门古老的人文学科。公元前 5 世纪的古希腊哲学家苏格拉底,被后世认为是伦理学的奠基人。伦理学就是研究关于道德的起源、本质、作用及其发展规律的科学,其研究对象就是道德现象。它主要通过哲学反思对人类社会生活中的道德现象进行思考,是指导人格完善,调节人与人、人与自然关系的行为规范体系。故而,伦理学又称道德哲学。而医学伦理学,是指以医学道德意识现象、医学道德规范现象和医学道德实践现象等医学道德现象为研究对象,运用一般伦理学理论、范畴、原则等来分析和解决医学实践、医学科学发展中的医方与患方、医务人员与医务人员、医务人员与社会、医务人员与医学科学等相互关系的道德问题而形成的一门学科。

从医学伦理学的学科历史发展来说,医学伦理学在西方基本上经历了医德学、医学伦理学和生命伦理学三个阶段。医德学关注医生应有的美德及对待患者的正当态度;医学伦理学关注变化的医患关系、医生对患者的责任,规范不断发展的医院和医生职业行为;生命伦理学则更多地关注当代生物医学技术发展与应用中的伦理问题,是迅速发展的生物医学对传统医学道德价值观念挑战的结果。古希腊时期的医生希波克拉底(Hippocrates,公元前460—前377年),既是西方"医学之父",也是西方医德的奠基人。《希波克拉底全集》中的很多篇章都论及医师的医德,而《希波克拉底誓言》则是专门论述医德的文献,其中提出的不伤害原则、患者利益原则、保密原则已成为西方医德传统的核心。该文献被视为西方医学道德规范的典范,对后世影响较大。1803 年英国爱丁堡医生托马斯·帕茨瓦尔(T Percival)出版了《医学伦理学》一书,标志着传统医德学向近代、现代医学伦理学的转变。1971 年,美国学者波特(V R Potter)出版的《生命伦理学:通往未来的桥梁》一书,首创"生命伦理学"(bioethics)一词。1978 年,美国肯尼迪伦理学研究所出版的《生命伦理学百科全书》根据道德价值和原则将"生命伦理学"定义为对"生命科学和卫生保健领域内人类行为进行系统研究"的一门科学。由此,医学伦理学的研究范围由医学职业扩大到整个卫生保健领域、由维护个体生命健康扩展到维护所有生命存在。相较于医学伦理学,生命伦理学的任务更广泛而复杂,并推动医学伦理学进入一个崭新的阶段。

我国古代虽没有系统的医德学著作,但不少名医都在其医学著作中对医德给予了充分的论述。东汉时期的张仲景在《伤寒杂病论》中提出医生应"精研方术"与"知人爱人"的观点,并特别批评了当时医界存在的不道德行径;晋代杨泉在《物理论》中指出:"夫医者,非仁爱之士不可托也;非聪明理达不可任也;非廉洁淳良不可信也。"隋唐时期杰出医学家孙思邈在《备急千金要方》中提出"人命至重,有贵千金,一方济之,德逾于此。"此观点凸显了医学职业的特殊道德价值,"大医精诚论"是我国古代医学伦理思想形成的重要标志。宋代张杲著《医说》,其中有"医以救人为心"篇;林逋在《省心录·论医》中提出"无恒德者,不可以为医"。明代龚信的《古今医鉴》、龚廷贤在《万病回春》中提出的"医家十要"、陈实功在《外科正宗》中提出的"医家五戒十要"、李梴的《医学入门·习医规格》等都提出了具体的行医规范和医生应遵循的伦理准则;清代的喻昌著有《医门法律》,对医德在诊断和治疗中的作用予以论述,明确提出医生在诊治过程中应遵守的执业规范等。1915年在中国医学界由伍连德发起成立了"中华医学会"并出版了《中华医学杂志》,在学会的宗旨中鲜明地提出了"尊重医德医权"的观点。1926年的《中国医学》刊有中华医学会制定的《医学伦理学法典》,全文共2339个字,其中涉及对一般医疗行为的论述,并论及经验不足的中国医生和经验丰富的外国护士之间的关系,这在20世纪早期全世界的医德规范中是少有的,体现了当时中国所特有的医学伦理观。此法典还明确规定:医生的职责应是人道主义的,而非谋取经济利益。这表明中国近代医学伦理学已开始与国际上的近代医学伦理学接轨。1933年,宋国宾的《医业伦理学》以传统的"仁""义"道德观作基础,同时也吸收了近代西方医学伦理学的理论思想,对医生人格、医患关系、同业关系、医社关系等进行了阐述。1939年,毛泽东发表了《纪念白求恩》,对医务人员的医德教育发挥了极大的作用。1941年,毛泽东在延安为中国医科大学题词"救死扶伤,实行革命的人道主义"。改革开放后尤其是近年来,医学伦理学受到政府和社会的高度重视,国家先后颁布了《中华人民共和国医学生誓词》《中华人民共和国医师法》《人体器官移植条例》《涉及人的生物医学研究伦理审查办法》《医疗技术临床应用管理办法》《干细胞临床研究管理办法》等,这一系列文件对规范医学生的医学伦理教育、开展生物医学研究等提供了明确的要求和指引。

不难看出,从医学伦理学概念的历史渊源来说,医学伦理学主要是关于医务人员职业道德的本质和发展规律的科学。当今的医学伦理学中,虽然仍以医务人员的职业道德为主要研究内容,但已绝不仅仅限于医务人员的职业道德。当代医学科学领域中提出的诸多伦理问题,如器官移植、辅助生殖技术、克隆技术、干细胞与基因工程等新技术中的伦理道德问题,也都是医学伦理学的研究内容;就其研究和适用的对象来说,医学伦理学也不仅仅限于医务人员,还包括与医学事业有关的其他工作人员,如从事卫生政策及卫生行政工作的管理人员、涉及人的生物医学研究的科研人员、从事药品生产经营的医药人员等。

医学伦理学作为医学与伦理学相互交叉的新兴学科,属于规范伦理学的范畴,其所处理的问题不仅涉及自然科学,还涉及社会与人的问题。因此,医学伦理学不仅与其他学科存在密切的联系,而且医学伦理学的研究也必须以多种学科为基础。生命科学是医学伦理学问题的重要来源,尤其当下生命科学研究和技术应用中的伦理问题,更加引起了人们的关注。而哲学、行为科学、法学、心理学和社会学等学科的研究成果,为医学伦理学研究提供了新的视角和方法,打下了更加宽泛的理论基础,尤其是哲学,哲学一直是医学伦理学的母体,是医学伦理学归属的一级学科。此外,医学伦理学与卫生法学的关系也尤为紧密,二者在内容上相互吸收,在功能上相互补充,共同调节医学实践中的各种人际关系,维护广大人民的健康利益和社会秩序。

二、医学伦理的特征

关于医学伦理的特殊性,在不少论著中都对其进行了分析,尽管表述不一,但总的来说不外乎以下几点:继承性(或连续性、稳定性)、阶级性、全人类性等。不可否认,这些属性均为医学伦理所具有,但医学伦理又有其独特的职业性、法定的强制性及相对的普适性。

第一,关于继承性。从哲学上说,"继承性"与"批判性"是相对而言的,"继承"总是批判地继承,并不是绝对地"拿来"。批判地继承,即辩证地否定,是一切事物、现象及过程联系和发展的环节,并非为医学伦理所特有。事实上,任何一种类型的道德,如社会公德、家庭美德及其他形式的职业道德等都或多或少地具有一定的继承性。因此,恩格斯在《反杜林论》中指出,"在地主阶级、资产阶级和无产阶级"三种道德论中,还是有一些对所有这三者来说,都是相同的东西。列宁在《国家与革命》中也谈到,在阶级社会里存在着一种"数百年来人们就知道的,数千年来在一切处世格言上反复谈到的,起码的公共生活规则"。医学伦理仅仅是这种"共同的""公共生活规则"中的一种,而不是全部或唯一。所以,不能把"继承性"看作医学伦理所独有的特性。也就是说,"继承性"并不是医学伦理的显著特征。

第二,关于阶级性。医学伦理作为一种特殊的道德范畴,具有一般道德范畴所具有的一切特性。在阶级社会里,占统治地位的社会意识形态必然要渗透到医学职业活动中,使医学伦理被打上阶级的烙印。但是,阶级性作为所有道德形式的一般属性,具有普遍的意义,并不是区别医学伦理与其他道德形式的根本标志。因此,阶级性也不是医学伦理的基本特征。

第三,关于全人类性。恩格斯曾经强调,"我们驳斥一切想把任何道德教条当作永恒的、终极的,从此不变的道德规律强加给我们的企图,这种企图的借口是,道德的世界也有凌驾于历史和民族差别之上的不变的原则。相反地,我们断定,一切以往的道德论归根到底都是当时的社会经济状况的产物。"医学伦理中尽管具有一些人类所共有的规范和准则,如救死扶伤,人道主义精神等,但毕竟与医学本身不同,医学伦理不仅具有阶级性,而且还随着社会经济条件、医疗技术水平的发展而变化,呈现出变动性和时代性,从而具有不同的医学伦理内容及评价标准。如在古代,医学人道主义具有直观、朴素的性质,带有宗教神学的色彩;欧洲文艺复兴后,医学摆脱了宗教神学的影响,医学人道主义思想体系逐渐完善。社会主义人道主义作为医学人道主义合乎规律的继承和发展,具有鲜明的社会主义时代特征。在医德评价标准方面,不同时代也有所不同,如关于节育和堕胎的评价,在古代,受封建思想、宗教信条的禁锢,节育和堕胎被视为大逆不道,人们甚至认为这是一种犯罪。因控制人口增长过快的需要,人们把按照计划生育施行人工流产、绝育等行为看作是向社会负责的美德,但随着人口结构的变化,该政策又会根据社会需要而调整。因此,并非在人类社会的一切形态中都拥有相同的医学伦理,也不能简单地说,全人类性是医学伦理的特征。

那么,医学伦理有无其内在的基本特征呢? 如果有,又是什么呢? 毫无疑问,医学伦理作为一种特殊的社会意识形态,必然有其内在的规定性,有其特殊的本质。但是,对医学伦理特殊性的认识,并不是要说明伦理的一般特征在医学伦理中的特殊表现,也不是要列举多少种医学伦理所具有而其他伦理道德形式不具有的特性,而是要找出实际的把医学伦理和其他伦理道德形式区别开来,使医学伦理成为医学伦理的因素。这主要表现在以下几个方面。

首先,医学伦理具有独特的职业性。医学伦理是一种特殊的职业道德,是医务人员在长期医学实践中形成的,用来调节医务人员与患者之间、医务人员之间、医务人员与国家、社会、集体之间以及医学与社会之间的关系所应遵循的行为准则和规范的总和。由于医学实践的最终目的是防病治病、增进人类的健康,提高生命的质量。在防病治病的医疗活动中,良好的医术固然是提高医疗质量的重要基础,而高尚的医德则是提高医疗质量的重要保证。医德的优劣,不仅直接关系到医疗质量的高低,而且直接关系到患者痛苦的增减甚至患者的生存死亡。因此,与其他职业道德相比,医学伦理在内容上具有更高的标准,更严格的要求,更完备的规范。在形式上,特别是在医学伦理的行为准则的表达方面,具有更强的具体性和可操作性,以便于医疗卫生人员的理解、接受和履行。同时,医学伦理还充分体现了医疗卫生的专业特点,它要求医疗卫生工作者全身心地投入,无论何时何地都应以患者的生命和健康为中心,不能有丝毫损害患者的思想和行为。不能像其他的伦理道德形式那样在不同的个体中分为不同的层次、有不同的道德要求,而是表现为层次上的单一性,即全心全意地为患者服务。

其次,医学伦理具有法定强制性。一般说来,伦理规范的实现不是靠物质的强制力量,而是通过各种形式的教育、示范、社会舆论来影响人们的思想,依靠人们的内心信念来支配和调整人们行为的。但是,由于医疗卫生行业是一种特殊的,关系到他人生命和健康的神圣职业,因此,医学伦理规范的实现,还需要具有一定的强制性,需要制定相应的医德法规对医务人员的行为加以规范。也就是说,医务人员履行医学伦理规范是其应尽的法定义务,而不是纯粹的道德义务。为规范医务人员的道德行为,确保医学伦理规范的实现,2012 年国家卫生行政主管部门颁布了《医疗机构从业人员行为规范》,对医疗机构管理人员、医师、护士、药学技术人员、医技人员,以及其他人员的行为规范提出了明确的要求。2021 年修订后的《中华人民共和国医师法》第三条明确规定:“医师应当坚持人民至上、生命至上,发扬人道主义精神,弘扬敬佑生命、救死扶伤、甘于奉献、大爱无疆的崇高职业精神,恪守职业道德,遵守执业规范,提高执业水平,履行防病治病、保护人民健康的神圣职责。”这些充分表明了医学伦理所具有的法定性和强制性。

最后,医学伦理具有相对的普适性。医学伦理不仅属于职业伦理的范畴,还是一种特殊的科技伦理。由于科技活动的目的在于揭示自然界各种现象之间客观必然的、本质的规律,并把这些规律概括成统一的知识体系,应用于改造客观自然界的实践活动之中。它是不以阶级的意志为转移的自然规律的反映,其本身不具有阶级性。因此,科技伦理作为调整人们在科技活动中个人与个人之间及个人和社会之间相互关系的行为规范,在不同社会条件下可以具有共同的基本的伦理规范,如真实、严谨、公开等,这些规范可被不同的人们所接受。医学伦理中的救死扶伤、知情同意、一视同仁等伦理原则一直是世界医疗卫生人员所应遵循的基本信条。当然,我们强调医学伦理的普适性,并不否认其相对性和阶级性,是就其特殊性来说的,不具有绝对的意义。从独特的职业性、法定的强制性及相对的普适性去说明医学伦理的特殊性,对于强化医务人员的伦理道德观念、增强自律意识等具有重要的作用。

首先,强调医学伦理独特的职业性,有助于加强医务人员的道德责任感,端正医疗作风。独特的职业性强调了医疗卫生事业的专业特点,说明了医疗实践活动与其他实践活动的重要差别在于为医疗客体服务,以客体为中心,而不是单纯地改造客体,使其由自在之物变成为我之物。同时,独特的职业性还突出了医务人员的神圣职责,有助于培养医务人员爱岗敬业、认真负责的精神。

其次,强调医学伦理的法定强制性,有助于增强医务人员的自律意识,充分行使自己的权力。在医疗活动中,恪守职业道德不仅是医务人员应尽的道德义务,还是其应尽的法律义务。道德义务体现了道德规范的约束作用和导向作用,尽管道德义务不是为了获得某种权利或回报,而是出于对道德规范的信仰。但是,道德的力量毕竟是有限的,面对各种因素的冲击,某些医务人员可能会发生价值观念的错位,这就需要借助于法律的强制性作用。医学伦理的法定强制性,体现了他律与自律的统一,有助于将法律的威慑力内化为医务人员的意志,强化其自律意识。而且,由于法律义务与法律权利是对等的,所以,明确医学伦理的法定性,有助于医务人员在践行其法律义务的同时,要求获取相应的法律权利,充分履行自己的职责。

最后,强调医学伦理相对的普适性,有助于沟通医学伦理与科技伦理的联系,从科技伦理的视野中去认识医学伦理,吸纳科技伦理的研究成果,深化医学伦理学研究。

三、医学伦理的作用

(一)有利于加强社会主义精神文明建设

我国卫生事业是政府实行一定福利政策的社会公益事业,医疗卫生部门和行业是社会的窗口部门和窗口行业,医疗机构及其从业人员是联系党和群众的纽带,其医疗服务行为应体现党和政府的意志,履行好为人民身心健康负责的使命和担当。医疗行业的精神文明建设状况直接影响着公众对政府和事业单位服务形象的评价,影响着和谐社会的构建。随着医疗活动社会化程度的日益提高,医疗服务的社会作用越来越大、越来越广泛,这就更加需要抓好医德医风建设。一方面,医德医风受社会道德风尚的制约;另一方面,医德医风又影响着社会道德风尚。医务人员良好的医德,医院良好的医风起着形象的道德示范作用,能够使患者和公众在享受医疗服务的过程中受到精神文明的熏陶,为整个社会创造良好的道德风尚。

(二)有利于医学人才的培养和成长

古人云:医乃仁术,无德不医。医学人才除了需要掌握基本的医学知识和医学技能外,还必须具有良好的医德修养,要德才兼备。医德品质是医务人员对医学伦理的知、情、意、信、行的统一。尽管医务人员医德品质的修养是其整个职业生涯的事情,但学习医学伦理学是医学生医德修养的良好开端,正如习近平总书记所强调的,要系好人生的"第一粒扣子"。不少医学专业人员反映,在学校学习期间并没有感觉到医学伦理学的重要性,当时只是为了考试而学习,到实际工作中才真正体会到了医学伦理学对于加强医患沟通、规范科研行为、提高医疗质量的作用。这也正好说明了,学习医学伦理学不仅需要掌握基本理论、基本观点和原则,还需要参加医疗实践,医疗实践是提高医德修养的根本途径。

(三)有利于提高医疗质量和医院管理水平

医院关注的首要问题就是医疗质量问题。不少医疗差错、事故的发生,并非因为医院条件简陋或医务人员技术水平不高,往往是由于医务人员服务态度不佳、责任心不够等主观因素造成的。国家卫生行政主管部门曾组织专家学者对全国20多个省、自治区、直辖市的700多个案例逐个研究,结果说明责任事故发生率高于技术事故。学习医学伦理学,有利于培养医务人员的责任感和同情心,使他们更好地进行医学决策,实现技术与伦理的统一。可以说,提高医德水平是提高医疗质量的前提和保证,医院管理只有以医德为基础,才能达到科学的、最高水平的管理。事实证明,在进行医院管理时,只有技术和伦理"两手同时抓,两手都要硬",才能保证医院在激烈的竞争中取得优势。

(四)有利于医务人员破解医学伦理难题

医学的对象是人,而人又不可能不受各种思想的影响。随着医学科技的迅速发展,各种各样的伦理问题层出不穷。例如,器官移植中的伦理问题、人类辅助生殖技术中的伦理问题、胚胎干细胞临床研究中的伦理问题、药物临床试验的伦理问题、基因编辑的伦理问题等。在这些问题中,时常会出现一些用传统伦理理论不能解释或与传统伦理观念相矛盾的问题。医务人员可以通过学习医学伦理学,提高医学伦理思维能力和决策能力,来分析医学伦理难题产生的原因,探讨化解问题的对策,从而合乎伦理地开展医疗卫生实践和医学科学研究。

四、医学伦理的发展态势

人类进入二十一世纪以来,生物医学技术已从二十世纪以基础理论研究为主转向了以应用研究和技术应用为主,并由此带来了新的挑战和伦理问题,对这些新挑战的伦理回应理所当然就成了医学伦理学、生命伦理学研究和发展的主流,这主要表现在以下几个方面。

(一)医学伦理问题深层的哲学反思

现代生物医学技术的发展,给人们带来了无限的遐想,使人们对人、人的生命与死亡的界定日益模糊化,对自我认知需要新的审视。例如,人兽融合体是人还是兽?胚胎、胎儿是否是人,其是否拥有人的生命?什么是死亡?脑死亡是最终的死亡标准吗?将 A 的大脑移植到 B 的躯体上去,成功移植后的人是 A 还是 B 或者是 C?克隆人与体细胞提供者是何关系?提供卵子的母亲与代理母亲两者中谁为法律中的"生母"?人及其生命、自我、尊严等是医学伦理学、生命伦理学在研究植物人、克隆人、脑死亡等伦理问题时不可回避的概念,而这些均与身体直接相关。但建立在自我与他者、心灵与身体等二元划分基础上的传统医学伦理学,却忽视了作为本体论概念的人及其生命、尊严等与身体的关系。随着"涉身自我"的显现,研究者遇到了原有理论难以解决的问题。这既需要克服身体理论研究中的伦理缺位,也需要克服医学伦理和生命伦理研究中的身体缺位,并将身体理论与医学伦理、生命伦理相结合,从身体理论的视角,对身体及其与人、生命、尊严、价值的关系,以及技术身体对人的本质的影响等加以审视。运用现代哲学的思维方法对身心二元对立、固定的道德评价标准,以及理性自主、有利原则等进行审视,从而更好地应对价值、文化多元的现实。

(二)生物医学技术应用的伦理问题

脑死亡、安乐死、异种器官移植、辅助生殖技术、卵子冷冻、生殖细胞基因编辑、干细胞临床治疗、医疗新技术临床应用等生物医学技术应用问题不仅受到了研究者、生物医学技术人员以及政府部门的高度关注,也引起了广大公众的争议。如何对这些现实问题做出有力的伦理回应,如何通过伦理规范对其进行适度的规制,既不影响这些技术的应用和发展,又不至于出现技术的滥用,从而避免对个体、群体或者人类造成伤害。这是当前医学伦理和生命伦理亟须研究的现实伦理问题。

(三)医疗卫生改革中的伦理问题

医疗卫生改革是世界各国普遍重视而又充满挑战的难题,改革开放以来,我国的医疗卫生改革取得了骄人的成就。但是,随着医疗卫生改革向深层次推进,问题和难题越来越突出。例如,如何确保公立医院的公益性,如何在确保公正的前提下提高医疗卫生效率,如何彻底消除"药械回扣""红包现象"、防御性医疗、过度医疗等问题,如何从根本上化解医患矛盾,如何进一步提升基本医疗服务和公共卫生服务的可及性、公平性,如何有效地提高公众的健康素养水平,以及如何解决人口老龄化带来的伦理问题、健康养老的伦理问题、人口结构优化的伦理问题等。这些问题不仅具有较强的政策性、全局性,也具有较强的伦理性,需要从伦理的视角加以探讨。

(四)生物医学研究的伦理审查问题

涉及人的生物医学研究和药物、医疗器械等临床试验需要伦理规范,已经成为政府、医务人员和研究者的共识,伦理审查也已成为常规做法。但目前医学伦理审查尚存在职能发挥不够、流于形式、部门干预过多,以及审查能力不足、水平参差不齐、多中心审查结论存在差异,部分研究人员轻视甚至个别研究人员漠视医学伦理的情况,如在"基因编辑婴儿事件"中,贺某事后曾为自己辩解说:"坚信伦理将站在我们一边。"一个漠视伦理、挑战伦理、违反法律的人,竟然还坚信自己是伦理的捍卫者。可见普及医学伦理学知识,提高生物医学研究人员伦理素养的重要性。

随着生物医学研究类型逐渐丰富,对伦理学的探讨已经不仅仅局限于临床试验,流行病学研究、调查研究、数据收集等领域的伦理审查也逐渐受到关注和讨论。目前,国内外围绕生物医学研究伦理审查问题,主要研究热点集中在以下几个方面:其一,生物医学研究中的利益冲突管理问题。利益冲突是指研究者与研究相关的药品、器械申办方有经济利益关系,而这些利益有可能使研究结果产生偏倚。部分由企业或私人组织资助的项目在一定程度上存在着利益冲突,利益冲突声明有助于保证科研诚信和研究透明性。其二,生物医学大数据利用的伦理问题。医疗健康大数据分析是目前医疗研究领域新的生长点,大数据分析有可能帮助我们更清楚地认识疾病现状,为研究和政策制定指明方向。但是,信息数据利用潜藏着一定的风险。一方面个人信息可能会被泄露,另一方面可能会给被收集数据的个体带来被利用的感觉。因此,如何保护好大数据利用中数据样本人群的隐私,如何确保其知情同意及数据分享的利益等问题是今后研究的热点。其三,基因编辑的伦理问题。在现阶段,由于生殖系基因编辑存在着脱靶效应问题、诱发肿瘤或其他疾病的问题,以及基因优劣的判断问题、隐私保护问题等,这些问题不仅影响着受试者个体,还会影响其后代以及其他人甚至人类的利益。因此,世界各国都意识到建立符合社会性、科学性、规范性、伦理性要求的基因编辑管理体系势在必行。此外,关于医学伦理审查中免除知情同意的问题、效率问题、区域伦理委员会的作用问题等,也都是当前医学伦理审查研究中的热点问题。

(五)医学伦理规范的法律化问题

由于医学的服务对象是人,医疗行为直接涉及人的生命和健康,因此,医学伦理规范较其他伦理规范具有更强的约束性。目前,不少国家和地区都针对生物医学及医疗技术应用中的伦理问题出台了相应的法律、法规、规章或部门指导性意见。改革开放以来,我国有关行政部门和行业组织先后发布了系列医学道德规范文件,例如,《中华人民共和国医院工作人员守则和医德规范》(1981)、《医务人员医德规范及其实施办法》(1989)、《药物临床试验伦理审查工作指导原则》(2010)、《医疗机构从业人员行为规范》(2012)、《涉及人的生物医学研究伦理审查办法》(2016)等。我国参加的有关国际组织也发布了大量的医学伦理规范文件,例如,中华医学会参加的世界医学会发布了《日内瓦宣言》(2017年最新修订版)、《赫尔辛基宣言》（2013年最新修订版）等伦理规范文件；中国科学技术协会加入的国际医学科学组织理事会联合世界卫生组织制定了《涉及人类受试者的生物医学研究的国际伦理准则》（2016年最新修订版）；联合国教科文组织发布《世界人类基因组与人权宣言》（1997）等。这些文件对规范医务人员、生物医学研究人员的医疗行为、科研行为等发挥了积极的作用，有利于医学伦理规范作用的发挥，但医学伦理的本质属性是医者及行业的自律性规范。因此，应该回归医学伦理的自律本性，研究与有关规范的协同。例如，如何将这些文件精神合理地吸收到医学伦理学基本理论、规范、原则之中，如何有选择地将这些文件精神融入医学伦理学教育教学和培训之中，如何实现国际医学伦理规范的本地化等。这些问题的研究，对于进一步强化医学伦理学的作用无疑是有积极意义的。

五、医学伦理的中国特色

2022年3月，中共中央办公厅、国务院办公厅印发的《关于加强科技伦理治理的意见》中强调，我国科技伦理治理总体要求的指导思想："以习近平新时代中国特色社会主义思想为指导，深入贯彻党的十九大和十九届历次全会精神，坚持和加强党中央对科技工作的集中统一领导，加快构建中国特色科技伦理体系，健全多方参与、协同共治的科技伦理治理体制机制，坚持促进创新与防范风险相统一、制度规范与自我约束相结合，强化底线思维和风险意识，建立完善符合我国国情、与国际接轨的科技伦理制度，塑造科技向善的文化理念和保障机制，努力实现科技创新高质量发展与高水平安全良性互动，促进我国科技事业健康发展，为增进人类福祉、推动构建人类命运共同体提供有力科技支撑。"这为我国科技伦理包括医学科技伦理的发展提出了明确的定位。

（一）中国特色的育人功能

习近平同志在党的十八大报告中强调，要坚持教育为社会主义现代化建设服务、为人民服务，把立德树人作为教育的根本任务，培养德智体美全面发展的社会主义建设者和接班人。医学的服务对象是人，更需要把"德"放在首位，古人强调"医乃仁术"，无德不医。2017年国务院办公厅颁发的《关于深化医教协同进一步推进医学教育改革与发展的意见》（国办发〔2017〕63号），明确要求"把思想政治教育和医德培养贯穿教育教学全过程，推动人文教育和专业教育有机结合，引导医学生将预防疾病、解除病痛和维护群众健康权益作为自己的职业责任"。因此，研究和学习医学伦理学的目的不仅仅在于探究和学习一般性的知识，掌握医患沟通的技能。医学伦理作为加强医学生和医务人员职业道德教育的重要载体，具有重要的道德教育功能，但道德教育不能与思想政治教育分离，需要马克思主义基本理论、观点和方法的指导。医学伦理学作为医学专业教育与思想政治教育有机结合的重要纽带，应坚持正确的价值导向，充分挖掘其思政元素，实现伦理道德教育与思想政治教育的有机统一，确保医学伦理学教育与思想政治教育同向同行，避免以道德教育简单代替思想政治教育，这是培养中国特色社会主义建设者和接班人的必然要求。

（二）中国特色的制度引领

在我国，党和政府对医疗卫生和生物医学技术的规范管理问题、安全性问题、法律问题及社会伦理问题给予了高度的重视，我国宪法、法律法规、规章等都从不同层面对医务人员的执业活动、公共卫生服务、医学科研伦理审查等进行了明确的制度设计。例如，宪法第二十一条规定,国家发展医疗卫生事业,发展现代医药和我国传统医药,鼓励和支持农村集体经济组织、国家企业事业组织和街道组织举办各种医疗卫生设施,开展群众性的卫生活动,保护人民健康。《中华人民共和国医师法》《中华人民共和国护士条例》《中华人民共和国传染病防治法》《突发公共卫生事件应急条例》《医疗机构管理条例》《艾滋病防治条例》《人体器官移植条例》《医疗事故处理条例》《涉及人的生物医学研究伦理审查办法》《中华人民共和国人类遗传资源管理条例》,以及2021年实施的《中华人民共和国民法典》《中华人民共和国生物安全法》等文件分别对医护人员执业、传染病防治及突发公共卫生事件应急管理、艾滋病防治、人体器官移植、医学科研伦理审查、生物安全管理等进行了规制。同时,国家卫生健康委员会成立了医学伦理学专家委员会,各省(市)还成立了省(市)卫生健康委员会医学伦理学专家委员会,并在国家医师资格考试中将医学伦理学作为医学生执业资格考试的必考内容。此外,教育部也设立了医学人文素养与全科医学教学指导委员会,而且在教育部组织的临床、口腔、公共卫生等医学类专业的认证中,也将医学生的医学伦理素质教育作为其中的一项重要评价指标。这些都充分突显了党和国家对医学伦理学问题的高度重视。这与西方部分国家仅仅依靠社会组织来规范医师执业、医学科研、伦理审查,将医学人道主义只是停留在口头的做法形成了鲜明的对比。

(三)中国特色的价值理念

人民利益至上,是马克思主义的基本立场,也是中国共产党的根本宗旨。我国坚持人民至上、生命至上的价值理念,在医疗活动和医学科研中要求把患者的利益、受试者的利益放在首位,要坚持尊重、不伤害、有利和公正的基本原则。强调维护患者、受试者的个人利益,与我们倡导的集体主义并不矛盾。集体主义不是从虚无的、抽象的"个人"出发去谈论个人利益,而是把每一个"个人"看作集体、社会中的一员,从集体利益去分析个人利益,即集体的个人利益,而不是脱离集体的纯粹的个人利益。所以,集体主义原则并不排斥个人利益,它强调的是个人利益的集体性,表现为集体中每个个体的共同利益的有机统一。只有当个人利益和集体利益发生矛盾时,才要求从集体利益出发,坚持集体利益至上。而且即使在二者矛盾的情境下,还需要具体分析个人牺牲的是什么利益,集体得到的是什么利益,而不是要求个人无谓的牺牲。在涉及人的生物医学研究中,由于其试验结果往往是有待证实的,并非都能够造福于人类,强调优先考虑"受试者的安康"未必有损集体的利益,二者并不存在必然的矛盾。即使某项涉及人的生物医学研究能够造福于人类,有利于集体利益的实现,但也未必要以牺牲受试者的正当利益为前提,有时可以采取一些手段来缓和以及解决这种矛盾,如改进操作条件、提高试验者的素质等。那种无视患者、受试者个人的正当利益,以发展医学和造福人类为借口,任性地、随时随地地牺牲患者、受试者个人的正当利益的行为只能走向极权主义。社会有权要求社会成员牺牲个人利益而造福于公众,但没有把这个权力交给某一个人,让其去要求另一成员为造福人类而自己受到损害。医学科学中任何人都不能借社会的名义来侵犯他人的人身自由。试验者不能为了虚幻的或理想的集体利益而不顾受试者的当前利益,应在尽力维护受试者现实利益的前提下,谋求集体利益。例如,对于一个没有其他诊治措施的患者来说,接受治疗性试验或试验性治疗是被允许的,这无论对个人还是对社会都可能是有益的。在这种情况下,集体利益同个人利益是矛盾的统一体,双方在基本趋向上是协调共存、保持一致的,因而集体利益不会也不必要让个人利益作出牺牲。因此,坚持人民至上、生命至上,把维护患者、受试者与维护集体利益有机地统一起来,是中国特色医学伦理学的重要特征之一。

（四）中国特色的文化传承

医学伦理作为一种特殊的社会意识形态，与一个国家、民族、地区的文化习俗密切相关。儒家文化作为中华民族的传统文化，对中国的医学伦理思想产生了深刻的影响。儒家从"仁者爱人"出发，强调"医乃仁术"，主张医家应成为仁人之士。清代喻昌指出，"医，仁术也。仁人君子必笃于情。笃于情，则视人犹己，问其所苦，自无不到之处。""仁术"要求医生重视人的生命，要以"无伤"为原则。孟子说："无伤也，是乃仁术。"尤其是用药时要慎重。《孟子·滕文公上》引尚书曰："若药弗瞑眩，厥疾弗瘳。"可见，医生用药和患者服药都带有危险性。那么，如何避免风险呢？按儒家纲常规定，乃"君有疾饮药，臣先尝之。医不三世，不服其药"。后一句话是对医生的要求，强调经验的重要，否则，对患者或尝药人说来，都将是有害且不人道的。因此，要求医生必须使自己成为良医。而所谓良医者，首重经验，"三折肱知为良医""医不三世，不服其药"，这样才可能使处方安全可靠而达"无伤为仁"之目的。同时，儒家极其重视宗法血缘关系，提倡孝悌，把孝、悌的品行看作个人修养和家庭和谐的根本，认为"夫孝，德之本也，教之所由生也"，是"至德要道"，因为"人之行，莫大于孝"。由于医学能治疗君亲之疾，儒家将掌握医疗知识视为尽孝行善的重要手段。《礼记·曲礼下》记载："君有疾饮药，臣先尝之。亲有疾饮药，子先尝之。"宋代思想家程颢认为，"病卧于床，委之庸医，比于不慈不孝。事亲者，亦不可不知医"，明确地将"知医"作为尽孝的前提。中国古代许多学医之人将孝作为行医的动机和目的，尤其一些文人名士和士大夫留心医药，均与孝道有关。这种以医为孝的观念成为儒家的一种传统，也是许多儒生攻医的重要原因，故有"医儒同道"之说。受儒家文化影响，古代很多医学总论常以"仁爱""仁德""诚"等评价医家高尚的医德。如晋代杨泉《物理论·论医篇》中指出，"夫医者，非仁爱之士，不可托也，非聪明理达，不可任也，非廉洁淳良，不可信也。"宋代林逋著《省心录·论医篇》记载："无恒德者，不可以作医。"唐代孙思邈在《备急千金要方》一书中，集中论述了大医精诚的理念，强调："凡大医治病，必当安神定志，无欲无求，先发大慈恻隐之心，誓愿普救含灵之苦。若有疾厄来求救者，不得问其贵贱贫富，长幼妍蚩，怨亲善友，华夷愚智，普同一等，皆如至亲之想。亦不得瞻前顾后，自虑吉凶，护惜身命。"可以说，中国所有的传统医学伦理思想都与儒家文化有着血脉联系，正是在儒家文化的影响下形成了中国医学伦理学的内在特质。无论知情同意书签字时家庭成员的参与，还是对临终患者不惜一切代价的积极救治，以及面对死亡时的悲情伤感，都体现了儒家文化的内涵。

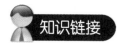

知识链接

《生命伦理学百科全书》（Encyclopedia of Bioethics）

《生命伦理学百科全书》是美国华盛顿乔治大学肯尼迪伦理学研究所于1978年编写出版的生命伦理学标志性文献，由瑞奇（Warren T. Reich）担任主编，全书共四卷，1995年又出版修订本。全书将生命伦理学领域分为以下四个方面。

（1）医疗卫生专业中的伦理学问题，如医患关系的伦理问题。

（2）生物医学和行为研究的伦理问题，如人体试验、行为控制的伦理问题。

（3）社会伦理问题，如公共卫生事业、人口控制的伦理问题。

（4）人类生命以外的动植物生命关涉的伦理问题，如动物实验的道德问题等。同时，该书将中国古代的《医家五戒十要》与《希波克拉底誓言》《迈蒙尼提斯祷文》并列为世界古代医德文献。

第二节 医学伦理的基本理论和观点

一、医学伦理的基本理论

医学伦理的基本理论,可以依据行动者行为的动机、行为的结果,行为者的道德品质等分为义务论、效果论和美德论。

(一)义务论

义务论又称道义论,是关于道德义务与道德责任的伦理学理论。主要探讨人应该做什么、不应该做什么,即人应该遵守怎样的道德规范。它主要依据人的行为动机和意向对其行为是否合乎道德进行判断,认为动机是一种内心意向,动机本身不能根据行为后果来判断,主要看它是否符合伦理原则与规范所规定的道德义务。如医生为了救治患者可能会对患者造成一定的伤害后果,但这并不能否定医生善的救人动机,不影响给予其善的道德评价,因为救死扶伤是医生的道德义务,造成伤害的后果并不是其主观动机所致。义务论思想在医学领域自古有之,古希腊的《希波克拉底誓言》、中国古代孙思邈的《大医精诚》、陈实功的《医家五戒十要》等,都是从义务论的视角提出的规范性要求。

中国古代儒家强调的"君为臣纲,父为子纲,夫为妻纲"以及"仁、义、礼、智、信",即"三纲五常"的道德规范体系就是义务论的反映。德国古典哲学大师康德认为一个行为之所以是道德的,并不是因为它引起或产生好的结果或者它能达到所追求的目标,只有出于义务的行为才是道德的,道德的行为就是为了尽自己的义务而去做应当做的事情。在康德看来,先有道德规则,而后才能有依据道德规则来判断的善恶概念,善恶与人的苦乐感觉、利益无关。他主张按照既定的道德规则去行动,任何时候、任何情况都应当首先把人当作目的而不能仅仅当作手段,强调"为义务而义务"。康德这种主张从道德规则出发,用道德规则判定行为善恶的义务论,称为规则义务论。除此之外,还有一种行为义务论,认为不存在普遍的道德规则,人们在某一特殊情况下所作出的决定只是基于自己的良心、直觉和信念。在这种观点看来,见义勇为者的行为并非基于理性的道德判断,而往往是基于良心和直觉,觉得自己应当那样做,是直觉、信念驱使的结果。因此,这种义务论又称为义务直觉主义。

(二)效果论

效果论又称为后果论、功利论(功利主义)、目的论,这一理论认为一个人的行为是否符合道德,应当以其行为可能产生的或实际产生的后果作为评价的标准。这种理论的主要代表人物是英国哲学家杰里米·边沁(Jeremy Bentham,1748—1832)与约翰·斯图亚特·密尔(John Stuart Mill,1806—1832)。边沁以人人都具有"趋乐避苦"的本性作为其功利主义伦理学理论的论点,主张所谓"善或好的东西"就是那些能够最大限度地促进人的快乐和减少痛苦的行为或事物,提出"最大多数人的最大幸福"原则。密尔对边沁的功利主义进行了修正和批判,强调快乐不仅有量的区别,也有质的区别,不仅有肉体感官上的快乐,还有精神上的追求,而且后者较前者更为高尚。功利论在其发展过程中,又演化出行为功利主义与规则功利主义两种主要类型。前者将效用原则直接应用于特定的主体行为,主张行为的道德价值必须根据其行为产生的最后的实际效果来评价,道德判断只应以具体情况下的个人行为之经验效果为标准;后者认为人类的行为具有某种共同特性,某些共同准则必然带来最佳的后果,所以道德判断应以它是否符合能够带来最佳效果的道德规则为标准。

功利论尤其是规则功利主义的发展对公益论(theory of public interest)的形成起到了推动作用,公益论就是一种强调以社会公众利益为原则,主张社会公益与个人健康利益相统一的伦理学理论。公益思想古已有之,而马克思主义伦理学使公益论获得新的发展。公益论主张人们在进行道德评价时,应当从社会、人类和后代的利益出发,从整体和长远角度来评价人们的行为,只有符合人类的整体利益和长远利益的行为才是道德的。

（三）美德论

美德论源自古希腊,苏格拉底最早提出"美德即知识"的观点,亚里士多德构建了较完整的美德论理论体系。中国的儒家尤其强调美德的养成,提出"君子""贤人"以至"圣人"等道德完人的概念。

美德论又称为德性论或品德论,其主要的研究对象是人所应该具备的品德、品格等。具体而言,德性论或美德论探讨什么是道德上的完人,即道德完人所具备的品质,以及告诉人们如何成为道德完人。美德论所关注的不是"我应该做什么",而是"我应该是哪一种人?"或"如果我想生活得好,那么我应该怎么实现我的生活"。美德论以行为者为中心而不是以人的行为为中心。美德论从行为者的内在特质、动机、良心,而非义务或效果、功利的概念来评价行为者行为的道德价值,其目的在于描述一定文化或社会之中受到推崇或敬重的道德品质。如中国古代儒家提倡"礼、义、仁、智、信"的五常之道;古希腊哲学家主张"智慧、公正、勇敢和节制"乃人之美德;基督教强调"信、望、爱"三大美德,天主教强调"诚信、希望、慈善、正义、勇敢、节制、宽容"七大美德等。不同时代、不同国家和民族、不同文化都保留了许多传统美德,尽管其内容不尽相同,但如仁慈、诚实、廉洁、公平、进取等这些优秀传统美德,经过世代验证已成为人们社会生活中共同的行为准则或规范。美德论在指导人们"首先成为一个有同情心、令人尊敬和值得信赖的生命",并提醒人类在其生命中有某些不需要理由但极其重要的价值方面有着不可忽视的作用。

以上三个基本理论中,义务论通过"义务与责任"的形式,提出了道德规范体系,这些规范反映了人类对道德生活的认识,为人们解决道德分歧,寻求道德共识提供了依据和标准,使人们能够有"矩"可循。但是,道德规范本身来源于何处?道德规范的合理性如何得到辩护?当遇到不同义务之间的冲突时应当如何行动?等等。面对这些问题时,义务论难以给予满意的答案。因此,义务论不能独立成为伦理学的完整体系,必须有确定、论证、辩护道德规范的理论——效果论进行补充。效果论把行为的效用作为制定道德规范的依据,道德规范通过约束人们的社会行为,使其产生好的后果。根据效果论可以对责任、义务进行论证和辩护,形成道德规范体系,遵循这些道德规范体系,有可能促成行为者道德品质的形成,达到美德论的要求。然而,效果论对什么是最大功利、如何评价不同个体功利需求的大小、各种不同的效果和效用如何能还原为一个单位进行计算等问题,至今尚无统一的答案。美德论强调人应该养成良好的美德,但什么是"良好的"?其评价标准是什么?传授什么样的知识、什么样的品质才有助于人们树立良好的美德?这些问题的解答,离不开优良的道德规范,需要义务论的支撑。因此,不同的伦理学理论之间需要相互补充、相互吸纳、相互支撑,只有这样才能对现实生活的道德现象给予更加全面的理论阐释。

在现实生活中,医务人员不仅应当考虑自己的行为是否符合伦理学理论,还应当将自己的理解和判断与患者及其家属进行充分沟通,否则就可能出现矛盾。在案例1-1中,从治疗、护理的需要以及患者的安全考虑,护士按照主治医生的意见用宽绷带对患者腕部及膝部进行适当的约束,这是其作为护士应尽的义务,也是出于对患者生命健康安全的考虑,其行为动机是正当的,符合义务论的要求。从效果论来说,对患者进行适当约束,有助于避免各种管道脱落或受阻,有利于提高治疗效果,维护患者的最大生命健康利益,符合效果论的要求。从美德论来说,护士的行为完全是出于对患者利益的考虑,而不是自己的利益,符合美德论的要求。但是,这种约束反而引起了患者的不满,认为护士剥夺了其自主权,是对其尊严的侵犯。这说明,符合义务论、效果论、美德论的行为,尽管能够得到伦理辩护,但未必能够得到患者的理解,也未必是患者所期望的。之所以出现这一矛盾,关键在于医患之间缺乏沟通,护士没有充分履行告知的义务,未向患者及其家属进行解释说明。因为医患双方对治疗效果、美德的理解不同,所以医务人员不应以自己的想法和理解代替患者及其家属的想法和理解,不能用自己的价值判断代替患者及其家属的价值判断,否则势必会造成矛盾。

二、医学伦理的基本观点

医学伦理的基本观点是渗透于医学职业和医学实践中的人们对生命健康与疾病死亡问题的基本立场和总的看法。它包括生命观、健康观、疾病观、死亡观等。树立正确的医学伦理基本观念,不仅是对医务人员的道德要求,也是一个合格公民应具备的基本道德素质。

(一)生命观

本书所谈到的生命,主要是就人的生命而言的。而生命观是指人们对待人的生命的基本看法和总的观点。从伦理学上说,在人类历史发展过程中,人们对生命的认识主要有以下几种基本观点,即生命神圣论、生命质量论、生命价值论、生命统一论等。生命神圣论认为,人的生命不可侵犯且具有至高无上的神圣性,任何时候、任何阶段的人类生命都具有同样的神圣性,应给予同样的保护和尊重。我国古代传统的伦理观念认为,"人命至重,有贵千金""身体发肤,受之父母,不敢毁伤,孝之始也"。古希腊的毕达哥拉斯提出:"生命是神圣的,我们不能结束自己和别人的生命。"生命神圣论与义务论密切相关,按照这种观点,医务人员在医疗实践中应无条件地挽救或延长患者的生命,即使明知无医治的希望,也应不惜一切代价地去抢救,否则就违背了自己的职责和义务,是对生命神圣性的蔑视。《希波克拉底誓言》《胡弗兰德医德十二箴》及孙思邈的《大医精诚》等经典文献,都是以此为核心的。《胡弗兰德医德十二箴》告诫医生即便患者病入膏肓,无药救治时,也应该维持他的生命;医生不能救治患者时,也应该去安慰患者,要争取延长患者的生命,哪怕是很短的时间,这是作为一名医生应有的表现。生命神圣论虽然有助于捍卫生命的尊严,维护患者的生存权利,但却忽视了生命的质量,必然导致对生命长度的片面追求。另一方面,生命神圣论也不利于医学研究的开展,限制了对人体的解剖研究。盖伦的医学理论之所以存在诸多的错误,其重要的原因之一就在于缺乏对人体的解剖分析,他关于人体结构的许多论述,都是通过对动物的解剖推演而来的。

二十世纪以来,随着生物医学技术的发展,如起搏器、呼吸机等先进设备的使用,可以人工地维持生命,推迟死亡。但这种人为地推迟死亡又必然造成卫生资源无意义的消耗和社会负担的剧增,从而产生了坚持生命神圣论与效果论、功利论的矛盾。当社会中维持的生命数量超过了维持他们所需要的资源时,生命质量问题必然凸显出来,生命质量论的观点也由此得以强化。所谓生命质量是就个体的躯体、心理及认知能力等方面而言的,生命质量论主张以生命质量的优劣来确定生命的存在有无必要,认为只有具备一定质量、符合一定标准的生命才是值得保存和保护的。有学者提出,生命质量可有三个标准,即主要质量标准、根本质量标准和操作质量标准,只有符合一定质量标准的人或患者才有得到治疗的必要和意义。按照这种思想,临床医生在考虑治疗方案时,应首先努力提高患者的生命质量,并力争达到最好的生命质量,对于不符合特定生命质量标准的患者可以放弃或不予治疗,如无脑儿、植物人等。生命质量论在伦理上体现了功利主义思想,按照这种标准,医务人员的目标应是提高患者的生命质量,只要是有助于实现这一目标的行为就是善的和道德的。由于对不符合生命质量标准的人进行治疗不能使其快乐和幸福,无益于提高其生命质量,因此放弃或不予治疗的行为是善的。生命质量论从功利主义出发,强调了效果而轻视了动机,重视了个人利益而轻视了社会利益,无法解决卫生资源短缺的情况下个人与个人、个人与社会之间的利益矛盾。

　　医学的目的首先是促进健康,并不是无限延长生命或征服疾病和死亡。如果说生命质量论强调了生命对于生命个体自身的价值,那么生命价值论则更多地强调了生命个体对于他人和社会的价值。生命价值论主张以生命的价值来衡量生命存在的意义,强调生命对他人、对社会、对人类的贡献。与生命神圣论及生命质量论不同,生命价值论关注的主体不是患者个体的生命,而是患者个体对他人和社会的意义,这种观点与部分学者主张的公益论思想有相通之处。1973年,在美国召开的"保护健康和变化中的价值讨论会"上,乔治城大学人类生殖和生物伦理研究所所长在医学伦理学领域首次提出了公益论。公益论探讨的是如何使特殊的医疗手段和有限的卫生资源得到更合理的分配和使用,更符合大多数人的利益。现代医学已经突破了传统伦理中医生与患者之间的线性义务关系,而发展成为医生与患者、医生与社会等多重性质的契约关系。医疗活动已成为一种广泛的社会性事业,它不但涉及医生与患者,而且与他人、社会也密切相关。这就要求医务人员在医疗活动中不仅要考虑患者当前的利益,还必须考虑人类整体和后代的社会公益。因此,公益论的提出反映了当代生物医学技术发展的客观要求,进一步揭示了生命神圣论的局限性,对于促进生命伦理道德和生物医学技术的健康发展具有重要的意义。但是,由于公益论把医务工作的重心放了社群公益,势必会忽视患者的个人利益,从而不利于贯彻"患者至上"的医疗思想,最终可能为追求虚幻的社群公益而影响患者个体的现实利益。因此,它只是一种美好的理想框架,不可能引导人们走出当代生命伦理问题的困境。

　　随着人们对器官移植、死亡标准、安乐死等问题进一步地讨论,人们深深地认识到无论是生命神圣论,还是生命质量论和生命价值论,都不能完满地适应现代生物医学技术发展的客观要求,难以解决具体工作中的伦理难题。现代生命道德主张生命神圣、生命质量及生命价值有机统一,故又称为生命统一论,强调生命的神圣不能完全脱离生命的质量和价值。毫无生命价值、生活质量低劣的生命,其神圣性可能会受到质疑。因此,生命的质量和价值是生命神圣性的基础,而对生命神圣性的敬畏又是捍卫生命的质量和价值的内在动因,否则,仅仅以质量和价值来衡量人的生命,有可能把人降低到一般动物的水平,甚至会导致不可想象的后果。应在坚持生命神圣论的基础上,不断地提高生命质量,执着地追求生命价值,才是现代生命伦理的核心。

　　现代生命伦理的理论基础既不能从义务论中去寻找,也不能从效果论中推出,它与集体主义原则不谋而合,是集体主义原则在生命道德领域的扩展和延伸。首先,现代生命伦理突破了传统生命伦理中医生只对其面前的患者负责的一对一的医患关系,在强调患者利益的同时也兼顾集体和社会的公益,体现了生命价值论的要求,与集体主义原则中"集体利益至上"的精神相一致。而且,当代医学伦理所遇到的优生、器官移植、基因工程、严重残障新生儿的处置等问题,也只有本着这一原则处理,才能有益于医学科学的进步,有益于人类自身的发展。其次,现代生命伦理在考虑集体利益时,并非无视患者的个人利益,它反对虚幻的集体利益,不是粗暴地、简单地以牺牲个别患者的生命为代价去换取多数人的潜在利益,体现了生命神圣的宗旨,与集体主义原则中"保障个人利益"的精神相一致。最后,当患者个人利益与集体利益发生冲突时,它既不是盲目地要求个人利益无条件地服从集体利益,也不是简单地牺牲集体利益来确保个人利益,而是将"生命质量"作为二者取舍的标准。当患者具有或者治疗后可能具有较高的生命质量时,要求从生命神圣论出发,牺牲集体的部分利益来确保患者个人的现实利益。当患者的生命质量极低甚至已无生命价值时,当牺牲患者的即失利益而保障集体的现实利益。

现代生命伦理之所以能够顺应生物医学技术发展的时代要求,摆脱原有的伦理难题,其关键在于它把患者"个人"看作"社会的人",强调了个人的社会性。而无论生命神圣论,还是生命质量论都把患者个人当作了"抽象的人",忽视了人的社会性。生命神圣论无视患者个人的疾病治疗过程对他人和社会的影响,要求医生不惜一切代价地进行医治直至患者死亡。生命质量论从人的自然性出发,仅看到了高质量的生命个体对其自身存在的意义,而忘却了作为低质量生命存在的某些患者对其家属和社会所发挥的精神激励价值。生命价值论只看到了患者个体的工具性价值,而忽视了其存在的目的性价值,把个人当作为他人和社会服务的工具,从而陷入了利他主义。现代生命伦理从人的自然属性和社会属性相统一的辩证立场出发,实现了生命神圣、生命质量与生命价值的有机统一,从而成为科学的生命伦理观。

(二)健康观

健康观是人们关于健康概念、健康责任、健康价值、健康影响因素等问题的基本看法和总的观点。1948年,世界卫生组织(WHO)首先提出了包含人类生物属性和社会属性的健康概念,即健康不仅是人体免于疾病和衰弱,还是保持体格方面、精神方面和社会方面的完美状态。1978年9月,《阿拉木图宣言》重申:健康不仅仅是没有疾病或病痛,而是包括身体、心理和社会方面的完好状态。近年来,也有学者主张将道德因素引入健康范畴,认为人的健康包括身体健康、心理健康、社会适应良好和道德健康四个方面。不可否认,健康作为人的生存状态的表征,与道德密切相关,它不同于动物的野蛮、雄壮,是人的综合素养的有机组织部分。不道德和存在道德缺陷的行为必然会导致行为者精神紧张,产生恐惧、焦虑、内疚等不良心态,从而影响其本人甚至他人的健康。WHO对影响健康的因素总结如下:健康=60%生活方式+15%遗传因素+10%社会因素+8%医疗因素+7%气候因素。

长期以来,我国广大卫生与健康工作者大力弘扬"敬佑生命、救死扶伤、甘于奉献、大爱无疆"的精神,全心全意为人民健康服务。特别是在面对重大传染病威胁、抗击重大自然灾害时,在党和政府的领导下,广大卫生与健康工作者与全国人民一道所表现出来的"生命至上,举国同心,舍生忘死,尊重科学,命运与共"的精神,赢得了世人的赞誉。维护健康不仅是医学界的责任,国际社会、各国政府、社会团体、每个公众都是健康的责任主体,而个人则是自己健康的第一责任人,只有坚持"人人为健康,健康为人人"的健康道德基本原则,才能切实维护好每个人的健康以及社会人群的健康。

健康是促进人的全面发展的必然要求,是经济社会发展的基础条件,是民族昌盛和国家富强的重要标志,也是广大人民群众的共同追求。习近平总书记在全国卫生与健康大会上强调:没有全民健康,就没有全面小康。要把人民健康放在优先发展的战略地位,以普及健康生活、优化健康服务、完善健康保障、建设健康环境、发展健康产业为重点,加快推进健康中国建设,全方位、全周期地保障人民健康,为实现"两个一百年"奋斗目标、实现中华民族伟大复兴的中国梦打下坚实健康的基础。当前,由于工业化、城镇化、人口老龄化,以及疾病谱、生态环境、生活方式的不断变化,我国仍然面临多重疾病威胁并存、多种健康影响因素交织的复杂局面。如果这些问题不能得到有效解决,必然会严重影响人民健康,制约经济发展,影响社会的和谐稳定。在推进健康中国建设的过程中,我们必须坚持中国特色卫生与健康发展道路,坚持正确的卫生与健康工作方针,以基层为重点,以改革创新为动力,预防为主,中西医并重,将健康融入所有政策,人民共建共享。要坚持基本医疗卫生事业的公益性,不断完善制度、扩展服务、提高质量,让广大人民群众享有公平可及、系统连续的预防、治疗、康复、健康促进等健康服务。要坚持提高医疗卫生服务质量和水平,让全体人民公平获得医疗卫生服务。要坚定不移地贯彻预防为主的方针,坚持防治结合、联防联控、群防群控,努力为人民群众提供全生命周期的卫生与健康服务。要重视重大疾病防控,优化防治策略,最大限度地降低人群患病率。要重视重点人群健康,保障妇女儿童健康,为老年人提供连续的健康管理服务和医疗服务。要倡导健康文明的生活方式,树立大卫生、大健康的观念,把"以治病为中心"转变为"以人民健康为中心",建立健全健康教育体系,提升全民健康素养,推动全民健身和全民健康深度融合。要加大心理健康问题基础性研究,做好心理健康知识和心理疾病科普工作,规范发展心理治疗、心理咨询等心理健康服务。

总之,健康是人类繁衍、生存发展的基础,是确保生产力中最活跃、最重要因素的先决条件,需要政府、公众、社会每一个分子的积极参与,共建共享。

(三)疾病观

疾病观是人们对疾病的产生、发展、界定和分类的基本看法和总的观点。从疾病认识史看,人类对疾病的认识不仅和各个历史阶段的生产力水平、科学技术状况有关,而且受当时人们的思想和认识的影响。因而,在历史各个阶段上产生了对疾病的不同认识、不同观点和学派,形成了不同的疾病观,总的来说,主要经历了神灵主义的疾病观、生物医学的疾病观、社会建构的疾病观三个阶段。

在原始蒙昧时期,由于生产力水平十分低下,科学和文化知识极其贫乏,人类将疾病与上帝和星象关联起来,认为疾病的产生是神的指示和惩罚,是邪恶精神的征兆,这就产生了原始的神灵主义的疾病观。例如,美索不达尼亚的汉谟拉比法典,认为致病的主要病魔有七个,每一个病魔使人的一定部位发病。伊斯塔尔是管多产的女神,马吐克善管头、颈部位。故而,癫痫在西方曾一度被认为是一种"圣病",是上帝对人类的探视。中国古人也曾认为疾病是恶魔的入侵,试图使用巫术来驱赶恶魔,以治愈疾病。波兰生物学家、免疫学家弗莱克在追述梅毒概念的起源时说:"星象说在15世纪以前占据统治地位,当时几乎所有的作者都会暗示梅毒的星象起源。"疾病宗教宿命观的转变始于古希腊时期由希波克拉底创立的医学学派。希波克拉底及其弟子摒弃了疾病宗教宿命观,抵制如传唱、咒语和吟咏之类具有巫术和宗教性质的治疗方式,致力于探求疾病的自然成因。在《圣病篇》中,他这样说道:"对我而言,'圣病'(癫痫)丝毫不比其他任何疾病更加神圣和令人敬畏,而是具有与其他疾病相同的本质和自然病因。同其他疾病一样可医治……和具有遗传性。"他认为,人体内存在着四种体液,即热性血液、沉性的黏液、黑胆汁(静脉血)和黄胆汁,而疾病则是由于这四种体液的不正常混合或污染的结果,主张"液体病理学说"。而古希腊哲学家德莫克利特认为,一切疾病都是由身体中原子的密度发生改变而引起的,主张"固体病理学说"。这两种朴素唯物主义的疾病观,虽然还比较笼统、直观,但它把疾病的发生同人体的物质性变化联系起来,唯物地解释了疾病的发生、发展,因而对古代医学的发展起到了促进作用。

在希波克拉底学派之后相当长的时期里,宗教和巫术仍是疾病和医学知识的主要认知来源,这一局面的彻底扭转得益于17、18世纪医学的革新和局部定位思想、特异性病因思想的形成。哈维(Harvey)的血液循环系统学说以及随后由莫尔干(Morgagni)创立的病理解剖学(器官病理学)和比夏(Bichat)提出的组织学,使人类对身体的认识和描述不再依赖于宗教、巫术和星象的宿命论,而是主张身体是可控的生理机械观,人体是由器官组成的机器。到19、20世纪,德国病理学家魏尔肖(Virchow)对细胞的病理学观察和现代基因理论使医学对身体的研究更趋于微观化。特别是医学技术的革新,使病变器官的精准定位成为可能。通过检测指标发现,细胞分子、器官组织和其结构功能的异常征象已成为常规的医学诊断手段。这一时期,生理病理观已取代了宗教宿命观,成为疾病认知的主流观点。随着微生物学的发展,人们又发现了病原微生物对疾病的影响,认为每一种疾病都有其对应的生物致病因子,疾病是由病原微生物所致,主张疾病是一种入侵患者的实体。由此,认为疾病是由可以通过生物学手段检测出来的生物因子造成的,每一种疾病都有其对应的致病生物因子。

然而,随着临床实践的发展,代谢性和功能性疾病日益增多。许多疾病并不能找到明显的病灶,局部定位的诊断方法已不能解释丰富的临床实践所提出的日益增多的问题。而对于特异性病因学说,尽管在某些疾病的治疗中,特效药物能使疾病被控制,但由于机体本身的条件不同,并不都能起到特效的作用。尤其对于某些疾病如更年期综合征、高血压等,仅仅用局部定位思想、特异性病因思想难以给出满意的解释,也不能达到应有的治疗效果。由此,基于生物-心理-社会-医学模式的社会建构论的疾病观应运而生。这种观点持有以下观点:其一,"疾病"一词含有社会和文化的成分,生物医学治疗仅仅是消除、缓解或恢复身体常态的手段,生活方式、精神慰藉对解决疾病问题同等重要;其二,疾病在其本质上不是自然的实在或者生理病理的简单呈现,而是被外在的政治、经济、社会和文化定义的。福柯的医学话语对人类有关身体和疾病认知所持的建构观,以及对医学知识作为现代社会的一种主要权力话语的论述,被社会建构主义者视为典范。福柯质疑精神病学的概念以及疯癫与健康的区分,在他看来,疯癫不是一种疾病,而是社会权力话语的产物。弗莱克坦言,医学事实(作为科学知识的子集)绝对不是既定的,最基础的医学实验观察也并非我们想象的那样客观,医学事实其实是科学家和医学从业人员在特定的社会、文化、地域等因素相互交织的时空网络中角力的产物。

与生理病理疾病观主张疾病具有普遍性不同,社会建构观更加强调患者的病痛经历及其社会文化意义。在这种疾病观看来,患者表达不适的方式和医生所能接受患者表达不适的方式具有某种文化依赖性,即患者表达不适的方式必须被其所在文化接受和认可,患者若以不被其文化接受的方式向医生告知自己的不适,医生会认为此人没有生病;而医生对疾病的界定和诊断也取决于当下文化中疾病的含义。因此,疾病的社会建构观更为强调疾病的非自然因素,注重患者的疾病经历、疾病的文化意义、疾病诊治中的医患交流和人道关怀,主张对患者的诊断和治疗不应分解为各类检测指标和数值,具有整体性的患者也不应被视为是需要更换"零部件"的机器。

但是,由于疾病是一个很复杂的自然现象和社会现象,而且种类繁多,因此,可以说,至今人类对疾病的认识还非常有限。不同的疾病观从不同的方面解释了疾病发生、发展的原因和性质,对于人们认识疾病有一定的启迪作用,但又具有一定的片面性。如何从现象与本质、过程与结果、外因与内因、局部与整体的统一上,正确认识疾病的一般本质呢?现代医学的发展,逐步对此提出了较为合理的答案。按照稳态学说、应激学说及现代免疫学、遗传学理论,机体是一个由特别不稳定的物质构成的开放系统,它在进化中获得了应对内外环境变化的自我调节控制的能力,通过神经体液系统和各种复杂生理过程的相互作用来维持机体的相对稳定,机体是多种生理过程的统一体,而疾病则是对这种相对稳定的统一性的破坏而产生的损害与抗损害矛盾和斗争。当然,对疾病本质的揭示还要随着医学的发展而不断地深入。

（四）死亡观

死亡观是人们关于什么是死亡、如何面对死亡,以及如何看待安乐死、脑死亡等问题的基本看法和总的观点。死亡是一个非常迷人而又非常神奇的谜。这个谜几乎与人类同龄,自从有人类就开始有对这个谜的解释。

打开哲学史,到处可见内容截然不同甚至完全相反的谜底。古希腊哲学家毕达哥拉斯从宗教和唯心主义立场出发,提出并论证了灵魂轮回转世说,断言"死亡是灵魂与躯体的暂时分离";赫拉克利特则认为"死亡就是我们醒时所看到的一切",认为人的死亡和自然万物的灭亡一样,是一种自然的合乎规律的现象,是人固有的自然属性;德谟克利特则从朴素的原子论出发,主张"死亡是自然之身的解体",是组成人的自然躯体的诸多原子团的分离和崩解;柏拉图认为"死亡是灵魂从身体的开释",是灵魂净化的根本途径;海德格尔从存在主义出发,主张"死亡是此在的最本己的可能性",也就是说,死亡是人之存在无可避免之必然,是"小我"超越"大我""个体"超越"群体"的途径;而在萨特看来,死亡是一种双面的"雅努斯",是对生命的外在化,"是一个偶然的事实";黑格尔坚持死亡就是一种"扬弃",是精神的自我和解。在我国哲学史上,庄子认为"死生,命也";旬子认为"死,人之终也";韩非子认为"生尽之谓死";王充认为"死者,生之效";张载认为"死者,气之游散也"。可见,死亡的哲学内涵极其丰富,不一而足。如果考虑到其他学科及社会因素,对死亡的界定则更为复杂。例如,从生物学角度来看,死亡就是生命活动的终止,是机体完整性的解体;从社会学角度来看,死亡可分为社会死亡、知识死亡和生物死亡等形式;从医学角度来看,死亡可分为濒死期、临终死亡期和生物学死亡期等。

生与死是一个问题的两个方面,二者不能分离。对死亡的判断是以对"生"的理解为前提的,一个患者被判断为是死还是活,这取决于我们对生与死的理解。而在理解生与死的概念时,社会、宗教、政治、伦理等因素起着十分重要的作用,不同文化、不同宗教有不同的生死观。科学的死亡观是科学认识死亡,理性对待死亡,全面界定死亡标准的重要基础。对死亡概念的理解直接影响着死亡标准的界定,同时也影响着人们对待人生和死亡的态度,影响着人们处理生死问题的方式。

三、基本理论与基本观点之张力

（一）义务论和生命质量论之张力

按照义务论,医护人员应当遵循某种既定的原则或某种固有的正当性去行动,医护人员对患者承担着健康的绝对责任,应无条件地为患者服务,不须考虑行为的后果及行为对自己和社会的利害关系,不应当把患者的生命健康与生命质量、医疗费用、预期寿命等相联系。而生命质量论主张以生命质量的优劣来确定生命存在的必要性,只有符合一定质量标准的人或患者才有得到治疗的必要和意义。因此,医护人员在考虑治疗方案时,应当把生命质量放到第一位,应当努力提高患者的生命质量,并力争最好的生命质量,而对于不符合特定生命质量标准的患者就可以放弃或不予治疗。面对两种理论的冲突,在救治生命质量低劣的患者时,需要医护人员作出理性的抉择。

（二）效果论与生命神圣论之张力

效果论以效用作为判断行为在道德上善恶的标准,认为凡是能够给人带来最大快乐或幸福的行为就是善的,否则就是恶的。按照这种标准,医护人员的目标应是最大限度地减轻患者的痛苦,提高其生命质量,只要是有助于实现这一目标的行为就是善的和道德的。而对不符合生命质量标准的人进行治疗非但不能给其增添快乐和幸福,减轻其痛苦,而且会给家庭、社会带来经济和精神的负担,不符合最大功利原则的要求。因此,放弃或不予治疗的行为是善的,但是这与生命神圣论的要求是格格不入的。按照生命神圣论,医护人员应无条件地挽救或延长患者的生命,即使明知无医治的希望也要不惜一切代价地去抢救,否则就没有履行自己的职责,是对生命的亵渎和蔑视。《胡弗兰德医德十二箴》告诫医生"即便患者病入膏肓无药救治时,你还应该维持他的生命""当你不能救他时也应该去安慰他,要争取延长他的生命,哪怕是很短的时间,这是作为一个医生应有的表现"。显然,在医护实践中,面对绝症的生命末期患者,医护人员从生命神圣论或功利论出发,会得出不同的答案,这势必产生行为选择中的伦理困境,需要新的理论指导。

（三）美德论与生命价值论之张力

美德论认为,对于一个人来说,能做出正确的行为十分重要。但同样重要的是要有成为好人、做出正确行为的性格倾向、动机和特性。"为病家谋幸福"在美德论中就是正确的行为。而在生命价值论应用过程中难免会出现"权衡"和"取舍",美德论强调应对人的生命与社会需要、医疗需要、治疗代价的关系进行综合评估,依此理论医护工作的重心就可能会被引导到他人利益、科学利益、社会利益,而淡漠患者的个人利益,从而不利于贯彻"患者至上"的道德理念,并可能最终为追求社会公益而影响患者个体的现实利益,从而与美德论的要求相背离。

医护人员在医护实践中面对特殊的道德境遇,从不同的伦理理论出发,会得出不同的道德选择,左右为难。如果不能有效解决伦理困境,可能会引发医患冲突并挫伤医护人员的工作热情。因此,医护人员应不断提升自身在面对复杂伦理情境下伦理问题的分析能力和伦理决策能力。

第三节 医学伦理的基本原则

医学伦理的基本原则是贯彻于医学伦理规范体系、道德要求、教育评价等方面的依据和标准。关于医学伦理的基本原则,目前国际上通用的是"四原则"说,即尊重原则、有利原则、不伤害原则与公正原则。但这四个基本原则,需要在我国长期以来形成的"防病治病,救死扶伤,实行社会主义人道主义,全心全意为人民身心健康服务"的社会主义医学人道主义,以及习近平总书记在全国卫生与健康大会上所强调的"敬佑生命、救死扶伤、甘于奉献、大爱无疆"的思想的指导下来理解,否则就可能难以适应我国的文化语境和土壤。

一、医学伦理基本原则的指导思想

1981 年,在上海举行的"全国第一届医德学术讨论会"首次明确提出了"防病治病,救死扶伤,实行革命的人道主义,全心全意为人民服务"的社会主义医德原则。后经修改将上述提法表述为"防病治病,救死扶伤,实行社会主义人道主义,全心全意为人民身心健康服务"。有学者将上述原则简称为社会主义医学人道主义。这一原则至今仍不失其指导意义,是社会主义核心价值观在医疗卫生领域的具体体现,它包括以下三个方面的内容。

（一）防病治病,救死扶伤

防病治病从宏观层面强调了医疗机构从业人员的道德责任,主要包括治病与防病两个方面,反映了我国新时期的卫生工作方针。这一要求适用于各级医疗机构中的各类从业人员,尤其是广大卫生技术人员,无论身在哪一个工作岗位,无论医疗卫生单位的类型、性质如何,都必须肩负起防病与治病的使命。虽然不同机构、不同岗位人员的工作重点有所侧重,但在思想上不能因机构的类型、性质、级别等因素的不同而顾此失彼,要尽力避免重治疗轻预防的思想,要克服狭隘的传统义务论,树立和形成由传统义务论与现代公益论整合而成的全新义务观,正确认识和处理好与患者、健康人群、生态环境等多重义务之间的关系,以促进全民健康目标的实现。

"救死扶伤"一词最早出自汉代司马迁的《报任少卿书》,其中写道:"与单于连战十有余日,所杀过半当,虏救死扶伤不给。"1941 年,毛泽东为中国医科大学第 14 期学员毕业典礼活动撰写了"救死扶伤,实行革命的人道主义"的题词,标志着革命人道主义医德观的形成和确立。该题词为当时的卫生工作指明了发展方向,成为凝聚和激励广大卫生工作者为人民健康献身的强大精神力量。"防病治病,救死扶伤"继承了历史上最优良的医德传统,总结了革命根据地医疗卫生实践的经验,反映了医疗卫生事业的基本特点。特别重要的是它把人道主义和无产阶级革命事业联系在一起。今天在新的历史条件下,弘扬毛主席题词精神,对于深化医疗卫生改革、加强医疗卫生队伍建设,促进具有中国特色的社会主义卫生事业的建设和发展,有着极其重要的现实意义和深远的历史意义。

（二）实行社会主义人道主义

强调实行社会主义人道主义是对革命人道主义传统的继承和超越,是以马克思主义世界观和历史观为指导,建立在社会主义经济基础之上并同社会主义政治制度、核心价值观相适应的价值原则。它要求对人的生命加以敬畏和珍爱,对人的尊严予以理解和维护,对患者的权利给予尊重和保护,对患者的身心健康投以同情和仁爱,以人为本,对患者给予关怀照顾。

（三）全心全意为人民身心健康服务

全心全意为人民身心健康服务是社会主义医学伦理学原则的最高要求,也是社会主义医学伦理的核心和目标。首先,为人民身心健康服务应该是全方位的。医学服务既要认真看病,更要真诚关心患者;既要给予生物医学方面的救助,更要给予心理学、社会学方面的照顾,从而满足人民群众不断增长的健康需求,使他们保持生理、心理、社会、道德各方面的良好适应能力和状态。其次,全心全意为人民身心健康服务作为一种道德境界应该是分层次的。为人民身心健康服务是基本要求、基本境界,经过积极努力,多数医务人员都可以达到;全心全意为人民身心健康服务是最高要求、最高境界,医务人员只有执着追求、养成和坚守医学职业精神,才能够达到。

以上三个方面相互支撑、相互作用,共同传承和完善着我国"医乃仁术"的传统美德,是社会主义核心价值观在医疗卫生领域的具体体现。其中,"防病治病"是手段,"救死扶伤"是宗旨,"实行社会主义人道主义"和"全心全意"是理念,"为人民身心健康服务"是目标,只有在宗旨及理念明确,手段正当并积极实施的前提下,才能确保目标的达成。

二、医学伦理基本原则的内容

(一)不伤害原则

不伤害原则指医务人员在诊治过程中应避免对患者造成不应有的伤害。有利与不伤害原则是古老的医学伦理法则,不论是在西方还是东方的医疗发展史中,有利与不伤害原则都有着深厚的历史渊源,是古代医德学留给后人的宝贵精神财富,也是从古至今医学一直致力于追求的目标,对于指导规范医务人员职业行为具有十分重要的意义。

不伤害原则不是绝对的。医疗伤害是临床医学实践的伴生物,是临床诊治过程中的客观现象。医疗手段一旦实施,其影响和结果往往是双重的,很多检查和治疗,即使符合适应证,而且实施后的确能达到预期目的,大多也会给患者带来不同程度的身体和精神上的伤害。如化疗,虽然能抑制肿瘤,但又对造血和免疫系统有不良的影响。使用腔镜做体内检查,虽然有助于确诊病情,但也会使患者感到不适和痛苦,而检查过程中客观存在的风险也会给患者心理上带来不安与焦虑。所以,医疗技术的性质决定了医疗中的伤害难以绝对避免,不伤害原则并不是要求医务人员绝对不能对患者带来任何伤害,而是强调医务人员不应当有故意伤害患者的行为,其注重的是医务人员行为的动机必须是出于善意的。一般来说,凡是在医疗、护理上必须的或者是属于适应证范围内的,那么所实施的诊治、护理手段就是符合不伤害原则的。相反,如果实施的诊治、护理手段对患者是无益的、不必要的或是禁忌的,从而使患者受到伤害,也就违背了不伤害原则。

临床上可能对患者造成的伤害包括躯体伤害、精神伤害和经济损失。这些伤害依据与医务人员的主观意志的关系,又可划分为有意伤害与无意伤害、可知伤害与意外伤害、可控伤害与不可控伤害、责任伤害与非责任伤害。其中,有意伤害是指医务人员出于极不负责或打击报复等给患者造成的直接伤害;无意伤害是指医务人员非故意而是在正常的诊治、护理过程中给患者造成的间接伤害。可知伤害是指医务人员预先知晓或应该知晓给患者带来的伤害;不可知伤害是指医务人员无法预先知晓而给患者带来的伤害。可控伤害是指医务人员经过努力可以降低或杜绝给患者造成的伤害;不可控伤害是指超出了医务人员的控制能力而给患者造成的伤害。责任伤害是指医务人员的有意伤害以及虽然无意但属于可知、可控而未加认真预测与控制、任其发生对患者造成的伤害;非责任伤害是指意外伤害或虽医务人员可知而不可控给患者造成的伤害。

不伤害原则对医方的具体要求是强化以患者为中心的动机和意识,坚决杜绝有意识的责任伤害;恪尽职守,千方百计防范无意但却可预见的伤害,不给患者造成本可避免的身体、精神伤害和经济损失;注重风险与治疗、伤害与受益的比较评价,选择最佳诊治方案,并在实施中尽最大努力,把不可避免但可控的伤害控制在最低限度之内。

（二）有利原则

有利原则,又称行善原则,指医务人员在行医过程中有义务采取积极行动来努力维护与促进患者利益。在现代生物-心理-社会医学模式下,医学所考虑的患者利益既包括了生理上的利益,如健康、病痛减轻、疾病预防、疾病控制等,也包括了心理上的利益,如心态上的平静、安详、欣慰等。

临床诊疗通常是利害交织的,所以,有利原则要求医务人员经常要对一项医疗干预可能给患者带来的利益与它可能给患者造成的伤害进行权衡,而医务人员进行利害抉择的基本原则就是遵守双重效应原则。双重效应原则可以应用于许多利害兼具的医疗行为,它的伦理要求可以被形式化为一项医疗行动所造成的伤害是合理的,当且仅当:

（1）行动本身(而不是行动的结果)不是内在错误的,即行动本身在道德上必须是善的或者至少是中立的。

（2）行动者的目的必须是指向正面效应而不是负面效应,即负面效应是能够被预见并且是可以被容忍的,但绝不应该是行动者有意寻求的。

（3）负面效应决不是获得正面效应这一"目的"的手段,即正面效应是直接通过行动本身获得的而不是以负面效应为手段而获得的。

（4）正面效应必须超过或者至少等同允许的危害,即在正面效应和负面效应之间必须有一个可以接受的比例。

例如,一位糖尿病患者,足部严重溃疡,经治疗病情未减轻,有发生败血症的危险,此时为保住患者的生命只能予以截肢。应该说截肢是一种伤害,但此时与发生败血症的危险相比,截肢对患者的伤害是间接的、可预见的,而败血症的危险才是对患者最大的、最直接的伤害。因此,尽管截肢会对患者造成伤害,但这时只有保全生命才是直接的、有益的效应。在这种情况下对患者所产生的伤害在伦理上是可接受的。

有利原则对医务人员提出的总体要求是树立全面的利益观,真诚关心以患者健康利益为核心的一切客观利益(如止痛、康复、治愈、节省医药费等)和主观利益(正当的心理需求和社会需求的满足等);提供最优化的服务,努力使患者受益,即解除由疾病引起的疼痛和不幸,照料和治愈患病的人,照料那些不能治愈的人,延长其生命,追求安详死亡,预防疾病和损伤,促进和维持健康;努力预防和减轻难以避免的伤害;对利害得失全面权衡,选择受益最大、伤害最小的医疗方案;坚持公益原则,将有利于患者和有利于社会公益有机地统一起来。

（三）尊重原则

尊重原则是指医患交往过程中应相互尊重,尤其强调医务人员应尊重患者及其家属。尊重原则有广义和狭义之分,狭义的尊重原则要求医务人员把患者当作具有独立人格的个体来对待,尊重患者及其家属独立的人格、尊严、隐私,不得侮辱、损害患者正当权利。广义的尊重原则是指除了要尊重患者的人格、尊严、隐私之外,还要尊重患者的自主权,即医务人员应该尊重患者就涉及其自我的医疗事务作出自我决定的权利。例如,对于一个需要通过截肢来避免死亡危险的患者,截肢与死亡危险都是伤害,但是对于两种伤害的权衡就不能仅仅参考医学上的标准,更要参考患者本人对两种伤害的接受程度,这要根据患者本人的基本价值取向、衡量生命与肢体完整性的重要性来决定。医务人员不仅要根据有利不伤害原则来为患者积极寻求与避免医学上的利益与伤害,还应该根据尊重自主原则来充分考虑患者对于自身利害的判断与权衡。

尊重原则的具体伦理要求如下。

1. 尊重患者的人格、尊严与隐私

医务人员必须尊重任何患者(包括死去的患者)的人格尊严与隐私,真正把他们当作人而非患病的生物体来对待,不仅看到患者的"病",更关注患者的"人"。医疗实践中的许多矛盾在于医务人员在工作中见"病"不见"人",忽视患者作为"人"的真正需求,单纯从生物角度治疗生理病痛而无视患者作为人的心理需求,由此引发患者不满。因此,尊重患者人格尊严与隐私,对于构建和谐医患关系必不可少。

2. 尊重患者自主权

自主权是患者的一项基本权利,即在接受诊疗的过程中,患者有根据自己的真实意愿对与其自身有关的医疗问题进行自我决定的权利,这种权利应得到医务人员的充分尊重。尊重患者自主权对医务人员提出了一系列的行动要求,其中最重要的两个要求:一是尊重患者的知情同意权,即指医务人员在行医过程中,必须向患者提供包括诊断结论、治疗方案、病情预后以及治疗费用等方面的真实、充分的信息,使患者及其家属在经过深思熟虑后作出自主选择,并以相应的方式表达其接受或拒绝此种治疗方案的意愿和承诺,医务人员需在患方明确承诺后才可最终确定和实施拟定的治疗方案。二是尊重患者隐私权,患者在临床诊疗过程中的隐私除个人的身份信息、家庭情况外,还包括一些特殊性疾病、生理缺陷、病史等不愿向他人透露的信息。隐私权是个人自主权的一部分,尊重患者隐私权即是尊重患者就有关其个人的信息作出自主决定的权利,它要求医务人员不能随意泄露由于执行医疗任务而获得的患者隐私。

尊重患者人格和尊严是无条件的,医务人员在任何情况下都应该尊重患者作为一个人而应该平等享有的人格和尊严;尊重患者自主权是有条件的,当患者的决定损害到他人或社会的正当权益时,医务人员没有尊重的义务;患者在不具备自主能力情况下(如精神失常)所作出的不理智决定,医务人员也不应支持。所以,尊重患者自主权不等于医务人员不干预患者任何决定,更不等同于袖手旁观,任由患者自己做决定。医疗决策的专业性特点,决定了如果没有医务人员的帮助、配合,患者的自主行动很难发生,医务人员应积极为患者创造出自主行动与选择的机会,而不仅仅是履行信息告知、解释和劝导的义务。当在患者由于无知、恐惧、慌乱等原因而作出并不能反映其真实意愿的决定时,医务人员还有义务帮助患者消除阻碍其自主决策的因素,使其尽可能恢复到自主决策所需要的状况。甚至在紧急情形下,医务人员应该采取必要的干预措施来限制患者的选择以阻止其做出有害于自身或他人的行为。

尊重原则对指导医务人员职业行为具有重要意义,它从根本上反映了医务人员对患者的尊重,反映了医务人员对患者基本价值观与深层信念的尊重,有利于诊疗过程中的医患沟通与配合,增进医患之间的信任与和谐。

(四)公正原则

公正一般指公平正直、不偏私,强调在分配权利和义务或者评判是非功过、赏罚予取时,遵循公众认可或代表公众意志的规则而不偏私。

从内容与形式上说,公正可分为形式公正和内容公正。形式公正是指分配负担和收益时,相同的人同样对待,不同的人不同对待。在医护实践中,即指类似的个案以同样的准则处理,不同的个案以不同的准则处理,在我国仅限于基本的医疗和护理;内容公正是指根据哪些方面来分配负担和收益,如人们提出公正分配时可根据需要、个人能力、对社会的贡献、在家庭中的角色地位等来分配。现阶段,对于我国稀缺医药卫生资源的分配,主要的依据就是内容公正。

依据道德主体的不同,公正可分为个体公正和社会公正。个体公正是指个体行为的公正,其内容主要是待人处事公而不偏,其功能在于调节人与人之间的关系。社会公正是指社会行为的公正,其内容主要涉及社会制度的道德性质,其功能在于调节社会各方面、各阶层的关系。医学伦理学中的公正问题讨论的是如何对待人的健康权利以及如何在社会成员之间合理地分配医药卫生资源。医学伦理学公正原则是指医务人员根据一系列公认的伦理原则和规范,使人们在对卫生资源的贡献和享用上受到公平正直的对待。

从个体公正的角度看,医学伦理学公正原则提出了医务人员如何对待和权衡患者权益、自身权益、第三方权益的问题。

(1)平等地对待每一位患者。医务人员应该把平等权看作是患者所享有的不容侵犯的正当权益,对每一位患者的人格、权利、正当健康需求给予同样的尊重和关心,对贫困患者、老幼患者等弱势群体可给予适度倾斜。

(2)公平地对待第三方利益。医疗职业在现代社会是高度社会化的事业,患者的医疗问题绝不仅仅只与医患双方有关,也会影响到医患双方之外的第三方,这里的第三方既包括了与患者有密切关系的亲戚、配偶、朋友、监护人或者雇主,也包括了与患者关系似乎不那么密切的医疗机构、保险公司、地方社区乃至国家。在患者利益与第三方利益发生冲突的情形下,患者利益不应是医务人员唯一考虑和护卫的利益,医务人员必须对患者利益与第三方利益进行反复权衡,公平地作出决定。

从社会公正角度来看,医学伦理学公正原则提出了如何在制度层面对医疗资源进行分配的问题。

(1)在医疗卫生资源宏观分配上,公正原则要求在国家和社会层面应体现四个优先,即优先解决经济欠发达地区的卫生保健问题、优先解决农村初级卫生保健问题、优先发展普遍适用技术以及优先发展预防保健医学,以此来保障实现人人充分享有基本医疗保健,并在此基础上满足人民群众日益增长的多层次医疗保健需求。

(2)在医疗卫生资源的微观分配上,公正原则要求医务人员依次按照以下标准综合权衡,在比较中进行优化筛选,以确定稀缺医药卫生资源享用者的资格。这些标准包括医学标准、社会价值标准、家庭角色标准、科研价值标准、余年寿命标准。其中,医学标准主要考虑患者病情需要及治疗价值;社会价值标准主要考虑患者既往和预期社会贡献;家庭角色标准主要考虑患者对家庭的意义;余年寿命标准主要考虑患者治疗后生存的可能期限。在这些标准中,医学标准必须是优先保证的。

三、医学伦理基本原则之张力

(一)医学伦理基本原则应用中的困境

医学伦理四原则是医务人员的行动指南,它们具有各自的调整范围,这些调整范围之间是相互交叉的而非各自独立的,在有些情形下,不同原则对于交叉领域的同一问题能够得出一致的伦理判断与选择;而在另一些情形下,不同原则对于交叉领域的同一问题却不能得出一致的伦理判断与选择,不同伦理判断与选择都拥有基本原则作为伦理依据。于是,医学伦理学各原则之间便在这些具体伦理问题上发生了冲突,医学伦理难题由此出现。例如,无论是从有利和不伤害原则还是从尊重自主原则来看,医务人员在大多数情形下都同意应在手术前获取患者的知情同意,尽管二者支持这一选择的伦理理由是不一样的。但是,当医务人员认为对某一患者隐瞒其病情更有利于患者的健康利益时,有利原则与尊重自主原则在伦理判断与选择上的冲突便出现了,从有利原则出发,医务人员会选择对患者隐瞒病情;从尊重自主原则出发,医务人员则很可能会选择告知患者病情。

除了医学伦理基本原则冲突所带来的医学伦理难题之外,还有医学伦理基本原则理解分歧所带来的医学伦理难题。在具体的道德境遇下,不仅医学伦理基本原则之间可能发生冲突,即使对同一原则,人们从不同的道德立场出发,也有可能作出相互冲突的原则解释。在案例1-1中,护士对患者进行适当约束的行为符合有利和不伤害原则,但却违背了尊重原则,并由此引发了医患之间的分歧和矛盾。又如,在是否应切除智障且有痛经问题少女子宫的问题上,有利和不伤害原则要求医务人员在对待患者的处理上应坚持双重效应原则,要保证医疗行为给患者带来的利益大于伤害。但是,对于智障且有痛经的少女而言,切除子宫究竟是利益大于伤害,还是伤害大于利益,不同的人可能会有不同的看法,毕竟子宫对于一个女性特别是未成年女性来说关系重大,尽管子宫切除会给患者带来减轻痛苦、减少麻烦的好处,但却是以破坏患者身体的完整性,剥夺其作为女性所具有的特质为代价,这样做究竟是对患者行善还是在作恶呢?这样,在该案例中,人们对有利和不伤害原则就可能出现两种不同的解释,而每种解释支持相互冲突的行动结论。再如,尽管支持不同道德理论或传统的人都赞同资源分配中的公正原则,在面对稀缺的救命器官究竟移植给谁的问题上,关于何种安排最能体现医疗公正,不同的人经常会有着不同甚至相互冲突的看法。

(二)医学伦理基本原则困境的出路

医学伦理实践纷繁复杂,如何解决医学伦理基本原则应用中的困境,目前并不存在某个达成共识的实质性解决方案,能够达成的只是一种程序共识,即基于尊重平等的"道德商谈"。正如恩格尔哈特所说的,在道德多元化的社会背景下,持有不同价值观念的"道德陌生人"相遇,即使它们可以在原则层面达成共识,但在具体境遇下对于伦理原则却可能有着不同的解释和权衡,对于何种解释与权衡才能最大程度达成各种道德信念的融贯一致有着不同的坚持。面对相互冲突的价值观念,没有任何一种伦理学理论或价值观念有权宣称自己是唯一正确的指导原则,没有哪个个人、哪个团体、哪个群体可以断言自己把持着朝向道德真理的唯一通道。因此,为了解决冲突,使冲突各方能够形成共识、达成一致,首先需要具体的立场、某种具体的观念,而是一个中立的程序——道德商谈。共识首先只能是涉及规范与价值之多元性的处置程序,共识只能是在程序上才是可能的、有意义的。这样一种"中立的"程序共识优势就在于:一方面它尊重并认可每个个体或社群拥有自己的道德信念与价值观念来进行选择与行动的自由,另一方面它又能够使各种不同的理念在一个共同的道德观点上得到审视。在价值观念多元背景下,道德问题的权衡与决断不应只是个人的私事,而是要依靠集体的智慧,要诉诸一种复杂的、理性的权衡机制,才有可能最终形成摆脱了个人偶然性与随意性的明智合理的答案。因此,医学伦理基本原则应用难题的解决也并非凭借个人简单的道德直觉与洞见,而只能是源自不同学科的专家、代表着不同利益的当事人,经过缜密的思考、周详的权衡与反复的协商所形成的共识。

在一种集体决策程序下,分歧各方需要考虑、协调与权衡各种因素。所谓各种因素,一方面是指不同的道德立场与道德信念,另一方面是指社会中通过不同的群体所体现出来的各种各样的利益要求。论证就在于对这些不同的理论范式及事实因素进行综合性、整体性的考察分析,仔细地权衡各种得失利弊,从而求得一种最为合理且体现了某种社会共识的道德判断。由此可见,道德共识不是指意见的偶然堆积,而是指伦理委员会委员们通过努力对不同的立场与观点进行协调,从各自差异的观点中融合而成的一种相互作用的、为委员会中绝大多数委员所认可的结论。道德共识是一种妥协的产物,在最好的情况下,它能够为委员会中所有委员所认可。但在大多数情况下,它只能是委员会中多数人的共识。最不幸的情况就是通过理性论证的方式也仍然达不成共识,得不到一个妥协的方案。在这种情况下,只有依靠最低限度的程序上的共识——诉诸表决且少数服从多数。尽管表决从本质上讲是违背自主理念的,但这种极端的情况或处置方式,却是人们以和平而不是以暴力的手段摆脱道德困境、寻求问题解决的唯一途径,也是民主时代以民主方式应对冲突与纷争的唯一途径。

一般来说,在化解伦理原则冲突和伦理困境时可考虑以下准则。

1. 根本权益优先准则

根据医学目的、医患关系的性质和特点,在临床治疗中适当强调和照顾患者的根本健康权益是必然的、必要的,由此产生了优先原则。一般来说,生命健康权是第一位的权利。但是,在不同的文化和价值境遇下,医务人员也不应以普遍的价值判断,更不能以自己的价值判断完全代替患者及其家属的价值选择,患者的自主权也是一项应当优先考虑的权利,但优先未必排他,只是在存在利益冲突时考虑的先后顺序有别。

2. 多元价值优先准则

医疗服务具有多元价值的属性,如改善患者的生命质量、提供遗传咨询、指导健康管理等,为了实现某种价值,可能会伤害另外的价值诉求。但是,随意伤害,盲目伤害,都是不允许的。只有那些实现了价值优化,尽最大努力加以控制并使之达到最低限度的必然性伤害,才是合理的。例如,为了维护公众和社会的利益,对部分传染病患者进行强制隔离。

3. 变通性操作准则

合理有序的医德权利、义务关系,需要由医德规范来体现和保障。因此,要尊重和维护主体的正当权益,就必须按医德原则和规范办事。但是,医德原则和规范的实质要能得到较好体现,绝非照章行事那么简单,在某些情况下死守法律条文,把法律当作推卸责任的借口,结果可能适得其反。所以,要求在践行医德规范时讲究变通。只有凭借变通,某些医德规范才会成为医德权利、义务关系的活力剂,而不至于变成凝固剂。例如,在遵循保守医密准则时,要依据患者病种、病程、接触人群、社会关系等情况加以变通,绝对保密可能会给其他利益相关人造成伤害。

4. 规范与智慧并重准则

医德原则和规范的作用主要在于告知和引导医务人员应该做什么,不应该做什么,重在支配行为的善恶选择,这具有特别重要的现实意义。但是,要使这种善恶选择彻底实现,还需要医德主体做创造性的工作。现实中,仅遵循原则和规范而缺少智慧就会力不从心。医德原则和规范的彻底实现,时时处处都离不开医德智慧的参与,应当充分发挥医德智慧在处理当前医德权利、义务冲突中的作用。

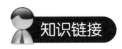 知识链接

《医疗机构从业人员行为规范》

该《规范》是2012年6月26日，由卫生部、国家食品药品监督管理局、国家中医药管理局联合印发的关于医疗机构从业人员行为的规范性文件。《规范》分为总则、医疗机构从业人员基本行为规范、管理人员行为规范、医师行为规范、护士行为规范、药学技术人员行为规范、医技人员行为规范、其他人员行为规范、实施与监督、附则，共10章60条，是指导和约束我国医疗机构各类从业人员道德行为的重要文件。

第二章　医患关系与临床诊疗伦理

诊疗是临床工作的重心,医务人员只有实现诊疗技术与医学伦理的统一,才能更好地完成这一任务。临床诊疗直接涉及患者的生命健康,在工作中应当遵循一定的原则和规范。诊疗决策需要医患双方的共同参与,只有医患双方的共同努力,才能构建和谐的医患关系。

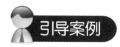 引导案例

案例 2-1　何为最佳选择?

某市一儿童福利院的两位智障女孩(均为化名)兰兰(14 岁)和琳琳(13 岁)分别在某医院接受了子宫切除手术。两人都是该福利院捡来的遗弃孤儿,由于智障她们不能生活自理,不知道如何处理经期卫生。福利院工作人员说,在月经期间由于痛经,她们除了知道疼,疼得满地打滚外什么也不懂。在该福利院的工作人员看来,她们是智障女孩,不能结婚、生育,留着子宫也没有意义,不如把子宫切了,这样也省得以后出事(指受到性侵害后怀孕)。因此,经福利院领导研究,集体决定为二人切除了子宫"以提高她们的生活质量"。

请思考:切除兰兰、琳琳的子宫是否最佳的治疗选择? 这存在什么样的伦理问题?

第一节　临床诊疗中的人际关系及其利益趋同

一、临床诊疗中的人际关系

临床实践与其他任何实践活动一样,都离不开主体与客体,其主体就是从事临床工作及其相关医疗活动的卫生工作人员,它不仅指医生,还包括护士、医技人员、医院管理人员等,有时甚至包括医疗卫生机构本身。在临床工作中,由于医生最终决定着医疗卫生资源的使用和分配,因此准确地说,临床实践的主体是指以医生为中心的群体,简称为"医方"。临床实践的客体,就是需要得到医疗帮助的人,它不仅指患者,还包括需要得到医疗帮助并有求医行为的健康人,甚至包括与这些人有关联的亲属、监护人、单位组织等群体。尤其是患者失去或不具备行为判断力时(如昏迷休克的患者、婴儿等),与患者有关的人往往直接代表患者的利益。故而确切地说,临床实践的客体是指以需要得到医疗帮助并有求医行为的人为中心的群体,简称为"患方"。

根据临床主体与客体的不同,可以将临床中的人际关系分为医际关系、医患关系、患际关系三种类型。

（一）医际关系

医际关系是临床人际关系的重要组成部分,它是指临床活动主体与主体之间,即医务人员之间的关系。根据医务人员所从事的职业和工作性质的不同,可将医际关系细分为医生与医生的关系、医生与护士的关系、护士与护士的关系、医护人员与医技人员的关系、医护人员与管理人员的关系等。医际关系的好坏不仅直接影响到医疗工作环境,而且也会影响到医疗单位卫生服务的质量,最终影响救死扶伤,全心全意为人民身心健康服务的社会宗旨的实现。因而,认识和研究医际关系问题具有十分重要的意义。

在古代,由于医学尚处于萌芽时期,不存在现代意义上的医学学科及其分支,医学职业还没有明确的分工,医学本身也还未成为一种社会建制,更不存在当今的医疗市场。当时的医疗活动大多以医者的个体活动为主,医者之间基本上不存在彼此协作关系。因此,古代关于医际关系的道德规范主要是一种道德自律,表现为相互尊重、谦虚、感恩等内容。如唐代孙思邈在《备急千金要方》大医精诚篇中指出:"夫为医之法,不得多语调笑,谈谑喧哗,道说是非,议论人物,炫耀声名,訾毁诸医,自矜己德。"明代陈实功在其《外科正宗》医家五戒十要中写道:"凡乡井同道之士,不可生轻侮傲慢之心,切要谦和谨慎。"古希腊希波克拉底在其《希波克拉底誓言》中承诺:"凡教给我医术的人,我应像尊敬自己的父母一样,尊敬他……把恩师的儿女当成我自己的兄弟姐妹。"

近代以来,随着医院的出现,群体行医代替了个体行医,而实验医学的兴起使医学的分支越来越细,每一个医务人员只可能认识或治疗有限的疾病,而患者却始终表现为一个整体,许多疾病单靠某一医学专科或医务人员是无法解决的,不同医学学科及医务人员之间的密切合作已成为必然趋势。因此,近代以来关于医际关系的道德规范更加强调团结协作、技术互补、彼此支持等内容。

（二）医患关系

医患关系是临床人际关系的核心,它有广义与狭义之分。从广义上说,医患关系是指临床活动主体与客体之间,即医方与患方两个不同群体之间的关系。从狭义上说,它是指医生与患者两个不同个体之间的关系。

就内容方面而言,我们可以将医患关系划分为既有区别又有联系的两个方面,即医患关系的技术方面和非技术方面。

所谓医患关系的技术方面,是指医患双方在诊治、护理等医疗技术交往过程中,基于实际的医疗措施的决定和执行而建立起来的人际关系。在这种医患关系中,由于医方比患方掌握了更多的医学知识和技能,医方是技术上的内行,而患方是技术上的外行(特殊情况除外),在技术交往过程中,通常是由医方主动提供医疗方案,由患方选择,因此医方处于技术交往的主导地位,而患方处于从属地位。这种关系对于充分发挥医务人员的主导作用,减少外界因素的干扰具有一定的积极意义。但是,应当防范技术交往过程中家长式的粗暴作风,避免医方独断专行,去实施未征得患方同意的重大医疗措施。否则,可能会导致不应有的医疗纠纷。

所谓医患关系的非技术方面,是指医疗过程中医患双方在心理、社会、伦理等方面的关系。在医疗过程中,大多数求医者对医院及医务人员是否满意,主要是从各个方面如服务态度、医疗作风等进行评价的。由于医疗工作涉及千家万户的生命健康利益,因此,非技术方面往往成为社会公众及社会舆论关注的焦点。这种关系的实质表现为医疗过程中医方与患方彼此人格、权利等社会地位的平等性。

医患关系的技术与非技术方面在医疗实践中往往是结合在一起的,如心理治疗过程就是技术与非技术交往融合的过程。医方应该以患者利益为重,严格把握技术运用的科学性和合理性,把技术与非技术方面较好地统一起来。

(三)患际关系

患际关系是临床工作中客体与客体之间,即患方与患方之间的关系。由于临床实践的客体是有医疗服务需求的人,而不是一般的客体。不同患者之间、患者家属之间,以及某一患者与其他患者的家属之间所进行的沟通、交流、对比等,不仅会影响患者的求医行为、求医心态、思想情绪,也会影响医患关系及临床诊治效果。

在医疗过程中,尽管每一个患者所患的疾病不同,患者的年龄、社会地位、经济状况、生活习惯等也不同,但为了治愈疾病,早日恢复健康,他们会通过各种方式相互沟通,交流经验。患际之间交往的内容一般是对疾病的诊断、治疗及其效果的看法、经验,互相询问,寻找医术高、态度好的医生以及疗效好的药物及其他手段。他们会谈论医院、科室、医生、护士情况,互相介绍治疗方案、偏方秘方,相互分享卫生知识,介绍与疾病有关的生活起居;谈论关于医院、门诊部的管理、医疗质量、护理质量、服务质量及其效果,并对医生、护士的技术和品德进行评价等。他们患难与共,同病相怜,相互关心、安慰、鼓励、帮助,共同与疾病斗争,他们之间是同情友爱的关系。某一患者对医生的评价、诊治经验、精神状态、心理情绪等也会影响其他患者诊治。如新老患者之间,由于老患者住院时间较长,对医院和科室环境、医院有关规章制度、人际关系等情况比较熟悉,对自己的病情比较了解,在诊治上积累了一些经验,通过交流能够帮助新患者较快地适应医院环境、配合医生诊治;轻重症患者之间,危重症患者突然病情恶化、死亡,会对轻症患者产生较强的恶性刺激,甚至可以导致轻症患者或早期患者病情的恶化。反之,轻症患者康复出院或危重症患者抢救成活,大手术、尖端手术治疗成功,恢复较快,也会增强其他患者战胜疾病的信心。因此,加强对患际关系的研究,对搞好临床人际关系,提高医院的管理水平及医疗服务质量具有一定的意义。

二、临床诊疗中的利益博弈

所谓利益博弈,是指两个及以上行为主体之间的利益互动。临床过程中的利益博弈主要表现在医际之间、医患之间、患际之间的利益博弈。其中,最核心的问题是医患之间的利益博弈。

(一)医际之间的利益博弈

在医疗实践中,医生、护士、医技人员及医院管理人员、后勤服务人员等卫生人员,尽管他们所扮演的角色不同、岗位职责不同,但其工作目的应当是完全相同的,即全心全意为患者的身心健康服务。这一共同的目的,要求广大医务人员要真正把患者的利益放在首位,互相信任、团结协作、取长补短,不计较个人得失,竭诚为患者服务。反对互不通气、互不买账、互相推诿、互相拆台、以邻为壑、各自为政的错误倾向。特别是当同行出现差错事故等问题时,要从患者利益和友爱精神出发,既实事求是、客观公正地给予批评指正,更要给予善意的帮助和真诚的合作,决不能袖手旁观,幸灾乐祸甚至落井下石。

临床工作中,一个疾病的诊断往往要经过许多科室的共同努力,一位患者的康复常常需要许多医务工作者的全力合作。即使医疗单位有先进的仪器设备,医务人员有高超的医疗技术,但如果医际关系紧张,那么一切都发挥不了应有的作用。对一个医务人员来说,无论知识多么丰富,技术多么高明,也无论职务多高,专业多好,要想真正把工作做好,没有其他医务人员的大力支持与密切配合,也是不可能实现的。因此,不论个人和单位,要真正提高医疗质量,必须协调和处理好医际关系,正确对待医际之间的利益博弈,只有这样才可能实现其共同的目标和利益。

但是,部分医务人员往往不能正确对待个人利益与他人及集体利益的关系,甚至把个人利益与他人及集体利益对立起来,认为"同行是冤家",为了完成一定的经济指标,采取诋毁他人,抬高自己的不正当方式收治患者,搞不正当竞争;为了自己的专家门诊有一个好时间段,能够多一些专家门诊收入,有的人与科主任、同事吵架,甚至动手打人;在晋职指标紧张的情况下,为了晋升,讲一些不利于团结、不利于工作、不利于他人的话,甚至弄虚作假;为了获取本不该自己得到的进修、参加学术会议的机会,利用不正当手段,想方设法骗取领导的支持等。其结果,不仅损害了他人利益、患者利益,也损害了集体的声誉,而且从长远发展来看,也不利于其个人的健康发展。

(二)医患之间的利益博弈

在医疗过程中,尽管医患双方的专业技术地位不同,但二者的人格地位是完全平等的,根本利益是完全一致的。解除患者的病痛是医务人员的职责,恢复健康是患者的义务。因此,医患之间应当密切配合,相互尊重,共同与危害身心健康的各种因素做斗争。医务人员要尊重患者的人格和患者应该享受的卫生保健权利,患者应当尊重医务人员的劳动和付出。作为医务人员,应从患者的利益出发,从接诊、检查、诊断到治疗,每一个环节都要认真负责地向患者解释说明,以求得患者的密切合作。不论患者社会地位高低、权力大小、亲疏远近、容貌美丑、男女老少、知识多寡、钱财多少、职业如何,都要一视同仁、尊重关心、尽力救治,不能厚此薄彼、亲疏不一、媚权重利。

作为患者,应当从实际出发,积极参与各个环节的诊治,以主动合作的态度对待医务人员。不能因为医务人员职位较低、技术较劣、年纪较小而歧视医务人员,不应提出过分要求,求全责备。

当发生利益冲突或矛盾时,应当通过利益的博弈达到平衡,而不应使矛盾或冲突激化。具体有以下几种情形。

1. 患方权利与医方义务的博弈

一般来说,患方的权利与医方的义务是一致的,如患方有获得诊治的权利,医方有实施诊治的义务;患方有知情同意的权利,医方有解释说明的义务等。但是,二者也时常发生矛盾。例如,某艾滋病患者要求医务人员为其绝对保密以保护其个人隐私,而医务人员又担负着疫情报告的义务,该矛盾就需要通过医患之间的博弈来处理。一方面,医务人员应当向患者说明作为疫情责任报告人,自己承担着疫情报告的义务;另一方面,患者需要认识到只有当个人隐私对他人或社会不构成任何危害时,才享有绝对保密的权利。如果医务人员仅考虑疫情报告的义务而不考虑患者的意愿和要求,或患者仅考虑个人隐私权的保护而无视公众和社会利益,势必发生冲突。

2. 患方权利与医方权利的博弈

由于医方的权利是为履行其救死扶伤的基本义务而存在的,因此医方的权利与患方的权利在本质上应该是一致的。但是,在医疗实践中,有时也会发生冲突。如某个传染病患者拒绝接受治疗,而医务人员以特殊干涉权对其实施隔离,该患者的自主权在这里受到了限制,出现了双方权利的冲突,要解决这种冲突也需要医患双方的互动和博弈。

3.患方义务与医方权利的博弈

一般来说,患方义务与医方权利之间并不具有必然的联系,但是在某些方面也存在直接的利益博弈。如患方交纳医疗费用的义务与医方获得医疗收费的权利之间有时就会发生冲突。《人民日报》曾报道"全国'三无'病人每年欠费近 40 亿,医院有苦难言",仅 2011—2013 年,成都市第三人民医院共收治"三无"患者 286 例,3 年累计支出医疗费用 451509 元,护理费与伙食费均未列入其中。其中急诊科室共接收 260 例,累计支出医疗费 274667 元;住院部共接收"三无"患者 26 例,累计支出医疗费 176842 元。到目前为止,这些费用全由医院垫付。当前,医疗欠费已成为困扰医院发展的一个突出问题,而患者拒绝或欠交医疗费用的结果,使部分医院不愿收治"无主患者"或无钱交费及暂时不能交费的患者。这种现象,不仅影响了医患关系的和谐,也影响了医院的声誉。要解决这一问题,需要全社会的共同参与,需要从体制上寻找原因,不能单靠医方及患方的博弈。

（三）患际之间的利益博弈

一般来说,不同患者之间多为陌生人关系,不存在直接的利益冲突。但是,在医疗实践中,也常常出现利益博弈的现象。如床位、药品等医药卫生资源紧缺时,部分患者为了能够得到期望的医药卫生资源,不惜给医方送礼或红包,甚至有的患者相互攀比,唯恐得不到适当的诊治或条件。由于医疗消费品对患者而言是一种强制性消费品,当送礼品或红包能够获得竞争性使用医药卫生资源或者得到回报大于红包成本时,这一选择会被进一步强化。因此,解决"红包"问题的关键在于抑制医务人员不为患者提供不合理的资源及条件。在临床工作中,也有部分患者为了获得医务人员的关照或好感,炫耀自己的权势、财产或地位,这在无形中给那些条件较差的患者造成一定的心理刺激。这些条件较差的患者为了不被医方歧视,便以送礼或红包为代价。而患者博弈的结果,不仅催化了"礼品效应",激化了患际矛盾,也加剧了医患关系商品化的趋势。

当然,患际之间积极的、健康的互动和博弈,如在患者中开展"自尊、协作、理解"活动,或加强对患者就医行为的教育等,有助于建立和谐患际关系、医患关系。

三、临床诊疗中利益博弈的目标趋同

在临床诊疗中,尽管医际之间、医患之间存在着各种各样的利益诉求和矛盾,但无论是医务人员还是患者及其家属,希望消除疾病、减轻病痛的目标始终是相同的。救死扶伤作为临床工作的宗旨和核心,是每一位医务人员的基本职责,努力使患者早日恢复健康是临床工作的唯一目的。所以临床工作中一切为了患者,急患者之所急,想患者之所想,将患者的生命和健康放在第一位,是临床工作者必须遵守的最基本的伦理要求。而这一要求的实现,必须以最佳的诊治方案为基础,力争使诊治方案以最小的代价获得最大的效益。为了达到这一目标,医务人员不仅要有正确的目的,还必须选择最合适的诊治手段,而后者是目前最需要强调的。因为大多数医务人员都能够从正确的、明确的目标出发,把治病救人作为自己的目的,但在手段的选择上往往会有偏差,其原因就在于缺乏正确的伦理判断。因此,在临床实践中医务人员不仅需要运用正确的医学科学知识为患者制订一个最佳的诊治目标,确保医学判断正确,还需要在正确的价值观念指导下选择合适的诊治手段,达到目的与手段的统一。一切利益博弈都不应当影响临床诊疗决策,不应当损害患者的最佳利益诉求,需要以患者最佳利益为目标。一般来说,临床诊疗决策或患者最佳利益的实现,需要考虑以下几个方面。

(一)疗效最佳

所谓疗效最佳是指诊疗效果以当前医学科学发展的水平来说,或在当时当地来说是最佳的,包括诊断方法最佳、治疗方案最佳、选用药物最佳、手术方案最佳等。从诊断方面来看,能够尽快明确患者疾病的病因、病理、病程的诊断方法为效果最佳;从治疗方面来看,能迅速控制病情发展,促进病变消退,进而促进患者身心全面康复的治疗措施为效果最佳。

在临床中,诊疗的及时性是取得最佳疗效的关键。所谓及时性是指在疾病发展变化的动态过程中,恰当地把握时机,适时给予患者药物、手术等手段的治疗,以使疗效达到最佳程度。疾病的发展是一个不断转化的动态过程,在治疗中能否适时地把握时机,常常是成败的关键。对于急危重症患者来说,时间就是生命,能否抢救及时至关重要。对于某些患者,虽然不像急危重症那样急迫,但治疗措施也有严格的时间要求。如在治疗疟疾时,各种抗疟药的选择和使用时间,要符合疟原虫各期发育阶段的情况,否则就不能很好地发挥药物的治疗作用。及时性不等于一味求快,如需要进一步明确诊断,或应做好必要的准备,或者病程发展的特殊要求在采用一定治疗措施时,还需待机而行,欲速则不达。否则会出现严重不良反应,甚至危及生命。

(二)安全无害

安全无害是相对而言的,指以科学的损伤观为指导,千方百计杜绝责任性伤害,防范意外伤害,控制必然性伤害。在医疗过程中绝对安全无害的医疗手段是没有的。医疗技术和药物本身具有两重性,利弊兼有。其弊既有医务人员使用不当的原因,也有技术或药物本身的原因。这就要求医务人员要以高度的责任心,充分发挥诊治手段的积极作用,减少消极作用,最大限度地避免对患者产生伤害,按照有利与不伤害原则,对患者实施尽可能好的安全保障。对必须使用但又有一定伤害或危险的诊疗手段,应尽力使伤害减轻到最低程度,保证患者安全。但是,对于急危重症患者来说,强调安全性不等于消极、保守地对待,迟疑坐困、贻误时机同样会给患者带来不良后果。因此,对安全性必须辩证地分析。

(三)痛苦最小

痛苦最小,要求在保证治疗效果的前提下,采用的诊疗措施应尽可能注意减轻患者的痛苦,包括躯体疼痛、血液损耗、精力消耗以及心理痛苦等。对一般患者应在确保诊断、同样疗效的前提下精心选择、运用痛苦最轻的诊治手段,如截肢等大型手术,要充分权衡利弊,替患者考虑生理、劳动、就业、生活等远期后果,尽量减少其痛苦,尽量做到病而不残、残而不废。而对患晚期癌症等特殊患者,减轻或消除病痛往往要放在第一位。对于有些不宜普遍使用的特殊检查,只能在必要的、有针对性并有保护措施的情况下才能使用。

(四)耗费最少

在保证诊疗效果的前提下,医务人员在选择诊断手段和选用药物时,应当考虑到患者的经济负担和社会医药资源的消耗,力争使患者的经济负担和医药耗费降低到最低限度。能用常规检查的,不要用特殊检查,在确保基本检查效果的前提下,要尽量避免医疗上的过高开支。否则,对个人和社会都会带来不利。临床工作中出现的"药品回扣""大处方""过度医疗"等现象都是背离这一要求的。《胡弗兰德医德十二箴》中写道:"应尽可能地减少患者的医疗费用。当你挽救他生命的同时,而又拿走了他维持生活的费用,那还有何意?"这是古人留下的至理名言。

诊治方案的最优化是临床工作伦理目标和要求,它反映了医务人员对患者周到服务、全面负责的高尚品质,是最大限度维护患者利益的有效保证。当然,如果考虑到患者与环境的关系、患者与他人及社会的关系,一项最优化的诊治方案是在最大限度地满足患者利益的同时,不损害公众及社会的利益。

在案例 2-1 中,切除智障少女兰兰、琳琳子宫的医疗方案之所以引起社会各界的广泛关注,争议的关键在于这种方案是不是最佳的选择?是否符合患者的最大利益?有学者认为:"两个女孩虽然是智障,但是将来还有生育权,他们(福利院和医生)这样做是不对的,不人道的。即使是重度智障也不能这样做。他们就是为了推卸责任,觉得这样照顾起来比较麻烦。痛经不是不可以治,不是非要切除子宫。切除子宫不是这两个女孩的最大利益。"也有学者认为,这种手术不是不可以做,但是要衡量风险收益比例,并且要经过医学伦理委员会的论证程序。如果经过专家论证,这样做对两个女孩的收益确实大大超过伤害,才可以考虑。

因此,临床诊治目标的构建,医疗方案的制订,必须以患者的最大利益为基础,要权衡疗效、安全、痛苦、耗费等综合因素。只要患者的疾病对他人或社会不存在危害性,就不能以任何借口或理由阻却患者权利的享有。

第二节　医患关系伦理

一、医患关系的历史演变

在不同的历史时期,由于社会经济发展水平、科学技术水平、人们的认识能力、思想道德观念、价值追求等因素不同,从而形成了不同的医患关系,表现出不同的历史特征。

（一）古代医患关系及其特点

在古代,由于医学尚处于萌芽状态,医疗技术条件极其落后,人们对疾病的认识主要靠猜测与思辨,没有先进的医疗仪器和设备,因此古代的医患关系具有以下特点。

1. 直接性

古代医学是经验医学,医生从了解病情,提出诊断意见到实施治疗等,往往都是亲自诊察,没有第三方(如各种器械设备)的中介。医患双方直接交往,关系容易密切。如中医的"望、闻、问、切"的方法,就是以医生直接接触患者为前提的。

2. 稳定性

由于古代医学还处于自然哲学状态,没有从其他学科中分离出来,也不存在医学的分科,因而任何一个医生对患者的任何疾病都需要全面考虑和负责,患者往往把自己的生命和健康寄托于某一个接诊的医生,而该医生也就单独地承担起诊治患者的全部医疗责任。这样就容易形成医患关系在某种程度上的稳定性和单一性。

3. 主动性

在古代美德论和义务论规范下的医患关系中,医生往往把"仁爱救人"作为行医的基本信条,把"治病救人"作为自己应尽的义务和美德,认为精研医学之目的就是"上以疗君亲之疾,下以救贫贱之厄,中以保身长全,以养其生"(《伤寒杂病论》序)。这种思想观念成为从医者积极、主动医治患者的内在动力。

(二)近代医患关系及其特点

欧洲文艺复兴运动以后,医学从自然哲学中分化出来,形成了独立的学科体系,并以"分解"作为自身的基本特征。首先,它用还原论的研究方式、从人体纵向结构层次出发,把人体分解为相互孤立的器官和细胞,而不再是一个完整的人;其次,随着近代医学科学的发展,各项医学技术为系统的实验研究和诊治疾病提供了物质条件,诊疗方式逐渐置于实验科学基础上;再次,在近代医学的基础上又形成了以生物医学为基础的生物医学模式,从人的生物属性来看待健康和疾病,把医学研究对象仅仅看作是人体,而不是一个与各方面有联系的"人"。从而形成了以下趋势。

1. 物化的趋势

在近代医学中,由于实验医学的特点,在医疗活动中大量地采用物理、化学等诊疗设备,改变了经验医学时期的治疗方法。医生在诊疗中,对这些设备产生了很大的依赖性,它如同屏障成为医患交往中的媒介。这样,医患双方相互交流的机会减少,淡化了双方感情,使医患关系在某种程度上被物化了。

2. 分解的趋势

由于近代医学的分科越来越细,医生日益专科化,这就势必造成一个医生只对某一种疾病或患者的某一部位病变负责,而不能对患者整体负责,患者的健康和生命需要由多个医生、护士和其他人员共同承担。同时,随着医院和病房的出现,患者集中在医院治疗,表面上医生和患者处于同一空间,交往似乎密切了,但实际上,为同一患者诊治的不可能只有一位医生。这样古代"一医一患"的稳定性联系就分解成为"一医多患"或"一患多医"的非一一对应关系,双方的情感联系也相对减弱了。

3. 分离的趋势

以生物学为基础的近代医学受"局部定位思想""特异性病因思想"的影响,患者被分解成了器官、组织、细胞,疾病完全被看作生物致病因素的产物,而整体的活生生的人似乎完全消失,社会、心理因素对疾病的影响被抛弃得无影无踪。从而,造成了"病"与"人"的分离。这样,在医生看来患者只是试管里、显微镜下的血液、尿液、细胞和各种形态的标本,而活生生的完整的人的形象似乎已经完全消失了。这样疾病便从患者身上分离出来作为医生研究的对象,医术也从医生身上分离出来成为治疗疾病的一种手段。医患双方之间的关系被医术与疾病的关系代替了。但从另一个方面来看,近代医学科学的发展,使人们在认识疾病和战胜疾病中获得了有力的武器,它对于促进人类健康,推动社会发展起到了积极作用。

(三)现代医患关系及其特点

随着科学技术的进步和社会生产力的发展,人们对健康的要求有了新的变化,同时疾病谱和死亡谱及病因也出现了新的特点,这些变化促使了近代生物医学模式向现代生物-心理-社会医学模式的转变,使现代医患关系的发展表现出新的特点。

1. 更加强调患者的生命质量和价值

传统的美德论、义务论要求医务人员要不惜一切代价地救治患者,即使有一分的希望也要尽百分之百的努力,这是医务人员的神圣使命。但是,随着人类社会的进步和高新医疗技术的应用,相对于日益剧增的人口和老龄社会化问题,医药卫生资源极显不足,从而使人们认识到不仅要重视生命的神圣,而且还需要重视生命的质量和价值,并由此提出了许多提高生命质量和生命价值的伦理问题,如先天性残疾并存在严重缺陷的新生儿是否有治疗的价值?某些不可逆转的濒死患者是否应不惜代价进行救治?濒死前异常痛苦而又无法抢救的患者要求主动结束其生命的愿望应否满足?等等。

2. 更加强调医患双方的权利

在古代和近代医患关系中,通常只讲医生对患者的道德义务,不讲或很少讲医患双方的权利。在当今社会,医疗活动已不仅是医务人员向患者实施道德义务,而且包括患者应该享受和保证的一种法律和道德权利。患者在享有自身权利的同时,也应履行其道德和法律义务。医务人员在履行自身道德、法律义务的同时,也享有道德、法律上的职业权利。尤其是随着市场经济的确立,医疗保障制度的完善和健康教育、健康促进的发展,"指导-合作型""共同参与型"医患关系逐步成为医患关系的主流,患者在医疗过程中的作用日益突出,医患关系的民主化趋势日益增强,法律规范逐步成为医患关系的制约手段。

3. 医患关系物化趋势更进一步突显

进入 20 世纪,随着 CT、MR、激光技术、远程诊断、基因治疗等高新技术的发明和应用,医学进入名副其实的技术医学时代,从而进一步加深了医患关系的物化趋势,使医患关系变成了人与机器的关系、技术关系,导致了医患关系的非人格化。正如著名的日本学者池田大作所指出的:"医生越是精通科学的思维方法,结果他就越有把人看成物质的趋向。"把患者看成"不过是一个称作肉体的物质""尽管医疗原本应以医生和患者的相互人格交流为基础,现在却已濒临崩溃"。为了克服现代医学的矛盾,他呼吁医学界"要确立人道主义",医生"要做需要感情交融的患者的朋友"。

二、医患冲突的理性解读

(一)医患冲突的概念及类型

医患冲突属于一种特殊的人际冲突,这种冲突通常并不发生在团体或组织内部,而发生在不同的个体、个体与组织之间,它与组织、团体内部因竞争而发生的冲突不同,这种冲突更多地表现为利益、意见和态度等方面的分歧或对抗。竞争是人们为了争夺同一个目标而相互超越的过程,竞争参加者各自通过增强自己的力量来树立自己的优势与超过别人。竞争的结果是,竞争的各方中有一方一旦占据优势,其余则处于劣势或者失败。尽管在医患冲突中也存在竞争的形式,但医患冲突中的竞争往往是对各自观点、行为的强化,而不是对同一个目标的争夺。与其他冲突一样,医患冲突也是对立双方在目标、观念、利益或行为期望等方面的分歧和矛盾,是关系失调或紧张的表现。

我们可以根据医患冲突的表现形式和激化程度将其分为非纠纷性冲突与纠纷性冲突,所谓非纠纷性冲突指尚处于情感、心理、观念阶段而没有任何行为表现的医患冲突;纠纷性冲突是非纠纷性冲突进一步激化的结果,又称为"医患纠纷",指医患双方行为方面的分歧、争执或对抗。根据纠纷发生原因及场所的不同,医患纠纷又可分为医疗纠纷与非医疗性纠纷。所谓医疗纠纷是指医患双方就医疗活动中对患者人身(生命与健康)造成的不良后果及对其产生的原因、处理方法、责任认定、处理结果等不一致而发生的分歧和争执;非医疗性纠纷是指医患双方就医疗活动中对患者人身以外的方面如名誉、隐私、肖像、经济等权益造成的不良后果而发生的分歧和争执。而在医疗纠纷中,又可根据医务人员有无过失,分为有过失的医疗纠纷和无过失的医疗纠纷。所谓有过失的医疗纠纷,指由于医疗机构及其医务人员的过失对患者造成人身损害而引起的医疗纠纷;无过失的医疗纠纷,指在医疗活动中由于医疗机构及其医务人员以外的原因造成了对患者的人身损害而引起的医疗纠纷。按照对患者造成不良后果程度的不同,有过失的医疗纠纷又分为医疗事故和医疗过错。所谓医疗事故,指"医疗机构及其医务人员在医疗活动中,违反医疗卫生管理法律、行政法规、部门规章和诊疗护理规范、常规,过失造成患者人身损害的事故。"所谓医疗过错,指医疗机构及其医务人员在医疗活动中虽然存在过失但并未造成明显人身损害的情形,它与"医疗差错"的概念不同,后者是指原《医疗事故处理办法》中规定的不属于医疗事故的一种特殊情形,即"虽有诊疗护理错误,但未造成病员死亡、残废、功能障碍的"情况,在《医疗事故处理条例》中已经取消。

我们可以将医患冲突的种类用图 2-1 表示。

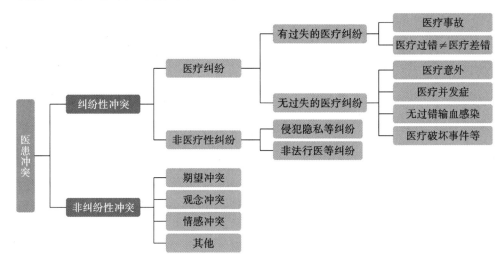

图 2-1 医患冲突分类示意

在现实生活中,医患冲突的表现形式非常繁多,我们很难用一种分类方法将所有的冲突形式囊括无遗。实际上,从不同的角度,按照不同的标准可以把医患冲突划分成许多种类。如从冲突的规模上划分,有个人冲突和集体冲突;从冲突的性质上划分,有行为冲突、思想冲突、情感冲突、期望冲突、目标冲突等;从冲突的严重程度上划分,有口角、拳斗、械斗等。

(二)医患冲突的缘起

为了防范医患纠纷,构建和谐的医患关系,近年来国家有关部门相继出台了一系列的规范性文件,包括《关于依法惩处涉医违法犯罪维护正常医疗秩序的意见》《医疗纠纷预防和处理条例》等,这些文件对于减少医患矛盾,促进医患和谐起到了十分积极的作用。但是,由于医患关系的特殊性,医患矛盾仍时有发生。广东省高校重大攻关项目"和谐社会视域下医患冲突的社会管理机制研究"(编号:2013ZGXM0009)课题组的调查结果显示:从医疗机构从业人员个体上看,65.4%的人并没有过医患冲突的经历,仅有25.7%个体有过医患冲突,且个体医患冲突更多集中于口头争吵(51.2%),器械相伤、拳脚相伤分别占比 4.4%、5.7%;从医疗机构部门科室上看,46.9%的科室有过医患冲突,整体上说在科室层面医患冲突较多,但是发生概率较高的冲突形式主要为口头争吵(61.9%),其次是群体性医闹,占比为17.7%,而打砸科室、拳脚相伤分别占比 9.4%、9.8%;而从医疗机构整体上看,65.5%的医疗单位发生过医患冲突。以上表明，尽管就个体层面而言，医患冲突并非普遍现象，但从医院层面来说却较为普遍。医患冲突的发生，是由多方面因素造成的，主要表现在以下几个方面。

1. 医方原因

在市场经济条件下，部分医疗单位和医务人员受市场经济负面效应的影响，把商品经济中"等价交换"的价值规律作为处理医患关系的原则，过多注重于经济效益，出现了"药械回扣""大处方""撒网式检查"等过度医疗的现象。某些医务人员对工作缺乏热情，对患者态度生硬，工作粗糙、得过且过、敷衍塞责，对疑难症患者不是认真分析、全面检查、反复推敲，而是应付了事，致使诊断不得要领，甚至酿成误诊。而部分医务人员凭借着自己掌握的医学知识和技能，产生了恩赐心理、权威心理等，把为患者诊治视为施恩于患者，期求感恩报德，凌驾于患者之上，听不得患者半点意见，对患者合理要求置之不理。甚至有的医务人员把患者当作自己的试验标本，为了自己的研究课题，爱"病"不爱"人"，只关心与研究课题有关的病例，只想从患者身上获取自己需要的资料，忽视了患者的身心健康及经济负担。为了推卸自己的责任，在履行手术签字的告知义务时，夸大手术的风险及副作用；为了确保诊治的成功率，回避收治高危患者或进行高危手术；不考虑患者精神心理状况及病情实际，违背保护性医疗的原则将本应对患者本人保密的诊治结果告知患者，以履行所谓的知情同意等。这些现象和行为势必引起患者及其家属的不满，产生医患冲突。

近年来，尽管国家有关部门出台了一系列的法律法规，不少医院也建立了各种各样的规章制度，然而由于缺乏有效的管理和监督，有章不循、违章操作的现象时有发生，造成了医疗秩序不规范，医疗流程不合理，医疗环境差、医患关系不协调等状况。而部分医院在出现医患冲突后，为了化解矛盾，减少对医院的不良影响，不分责任、不依法律，赔、奖了之，如在医务人员中设立"委屈奖"，倡导"打不还手、骂不还口"等息事宁人的服务理念。事实上，这种做法不仅不利于医院管理、化解矛盾，还可能诱发新的冲突。有些医院缺乏对医患冲突的防范意识，在发生医患冲突后，不是积极地应对，而是消极回避，为医院或医务人员寻找开脱的借口，进一步加剧了医患矛盾。

在医疗过程中，医方是医学知识和技能的拥有者，居于主导地位，而患方大多并不掌握医学专业知识且出于疾病诊治的需要而往往表现出心理上的服从，这种服从有利于充分发挥医方的主导作用，就此而言有其积极的一面。但是，由于缺乏患方对诊疗方案的有效反馈和必要监督，也容易导致误诊、漏诊、操作不规范等现象的发生。同时，这种服从又是极不稳定的，它往往包括盲从的成分。因为患方对医方的知识和技术有时并非真正地了解，对医方的服从仅仅是基于他是医生、护士，相信他可以解除自己的病痛。在诊治过程中，患方一旦发现了医方的稍微不足或与自己感受、期望不同的方面，就会对医方产生怀疑，甚至产生对立、抵制情绪。

明代龚廷贤在《万病回春》中提出"病家十要"，其中有"一择明医，于病有裨，不可不慎，生死相随"。每一个患者都希望得到"明医"的诊治，希望医到病除。但是，由于医学科学发展水平的限制，人们目前还有许多没有认识或没有完全认识的疾病，即使医务人员精心救治，也难以妙手回春。而患者往往认识不到这一点，动辄将责任强加到医务人员身上，迁怒于医生。也有的患者，由于期望过高，在治疗效果方面与医生发生分歧，医生认为已达到理想的治疗效果而患者并不满意，对于某些难以避免的副作用和损伤，患者由于缺乏医学知识，而对医务人员妄加埋怨，甚至发生口角或械斗。因此，龚廷贤还告诫患者，有病就要求医,求医就应信医,要与医家合作,合理服药,听从医家劝诫,注意饮食起居,不应信邪。与此相悖者,不可医。扁鹊在《六不治》中指出,"人之所病,病疾多;而医之所病,病道少。故病有六不治:骄恣不论于理,一不治也;轻身重财,二不治也;衣食不能适,三不治也;阴阳并,脏气不定,四不治也;形羸不能服药,五不治也;信巫,不信医,六不治也;有此一者,则重难治也"。因此,医生要有医德,患者也应有病德,古人在强调医德的同时,也认识到了病德重要。但是,当前有的患者对医务人员稍有不满就发牢骚、讲怪话;有的患者财大气粗、以势压人,不尊重医务人员的劳动和人格,恶语伤人;有的患者不理解医生的辛苦劳动,不理解医疗单位的难处;有的患者不遵医嘱、隐瞒病史、主诉不实;还有些患者及其家属,明知医院没有过错,但为了达到自己不正当的利益或期望,借故闹事,殴打医务人员等。明末大医李中梓在《不失人情论》中写道,"富者多任性而禁戒勿遵,贵者多自尊而骄恣悖理""贫者衣食不周","贱者焦劳不适"。尽管其观念带有一定的历史局限性,但从另一方面也揭示了医患冲突的原因。

2. 社会原因

近年来,尽管国家对医疗卫生事业的投入在绝对数量上逐年都有所增加,但它占卫生总费用的比例增加并不十分明显,公众对这种增加的获得感还不够强,其结果是:一方面,国家医疗卫生投入是有限的,而医疗成本渐升,医疗单位要维持生存和发展,就不可能不考虑经济收入的问题。医疗单位的各项改革政策不自觉地会围绕着增加经济效益这件大事来转,工作重心也就不可避免地发生了偏移,从注重社会效益转向了注重经济效益,从关注患者利益转向了关注医院利益;另一方面,群众个人医疗卫生支出的负担仍然较重,甚至有病不医、因病致贫的现象还时有发生。经济利益的冲突势必导致医患矛盾的加剧。

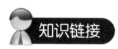 知识链接

《医疗纠纷预防和处理条例》

为了将医疗纠纷预防和处理工作全面纳入法制化轨道,从制度层面推进医疗纠纷的依法预防和妥善处理,保护医患双方合法权益,维护医疗秩序,保障医疗安全,着力构建和谐医患关系,促进我国医疗卫生事业持续健康发展,2018年6月20日国务院第13次常务会议通过并于2018年10月1日起施行了《医疗纠纷预防和处理条例》。

《医疗纠纷预防和处理条例》共有五章、五十六条,包括总则、医疗纠纷预防、医疗纠纷处理、法律责任及附则。《医疗纠纷预防和处理条例》明确提出开展诊疗活动应当以患者为中心,加强人文关怀,严格遵守相关法律、规范,恪守职业道德。通过加强医疗质量安全的日常管理,强化医疗服务关键环节和领域的风险防控,突出医疗服务中医患沟通的重要性,从源头预防医疗纠纷。《医疗纠纷预防和处理条例》明确了医疗纠纷处理的原则、途径和程序,重点强调发挥人民调解途径在化解医疗纠纷上的作用,并从鉴定标准、程序和专家库等方面统一规范了诉讼前的医疗损害鉴定活动。同时,《医疗纠纷预防和处理条例》还对不遵守医疗质量安全管理要求、出具虚假鉴定结论和尸检报告、编造散布虚假医疗纠纷信息等违法行为,设定了严格的法律责任。《医疗纠纷预防和处理条例》的制定充分体现了党中央、国务院对医疗纠纷预防和处理工作的高度重视。

三、医患和谐的伦理构建

和谐医患关系的构建需要医方、患方和社会全体成员的共同经营，需要遵循以下原则。

1. 尊重理解的原则

彼此尊重，相互理解不仅是医患交往的基础，也是化解矛盾、消除隔阂，构建和谐医患关系的基本原则。

在医患交往中，医务人员只有尊重患者，把患者当作一个完整的活生生的人，而不是仅仅看作有病的躯体，患者才会信任医生。而且，对患者的尊重，还包括对其平等权利的认同。医务人员在任何时候、任何场合、任何事情上，对待患者都要一视同仁；当然，患者要想获得医务人员的尊重，也必须尊重医务人员的人格和劳动，必须自尊、自爱，履行自己的健康道德和责任，积极配合医生诊治，只有这样才能使医务人员的价值得以充分的显示，也只有这样，才能赢得医务人员的尊重。

理解和信任是加强医患沟通，协调医患关系的又一基础。医患在交往中相互传递的信息是多种多样、十分复杂的。而医患双方的内心活动又受复杂外界的影响，使双方的动机、行为、结果常常处于矛盾的状态中。在这样一种情况下建立和发展医患关系，信任和理解显得格外重要。尤其是在出现分歧，发生冲突时，更需要双方的理解，需要双方能够站在对方的立场和态度去思考问题，将心比心。孔子说："己所不欲，勿施于人。"这从正反两个方面说明了换位思考的重要。信任和理解是医患合作的必要条件，疾病越复杂、病情越严重、诊治时间越长，就越需要双方的信任和理解。从一定意义上说，医患交往中的信任理解程度可以作为医患关系发展的标志，可以用它来检验医患关系的协调程度。

同时，加强医患沟通，促进医患交流，也是增强医患之间彼此信任、相互理解的有效途径。世界医学教育联合会《福冈宣言》曾要求："所有医生必须学会交流和处理人际关系的技能。缺少共鸣（同情）应该看作与技术不够一样，是无能力的表现。"

2. 求同存异的原则

医患交往需要遵循求大同存小异、彼此包容的原则。人与人之间只有存在差异，才能互补，只有互补才能在交往中从对方身上得到自我需要的满足。因此，在医患关系的调适中，我们首先应该正视差异，承认差异的存在。调适并不是要消除差异，而是要达到双方利益的一致，这种一致并不是绝对的统一。在医患交往中，双方应该看到双方根本目的的高度一致性。医方不应因患方提出了与自己不同的意见、想法而加以排斥，患方也不应因医方没有完全满足自己的需要而妄加指责。医患双方应彼此寻找和尽量看到双方的共同点，即使是在双方尖锐对立的观点中也应该寻找接近点，而允许保留相异点，这样双方的交往才能继续下去。否则，去同持异，以一方压服另一方，双方的交往就可能中断。而此时，双方所需要的就是宽容。

古人云："宽以待人，厚以载德。"宽容是中华民族在处理人际关系上的一种美德。医务人员应以宽容的胸怀满足患者的利益需求，以宽厚的精神去调节医患关系，这是对医务人员的职业要求。患者由于身受病痛的折磨，在心理、行为等方面可能表现出异常之举，甚至提出一些无礼要求，这就需要医务人员不能像对待常人那样去要求患者。如果医务人员在工作中，不具有一定的宽容精神，不难想象，医院的门诊室、病区等各种医患交往场合，将充满口角和纠纷。当然，医务人员对患者的宽容，不是以牺牲其人格为前提的。宽容，不是懦弱。

医务人员对患者的宽容是其人格高尚的表现,是崇高敬业精神的展示,是指对处于病痛折磨中的人们的种种病态表现的包容和忍让,是不苛求患者在人际交往礼节方面像常人一样周全,不苛责患者言词举动的异样。宽容是一个有自信心,有坚定意志,有远大目标和理想,开朗、豁达的人对他人的谦让,他不是怕他人,不是没有力量反击他人,而是为了团结他人,为了减少不必要的麻烦和心理障碍而主动地容忍他人。心理学证明,越自信的人,就越宽容他人。毋庸置疑,对患者的宽容和对患者无理取闹现象的纵容是有本质区别的。

3. 诚实守信的原则

诚信是中华民族的传统美德,早期古籍中提到的"诚",指的是人们笃信鬼神的虔诚心理,后逐步发展为指"真实无妄",就是强调人们应当尊重、认同和遵循客观,按照人的本性生活、行动,无任何勉强与做作。"信"的本意是"从人""从言",指人所说的话、许下的诺言和誓言等。"人言为信",就是对某种信念、原则和语言发自内心的忠诚。"诚"和"信"也有相通和互训意义。《说文解字》作了这样的解释,"诚,信也。""信,诚也"。

我国历来倡导"一诺千金""言必行,行必果"。古人讲每日"三省"其身:"为人谋而不忠乎,与朋友交而不信乎,传不习乎?"这是重诚信的表现。一些有声誉的老字号如同仁堂有两句用以自律的名言:"炮制虽繁必不敢省人工,品味虽贵必不敢减物力。"也就是不偷工,不减料,诚招天下客。也正如此,同仁堂才能长盛不衰,誉满全球。

对医方而言,诚信是立业之本,只有对患方诚信才能赢得更多的患者,只有得到患者的支持才能有事业的发展。诚实是最好的竞争手段,守信是最吸引人的品德。"诚信"一方面要求医院竭诚为患者服务,要做到"以患者为中心",另一方面要求医院"承而有信",而不能"诺而不承""承而不力"。承诺必须切合实际,不能假大空,否则就不能取信于民。

4. 依法以德的原则

单纯的道德过于温情,单纯的法律过于冰冷,和谐医患关系的构建需要德法并济,只有这样才能构建和谐的医患关系。在医疗活动中,要得到患者的尊重,医务人员就必须按照医疗卫生法律法规及医院管理制度办事。但是,医疗卫生法律法规的实质要想得到较好体现,绝非照章行事那么简单,在某些情况下死守法律条文,把法律当作推卸责任的借口,结果可能适得其反。所以,要求在践行法律法规时讲究变通。只有灵活运用,法律法规才会成为调节医患关系的活力剂,而不至于变成凝固剂。例如,法律要求医务人员应当尊重患者知情同意的权利,将患者的诊疗信息如实告知患者。但是,如果不顾患者的身体、心理状况,不考虑患者对疾病预后的承受能力,而将严重的不良预后如实地告知患者,可能给其带来不利的后果甚至危及其生命。这就需要医务人员在履行知情同意与实施保护性医疗之间进行变通,既要尊重患者知情同意的权利,又不至于对其造成伤害。现实中,机械地执行法律法规而缺少伦理道德智慧就会力不从心。法律法规效力的实现,时时处处都离不开伦理道德智慧的参与,应当充分发挥伦理道德智慧在处理当前医患冲突中的作用,将依法与以德有机地结合起来。当出现法律与道德的冲突时,可以通过医院伦理委员会,把遇到的临床伦理难题、比较棘手的伦理决策个案,提交到医学伦理委员会,使个人决策变为团体决策。医学伦理委员会的成员来自不同专业,学术和社会背景不同,能够代表各种意见,经过团体讨论,发挥集体尤其是医学伦理专业人员的智慧,能够使临床决策更为合理和科学。

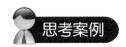

思考案例

案例 2-2　读三国悟医患

在名著《三国演义》中,神医华佗共出场两次。一次是关云长手臂中毒箭,华佗不请自至,视之,曰:毒已至骨,需用刀刮骨。公曰:任汝医治。接着,一边是皮开肉绽,血流盈盆,刮骨悉悉有声,左右皆掩面失色;另一边是关公虽血流如注仍饮酒食肉,谈笑弈棋,神色如常。结果手到病除。关公赠金百两,华佗坚持不受,传为千古美谈。另一次是曹操患头痛风疾,星夜请华佗入诊,佗曰:病根在脑袋,需先饮麻沸汤,然后用利斧劈开头颅,取出风涎,方可除根。操大怒,遂急令拿下,囚禁追拷,一代名医冤死狱中。华佗死后,曹操的病势愈重,无人能治,遂一命归西。(选自:董燕萍.读三国悟医患关系[N].健康报,2001-07-26)

请思考:

1.为什么华佗与关云长之间能够达成和谐的医患关系?

2.曹操怀疑华佗以致酿成医患双方的悲剧说明了什么?

3.该案例对当今和谐医患关系的构建有何启迪?

第三节　临床诊治与康复伦理

一、诊断伦理

疾病的诊断是医生通过采集病史、体格检查以及各种辅助检查措施收集患者的病情资料,然后将资料进行整理、分析和归纳,从而作出概括性判断的过程。在该过程中各个环节的道德要求如下。

(一)询问病史的道德要求

1.语言亲切,通俗易懂

由于病痛的折磨,患者不同程度地存在恐惧心理,精神负担较重,希望得到医生的同情和安慰。因而往往对医生的举止言谈十分敏感。医生的语言亲切、温和,能使患者感到亲近、温暖,消除对疾病的恐惧、焦虑,增加对医生的信任。对于不同的诊治对象,要区别年龄、性别、职业和病情,采取灵活的语言技巧,做到通俗易懂,力争创造比较轻松的对话环境。专业性强的术语会使患者难以理解,惊叹、惋惜、埋怨的语言可增加患者的心理负担,生硬、粗鲁、轻蔑的语言会引起患者的反感。

2.耐心倾听,正确引导

由于患者求医心切,希望早日解除病痛,因此在医生询问病情时,患者生怕遗漏而往往滔滔不绝。此时,医生不要轻易打断患者的陈述或显得不耐烦,要耐心倾听,并随时点头以示了解。为了节省时间,获得主要的诊治信息,医生可以对患者进行适当的引导,但应当避免有意识的暗示或诱导。

(二)体格检查中的道德要求

1.尊重患者,态度端正

在查体时应当向患者讲清楚,征得患者同意,尊重患者的人格和权利,在检查异性、畸形患者时态度要庄重,不得有轻浮、歧视的表情或言语,男医生在检查女性患者时要有女护士在场。在检查中要做到动作轻柔、敏捷、思想集中,不要手法粗暴,避免长时间检查同一个部位或让患者频频地改变体位。

2. 认真细致、全面准确

认真细致地检查,可使患者感到医生对自己负责的态度,对医务人员产生信赖,增强战胜疾病的信心。查体时,医务人员要做到全面、系统,有计划、有步骤地按照一定的顺序检查而不遗漏部位和内容,不放过任何疑点,尤其重点部位。对模棱两可的体征,要反复检查或请上级医生指导,避免草率、应付。

(三)辅助检查中的道德要求

1. 从诊治需要出发,不做无关检查

辅助检查要根据患者的诊治需要、患者的耐受性等综合考虑确定检查项目。不得开展与病史或体征无关的辅助检查,更不能出于"经济效益"而进行"大撒网"式的检查,或为了满足某种需要进行与疾病无关的检查。也不能因怕麻烦、图省事,需要的检查项目不做,应遵循"必需、够用"的原则。

2. 科学严谨,尊重自主

由于某些辅助检查必然会增加患者的痛苦,因而临床上应根据病情需要,严肃认真地选择辅助检查的项目。某些新的检查手段在无把握的情况下不得滥用,更不能为了学技术,抱着爱病不爱人的态度,在可做可不做的情况下在患者身上施展某种检查。有些检查,如腰椎穿刺、骨髓穿刺等必须做好充分的准备工作,征得患者或患者家属同意,做好药敏试验,准备必要的抢救用品。某些特殊检查是在暗室中进行的,在无人监视下操作的医务人员要有高尚的道德情操,严防出现越轨行为。

3. 急患者所急,密切配合

临床检验往往走在诊断和治疗的前面,因此报告必须及时,如汇报结果不及时势必拖延诊治时机,轻者使患者重复就诊,重者影响患者抢救。所以,检验人员要有急患者所急的同情心,及时、准确地提供诊治依据,协同临床医务人员尽快明确诊断,不失时机地治疗患者,特别是急诊患者、结果非常异常的患者、手术台上做冰冻的患者以及临床医生急需得到结果的门诊、住院患者,更要力争以最快的速度出结果,并立刻将结果汇报。不能有检验人员是为医生服务的思想,医务人员彼此之间应密切配合。在检验中,要爱惜患者的标本,不能把其看作单纯的组织、细胞或血液样本、尿液样本,要把标本和患者联系起来,因为它关系着患者的生命安危,而且把二者联系起来,对于得到正确的检查结果也是极有帮助的。

(四)会诊、转诊的道德要求

1. 会诊的道德要求

会诊是诊疗工作中,遇到本科室不能解决的疑难病例或涉及其他科室疾病时,邀请有关医生,为求得正确的诊断和治疗,减少差错的共同诊断形式。在会诊中,经治医生介绍病情和治疗过程必须实事求是,不能为了推脱患者,让其转入其他科室而有意缩小病情,也不能为了掩饰自己诊疗工作中的失误而夸大病情;会诊者必须亲自检查患者,掌握第一手资料,不能图省事仅仅靠阅读病历或听取经治医生的介绍,而遗漏其间可能已出现的偏差,影响正确结论的得出;会诊者向经治医生或其他人员提供思路和经验时,不得为炫耀自己,转移视线,或把个人感情夹杂于学术讨论中,出言不逊,贬低他人;同行之间要相互尊重,虚心求教,不能相互指责和挑剔。

2. 转诊的道德要求

转诊是由于患者所患疾病种类或现在就医单位医疗技术水平和条件有限,不宜或不能实施诊治,需要到其他有关医疗单位或科室接受诊治的过程。转诊的目的必须是患者诊治的需要,不能因怕麻烦、图省事或怕负责任、影响床位周转率等原因,借口设备条件、技术水平有限而要求患者转院(科);当患者或其家属要求转诊时,医务人员应在对转诊的利与弊全面分析、衡量的基础上,以患者的安全为重,允许本单位确无条件诊治的患者立即转诊;预计转诊过程中可能加重病情,甚至造成生命危险者,应先进行必要的抢救处理,待病情稍稳定后再转诊,同时应选派有经验的医务人员护送,携带好必要的抢救药品和物资,以防不测;转出与转入单位之间,发现对方采取的治疗措施不妥,不能相互诋毁,推脱责任。原经治单位应不断总结经验,协助转入单位做好诊治工作。

二、治疗伦理

临床治疗包括药物治疗、手术治疗、心理治疗等方法,各种治疗方法的效果如何,一方面与医务人员的技术水平密切相关,另一方面也与医务人员的工作态度、敬业精神等道德因素密不可分,医务人员只有充分地履行道德责任,才能使其各项治疗手段得到最好的发挥,取得最佳的效果。

(一)药物治疗中的道德要求

1. 按需施药,剂量安全

医生用药如用兵,草率用药可致患者残疾或死亡。特别是一些效能高、安全范围窄、排泄慢的药物极易因过量而导致对机体的损害,更应在用量上严格掌握。如果单纯追求快速高效,滥用大剂量,不考虑药物的特性和机体的耐受性,就可导致药源性疾病的发生,增加患者痛苦,造成不幸。如氯霉素有杀菌作用,而对骨髓造血功能有抑制作用,用药时必须密切注意血细胞的变化,谨防其毒性的发展。剂量安全,还应做到用药剂量的个体化,不能拘泥于书本上的标准,要根据个体的年龄、体重、体质、病情等状况,安全用药。

2. 合理配伍,谨防滥用

在药物治疗时,合理的药物配伍可以提高患者抵御疾病的能力,克服或对抗某些药物的副作用,从而使药物发挥更大的疗效。但是,要严格掌握配伍禁忌,坚持用药原则,在用药种类和剂量等方面应权衡利弊,慎重行事。实施"多头堵""大包围"的办法,往往事与愿违,引起不良后果。在用药过程中,无论联合用药还是单独用药,都应避免药物的滥用。

3. 公正分配,避免浪费

药物作为一种特殊商品,与一般的商品不同,不能仅仅根据个人需要而盲目供应,要依据患者的疾病情况和实际需求公正分配,尤其对于稀缺药品、特殊性药品等,要根据有关规定严格控制,秉公处理,不能以药谋私。在药物治疗时,应充分考虑到药物的成本及患者的负担,节约用药,不能为了捞取药品"回扣"盲目开药、开大处方,避免"人情方""搭车方"等不合理的现象。这种现象,不仅影响了医务人员的信誉,也直接损害了国家及患者的利益。

(二)手术治疗中的道德要求

1. 精益求精,一丝不苟

手术治疗主要依靠术者的手法和器械来完成,视野小,甚至需要依靠术者的某些感觉来判断组织成分;用锐器切除某些组织,还必须很好地保护周围组织,要求动作轻巧、技术熟练。因此,术者必须技术熟练,精益求精。在手术中,要反对单纯的手术观点,不能为了提高技术而片面追求手术次数,去争手术、垄断手术,爱病不爱人的医疗作风是不道德的;手术治疗与其他疗法相比危险大得多,特别是在人体主要器官,如心脏、大脑、肝脏等部位的手术,任何一点疏忽都可能造成大出血或不应有的损伤,加重病情,造成患者死亡。这就更加要求医务人员要以严肃认真、一丝不苟和对患者生命高度负责的态度进行手术。这不仅是对主要术者的医德要求,也是对所有在场手术人员及辅助人员的医德要求。例如,手术结束缝合创口前,要认真清查使用过的器械、敷料,检查手术视野中缝合线是否有脱落、是否有渗血等。做到周到细致,万无一失。

2. 团结协作,勇担风险

一台手术的完成,往往要有外科、麻醉科、手术室等多个科室工作人员的密切合作,术后还需要监护人员的紧密配合,这就要求有关人员必须从患者的利益出发,相互支持,搞好协作与配合,不能因个人恩怨而拒绝合作。在面对责任和风险时,要知难而上,勇担风险,不能因怕承担风险而推卸手术,或把风险较大的手术推给他人。在紧急情况下,如因外伤内脏破裂、宫外孕大出血等立即危及患者生命的情况时,不管患者当时的整体情况是否符合手术指征,只要心搏或呼吸尚存,就应当毫不犹豫地作出决策,在抢救、维持生命体征的同时,立刻手术。有百分之一的希望,就应作出百分之百的努力,绝不能因怕担风险,考虑自己的名利而退缩。正如孙思邈所言:"不得瞻前顾后,自虑凶吉,护惜身命。"

3. 严密观察,全程负责

实施手术治疗,不仅应做好术前准备,制订最佳的手术方案,严格操作规程,而且在术后还应对患者进行密切观察,遇到异常及时处理。那种只重视手术不重视术后康复指导的观点是错误的。因术后缝合线脱落造成内脏大出血或术后感染造成延期愈合或术后康复指导不当造成功能障碍的事例时有发生,应引以为戒。此外,由于像截肢、器官摘除等会造成患者生理功能障碍或缺陷,给患者未来生活、生育等带来许多难以弥补的困难和遗憾,致使患者思想负担加重,常呈忧虑状,此时医生需要做好耐心细致的思想工作,以减轻或解除患者的思想顾虑。

(三)心理治疗中的道德要求

心理治疗也称为精神治疗,是指治疗者与患者之间通过表情、态度和行为等相互交往过程,运用心理学的理论、方法和技术,去改变或影响患者的消极认知情绪,从而消除或减轻导致患者痛苦的各种心理因素和异常行为。在心理治疗中应遵循以下道德要求。

1. 掌握心理治疗的知识和技巧,提高自身的认识能力

心理治疗与药物治疗、手术治疗不同,它主要靠治疗者与患者的语言沟通实施治疗,治疗者的心理、情感以及对问题的认识能力、对知识的把握能力都直接影响着治疗效果。治疗者要救治别人首先要认识自己,认识自己的心理特点,要将自己的情感与患者的情感区分开来,不能将自己的观点和选择强加给患者,更不能将心理治疗等同于朋友之间的谈心,要遵循心理治疗的客观性,尊重患者的心理意愿。否则,治疗者会因个人因素而导致治疗阻力的产生。只有掌握了心理治疗知识,才能在与患者的交谈中了解心理疾病的发生、发展机理,从而作出正确的诊断。只有掌握了心理治疗的技巧,才能在诊断的基础上,有针对性地实施治疗,并取得较好的效果。否则,可能会对患者产生误导,加重病情。

2. 理解同情患者,增强患者战胜疾病的信心

需要进行心理治疗者往往在心理上有种种难以摆脱的困扰与不适,心理素质较为脆弱,对他人的言谈、表情、周围环境等较为敏感,有时这种内心的痛苦甚过躯体性疾病。因此,治疗者要有深厚的同情心,理解患者的痛苦,即使患者有很严重的心理问题,也要平等待人,不要歧视对方,更不能板着面孔教训患者,否则会引起对方的反感,影响治疗效果。在心理治疗中,治疗者要把疾病的发生发展规律的知识教给患者,指导与帮助患者制订战胜疾病的措施。鼓励患者树立起与疾病做斗争的信心与决心,把患者由被动状态转为主动状态,把患者的情绪由消极转变为积极,使患者成为与疾病做斗争的积极参加者。

3. 尊重患者的隐私,保守患者的医密

治疗者应尊重患者的个人隐私和医密,这不仅要求治疗者对患者的有关资料严格保管,予以保密,亦要求治疗者不得在治疗室以外的地方随便谈论患者的事情,更不能把患者的事情作为茶余饭后的谈资。在专业工作需要的情况下进行教学、科研和写作时,引用患者的案例须以不暴露患者个人身份为前提。某些可能会暴露出患者的信息,应当隐去,如患者的姓名、工作或学习单位等。当然,如果治疗者所得到的信息表明患者有自杀或伤害他人或危及社会安全的尝试或企图时,应立即采取必要的措施保护患者的人身安全,防止意外事件的发生,如通知患者身边的亲友或师长等。但是,应当注意使有关人员明了如何应对可能的事件,并在尽可能的情况下,保护患者的个人隐私,保证有关人员不会因此而歧视患者。

4. 主动倾听,支持鼓励

治疗者应对所有的患者,不论心理疾病的轻重、年龄的大小、地位的高低、初诊再诊,都一视同仁,耐心倾听,热心疏导。治疗者应认真听取患者的叙述,以了解病情经过,听取患者的意见、想法和自我心理感受。如果治疗者不认真倾听,表现得不耐烦,武断地打断患者的话,轻率地解释或持怀疑态度,就会造成患者对治疗者的不信任,必然导致治疗失败。此外,治疗者也不能机械地、无任何反应地被动听取患者的叙述,必须深入了解他们的内心世界,注意其言谈和态度所表达出的心理症结是什么。之所以应当主动倾听,是因为倾听本身就具有治疗作用。某些患者在对治疗者产生信任感后会全部倾诉出自己压抑已久的内心感受,甚至会痛哭流涕地发泄自己的悲痛心情,这一结果会使患者情绪安定舒畅,心理障碍也会明显改善。在充分了解患者心理疾病的来龙去脉和对其心理病因进行科学分析之后,治疗者通过言语与非言语的信息交流,予以患者精神上的支持和鼓励,使其建立起治愈的信心。要反复强调患者所患疾病的可逆性和可治性。这对悲观消极、久治未愈的患者尤为重要。反复地支持和鼓励,可防止患者发生消极言行,大大调动患者的心理防卫机能和主观能动性;对强烈焦虑不安者,可使其情绪变得平稳安定,以加速疾病的康复。但是,在给予患者信心和支持时,必须有科学依据,不能信口胡言;支持时的语调要坚持慎重、亲切可信、充满信心,充分发挥语言的情感交流和情绪感染作用,使患者感受到一种强大的心理支持力。

此外,在心理治疗过程中,治疗者不得出于任何原因,使治疗过程服务于自己个人的目的。例如,应避免询问与帮助过程无关的事件。有时治疗者对某件事很感兴趣,而某个患者正好掌握了有关信息,即使如此,治疗者也应恪守职业道德,明确治疗或咨询过程是为了使患者获益,而不是为了从患者处获益。

三、康复伦理

康复医学是利用医学措施,治疗因外伤或疾病而遗留的功能障碍以及独立生活困难的躯体性残疾,使患者功能康复达到最大限度,为他们重返社会创造条件,提高其生活质量的医学学科。其服务对象主要包括先天发育障碍和异常的先天残疾者,以及后天损伤或疾病所致的伤残、病残者。其特殊的服务对象和任务,对临床工作者提出了特殊的道德要求。

（一）刻苦钻研,团结协作

由于康复医学是一门新的学科,有其独特的技能和基础知识,而目前大多数临床医学工作者缺乏该方面的专业知识,这就需要康复工作者必须热爱康复工作,刻苦钻研康复医学基础知识和技术。康复医学由功能测定、整体康复和重返社会三个部分组成,要全面地完成三个部分的任务,不但需要康复医学专业、临床医学等多个学科的参考,还需要多学科团队发挥协作精神,才能达到康复的目的。

（二）关怀体贴,理解尊重

残疾患者由于身体缺陷而导致各种功能障碍,如活动受限、交流障碍、精神行为异常,甚至生活不能自理等。因此,康复工作需要康复工作者付出更多的劳动和努力,要以极大的耐心,在细微之处体贴、关怀与帮助他们的生活与训练。同时,残疾患者由于自身的伤残缺陷,往往有自卑心理和强烈的自尊心,怕被别人看不起,因此,在康复工作中,康复工作者要理解与同情他们,尊重其人格,绝不能嘲笑、歧视和伤害他们的自尊,要做到态度和蔼、真挚、语言亲切、热情,使残疾患者真正感受到尊重与平等,消除其戒备心理和自卑感,自觉配合康复工作者的工作,从而达到康复目的。

（三）心理疏导,全面康复

在康复工作中,加强心理疏导极其重要。心理上的不良反应,能直接或间接地影响身体的康复。康复工作者必须掌握不同患者的心理活动,通过不同的方式如激励、说服等,有针对性地进行心理训练和康复,帮助患者树立起康复的信心和勇气。在注重心理疏导的同时,也要做好患者家属的思想工作,让家属了解疾病的康复过程,共同做好患者的心理工作。只有将心理康复和躯体康复有机地结合起来,才有可能取得满意的康复效果,达到"全面康复"。

第四节　临床诊疗中的特殊伦理问题

一、过度医疗

所谓过度医疗,是指由于多种原因引起的超过疾病实际需要的诊断和治疗的医疗行为或医疗过程。过度医疗主要表现在医务人员对患者疾病的过度检查和过度治疗。过度检查是指医务人员在诊断患者疾病的过程中,盲目扩大检查指征;能用简便、便宜的检查手段确诊,却采取了复杂的、昂贵的检查手段;能用几项检查确诊的,却用多项检查印证,但后者并不导致治疗方案的修正或变更;能在门诊进行检查的患者,却收入住院检查;能在较长时间后复查疗效的检查,却在短时间内反复检查等。过度治疗发生在医务人员治疗疾病的过程中,对能够自愈的患者,给予医疗干扰;扩大手术适应证的范围,如冠心病的介入治疗;扩大手术的范围,特别是肿瘤患者;可以在门诊手术的疾病,却收入住院手术;1~2种药物、常用药、国产药能达到治疗目的的,却用多种药、贵重药、进口药,甚至搭配一些快要过期的药或保健品;滥开所谓"保健药",特别是维生素等;延长患者疾病治疗的疗程或缩短门诊患者疗效的观察时间;对临终患者甚至脑死亡而仍有心搏的患者进行无效甚至是不惜一切代价的抢救治疗等。诸如此类的现象,有的是为了自己及单位的经济利益,追求经济效益;有的是为了满足患者的要求,应付了事;有的是为了避免成为被告,实施防御性医疗等,原因不一而足。但是,有一点是可以肯定的,即这种医疗行为造成了卫生资源的浪费,在一定程度上损害了患者或国家的利益。

例如,目前治疗末期肾病有肾移植、肾透析两类治疗方式,肾透析又可分为血液透析和腹膜透析两种疗法。临床实践表明,尿毒症患者中只适应血液透析或腹膜透析的各占20%,其余60%的患者可采用其中任何一种疗法。从提高患者生活质量、方便治疗、降低医疗费用等角度综合考虑,腹膜透析患者可在家中自行治疗,一年的费用可比做血液透析节省1万~2万元,因此对早期尤其是肾功能残存的尿毒症患者更宜采用腹膜透析法,但有数据显示,在我国,治疗尿毒症中采用血液透析与腹膜透析两种疗法的比例为9:1,而国际上的比例大致为1:1。这不仅加重了患者的经济负担,造成了卫生资源的浪费,而且不符合临床工作中诊治方案最优化原则的伦理要求。

尽管从表面上看来,过度医疗与最优化原则有相似之处,似乎都是医生在为患者选择最好的医学服务,甚至过度医疗在一定时间内还十分容易赢得患方的首肯和满意,被认为是服务态度好、质量高,而认真坚持最优化原则很可能不被理解,甚至招致非议。但行为一旦出现,其真实动机便会暴露,过度医疗的动机主要是医生在算自己的经济账或自我保护账,而诊治最优化的动机则是站在患者立场或者公正立场上,综合考虑患者真正合理的医疗需求和医学行为。而且,过度医疗不符合以最少消耗获得最大收益的伦理要求,其收益可能是最大的,但消耗绝不是最小的。同时,过度医疗也违背了临床诊疗原则的基本要求,在临床工作中,一般先选用常规手段后选用高新手段,先选用单一手段后选用复合手段,先选用低价位手段后选用高价位手段,先选用无创手段后选用有创手段,而过度医疗则与此相反。因此,无论从动机来看,还是从手段的选择和效益分析来看,过度医疗都是不符合临床伦理的。

过度医疗的危害具体表现在以下几个方面:其一,增加了患者的痛苦,并可能影响其康复。临床上任何检查和治疗都会给患者带来轻重不等的不适或痛苦,过度医疗中"大撒网"式的检查、高精尖仪器的过度使用等进一步增加了这种不适或痛苦。不仅如此,过度医疗还会增加医疗手段本身的负面效应,如检查造成的组织损伤,药物治疗的毒副作用等,这不仅会使患者更加痛苦,甚至会导致医源性疾病,从而影响患者疾病的康复,甚至造成残疾或死亡。如过量使用抗生素造成的二重感染和过量使用链霉素、卡那霉素、庆大霉素引起耳聋等。其二,增加了患者的经济负担,造成了卫生资源的浪费。医务人员实施过度医疗的动机之一,是本医疗单位和个人的经济利益需要,而患者正是这种利益需要的承担者,故而其经济负担必然加重。同时,过度医疗使我国本来并不充足的医疗资源变得更加紧张,进而也会削弱国家对卫生保健资源的提供,从而影响到对传染病、流行病的预防和控制及全民的卫生保健。其三,影响医疗机构的信誉,引发医患矛盾。过度医疗增加了患者的医疗费用,而这种费用的增加却不一定能换来相应的医疗效果提高。当患者发现多花了钱而效果并不理想时,必然怀疑医疗机构及医务人员的诊疗水平,影响医疗机构的信誉。尤其是当过度医疗给患者带来更大的痛苦或延缓康复,甚至会造成残疾或死亡时,可能会引发医患纠纷。尽管医疗机构和医务人员从过度医疗中可能会暂时获利,但是由于可能失去患者的信任和导致医患纠纷的增加,最终会影响到医疗机构的长远利益,并使其在愈来愈激烈的医疗竞争中处于不利地位。因此,在临床工作中,应当避免过度医疗行为,这不仅是临床伦理的要求,也是医疗机构长远发展的要求,符合医患双方的根本利益。

二、放弃治疗

(一)放弃治疗的概念

所谓放弃治疗,是指对不可治愈的晚期患者或能维持呼吸、心搏,但生命质量极度低劣且不能复苏意识的患者,不再给予人为地延长生命的治疗。

在临床实践中,患者或家属要求放弃治疗的原因一般有两个方面,一是为了减少巨额且治愈无望的医疗花费,二是为了尽快结束患者极度痛苦且治愈无望的生命,维护患者的生命尊严。目前放弃治疗的患者主要有:①癌症晚期患者;②脑死亡、植物人、深度昏迷且无恢复意识可能的患者;③多脏器衰竭的晚期患者;④特重度烧伤患者;⑤具有严重缺陷的新生儿。当然在临床实践中,也有部分患者本来经过治疗还可能维持相当长时间的生命或有一定的治疗价值,但家属出于经济上的考虑,要求放弃治疗。但是,这种现象与医学人道主义原则是相背离的,因此该类患者不应包括在放弃治疗的对象之中。

放弃治疗的措施主要有:①放弃针对消除原发病采取的治疗;②放弃针对生命垂危采取的抢救措施;③放弃由于疼痛采取的止痛措施;④放弃维持生命的基本补给措施。由于放弃治疗的目的是避免延长患者治疗无望的生命的痛苦和不必要的卫生资源耗费,因此,放弃针对消除原发病及垂危生命而采取的无效治疗措施是毋庸置疑的。但是,是否应当放弃止痛或维持生命的基本补给措施则需要具体分析。例如,对于癌症晚期患者来说,止痛无疑是一种善行,但止痛药物的长期使用又可引起药物上瘾,从而给患者带来新的痛苦。至于放弃生命基本补给的措施,更有悖于人道,但给予或维持生命补给,又会延长垂危患者的痛苦的生命,这又与放弃治疗的初衷相悖。面对以上两难困境,医务人员应慎重抉择。

(二)放弃治疗的伦理准则

在临床工作中,医务人员应严格掌握放弃治疗的条件,遵循放弃治疗的伦理准则。

1. 科学认定准则

对某个患者是否应当放弃治疗,必须首先进行医学判断和评价,只有具备充分翔实的科学依据,才可考虑作出放弃治疗的医学决策。根据美国心脏学会和急症心脏护理学会的建议,在处于下列情况的末期患者的最后阶段放弃治疗是正当的:①当患者保持无意识状态时;②当患者继续治疗的经济负担超过任何好处时;③当公认的科学数据提示成功复苏的机会相当渺茫时。当然,确定放弃治疗的首要理论根据是治疗无效和治愈无望。但是,仅仅是治疗无效或治愈无望,不能作为放弃治疗的根据,必须对种种无效作出具体的分析。治愈无望可以发生在很多患者身上,如心脑血管疾病患者、糖尿病患者、心力衰竭和呼吸衰竭患者都是不能治愈的,但他们显然不能放弃治疗。治疗无效的情况更为复杂,严格地说,任何治疗都不是无效的。只要呼吸心搏没有停止,任何处置都会产生一定的效果,只不过所产生效果的临床意义不同罢了。在无效的判定上,必须从原发病的消除、死亡的延迟、费用的消耗、患者痛苦的减轻、生命质量的低劣等多方面综合考虑,才能作出合理的判断。放弃对那些无治愈希望的患者的治疗,只能限定在一定科学水平条件下。经最大努力,仍不能阻止患者可能于近期死亡,不能消除患者的极度痛苦,患者的生命质量极其低劣,且要消耗较大财力者,可以放弃治疗。因此,依据治疗无效对是否作出放弃治疗的判断,必须与具体疾病种、经济耗费、患者的痛苦程度、死亡临近时间长短等方面综合考虑,切忌只依据单一因素作出结论。

2. 患方自主准则

患方主要是指患者及其家属,毫无疑问,患者本人最有权决定是否放弃治疗,这是解决自主权问题的根本。但是,由于许多患者在极度痛苦或生命垂危阶段,特别是那些昏迷患者,更难明确表示自己的意愿。至于那些重度残疾的婴儿,更无从表达自己的意愿,因而我们不得不考虑由谁来代理此类患者作出放弃治疗的最终抉择。一般而言,此种情况应由家属来代理,其代理顺序是配偶—父母—成年子女等。然而,在临床实践中,有时会出现患者与家属之间或患者家属间意见不一致的情况。一般来说,当患者与家属出现不一致时应以患者的意见为准;在配偶与子女间不一致时,应以配偶的意见为准;在子女之间发生不一致时,应在医方引导下通过沟通取得一致;仍不能一致时则可考虑争取单位或其他方面的调解取得一致,或由医院伦理委员会、社区调解机关调解。

3. 恰当干涉准则

医务人员有特殊的干涉权,即医务人员对患方所作出的不利于其正常诊治、护理的错误决策,有权抵制和纠正,以实施和坚持正确的医疗决策;对患者出现有害于他人和社会健康权益的行为,医务人员有权按相关规定加以限制和纠正。这也是医务人员必须尽到的医德义务。因此,在面对患方作出明是错误的"放弃治疗"选择,或者是迫于某种利益和条件而作出的无奈选择时,医务人员不能袖手旁观,应履行其解释、说明的责任,向患者或其家属详尽地、客观地介绍病情及各种可能发生的情况,为患者或其家属提供选择的依据。一般来说,患者或其家属能够按照医务人员的介绍作出正确的选择,但是也会出现医务人员与患者或其家属之间不一致的情况,此时就需要医患之间反复沟通以取得共识。如果患者或其家属的选择显然背离了科学准则,或者家属的选择背离了患者的利益,医务人员应当充分地向患者或其家属陈述放弃治疗的利弊,告知其选择可能产生的严重后果,并可向医疗机构或患者工作单位反映,以求共同说服。当这些努力都未奏效时,理应尊重患者或其家属的选择。但医务人员应记录所作努力的一切细节,并再次提醒患者或其家属应承担其选择的后果。

4. 程序化准则

放弃治疗关系到患者健康权益,乃至生命,容不得半点失误。为了克服其实施过程中的随意性,严防出现疏漏,除了强调医生个人医德修养以外,从管理上建立和运用程序机制极为必要。该程序机制应该覆盖放弃治疗选择的全过程,尤其是在几个关键环节上必须起到严把关口的作用。例如,在面对认同或干涉患者及其家属所作出的放弃治疗选择时,必须由医院与科室两级认定机构审定当事医生认同放弃或干涉放弃等行为选择的合理性。除此之外,还应配有应急的程序机制,当患者需要立即进行有意义却有巨大风险的抢救,而在患者无法表达自己意愿,家属却意在放弃、医生劝导又无效时,应授予当事医生推定同意权或身边同事临时应急认定权。

放弃治疗与道德的善行并不矛盾,因为医务人员的责任是向患者提供合理的医学治疗,帮助患者恢复健康,解除病痛。而临床中所要放弃的是那些延长患者痛苦且不能避免死亡的治疗,是那些无意义的消耗卫生资源的治疗,这些治疗无论对于患者还是对于家属来说,都是弊大于利的。因此,放弃治疗并不是对患者的简单放弃,医务人员所放弃的仅仅是某种特定的医学手段,而绝非自己的医德责任心和对患者的医学关怀,它是在认真分析,充分考虑患者及其家属利益的基础上实施的,是医务人员在一种特殊情况下应当履行的一种人道主义的职责。

三、保护性医疗

保护性医疗是针对特定患者,为避免对其产生不利后果而不告知或不全部告知其病情、治疗风险、疾病预后等真实信息的保护性医疗措施。对于一些心理素质比较脆弱,特别是预后较差或目前尚无有效治疗方法的患者,如果告知其全部真实的不良医疗信息,可能会对其产生较大的心理刺激,增加其心理压力。为此,医务人员不告知或不全部告知其诊疗信息,体现了关怀照顾的医学人道主义精神。我国《医疗机构管理条例实施细则》第六十一条规定,医疗机构在诊疗活动中,应当对患者实行保护性医疗措施,并取得患者家属和有关人员的配合。《医疗事故处理条例》第十一条规定:在医疗活动中,医疗机构及其医务人员应当将患者的病情、医疗措施、医疗风险等如实告知患者,及时解答其咨询;但是,应当避免对患者产生不利后果。《中华人民共和国民法典》第一千二百一十九条规定:医务人员在诊疗活动中应当向患者说明病情和医疗措施。需要实施手术、特殊检查、特殊治疗的,医务人员应当及时向患者具体说明医疗风险、替代医疗方案等情况,并取得其明确同意;不能或者不宜向患者说明的,应当向患者的近亲属说明,并取得其明确同意。医务人员未尽到前款义务,造成患者损害的,医疗机构应当承担赔偿责任。

以上规定均明确了保护性医疗的要求。但是,这些规定并没有界定保护性医疗的行使范围,如医务人员对哪些信息应当向患者告知?哪些不应当告知?如何评估讲真话与保护性医疗的利弊?如何处理知情同意与保护性医疗的关系等。此外,实施保护性医疗是为了不给患者增加难以承受的心理压力,避免产生不利后果。但目前尚缺乏评估不同心理素质所能承受心理压力的客观标准,也没有明确的规范性文件。这给医务人员判定是否对患者进行告知及告知哪些信息等带来困难。这些问题都需要医务人员根据患者的实际情况审慎处理。

有学者主张,对于具有完全民事行为能力的患者,应当将不良医疗信息告知其本人而不是其家属,这一方面体现了对患者自主权的尊重,另一方面也是诚实守信,避免患者怀疑的要求,并且这有利于患者妥善地安排相关事宜;也有学者认为,在实施保护性医疗的情形下,由于患者并不完全知悉诊疗信息,自然也不能完全了解治疗手段和治疗过程。当发生医疗纠纷时,由于医务人员选择信息封锁的方法有所谓正当的理由,导致患者在信息占有方面处于劣势,这对患者是不利的。

一般来说,保护性医疗需要根据患者的疾病、心理素质、预后等具体情况有选择性地实施,它与知情同意之间并不存在根本性的矛盾,二者均体现了对患者正当权益的维护和尊重,各有其适用的条件和要求。不应当告知患者的不良诊疗信息,需要告知其家属或代理人,但这不等于说告知其家属或代理人后就万事大吉,而应给患者家属或代理人做好解释和说明工作,向患者家属或代理人说明告知患者或不告知患者的利弊、应注意的问题等。同时,医务人员还应注意观察患者的心理变化、情绪、行为等,做好与患者及其家属的沟通工作。对于部分坚持要求告知其本人不良信息的患者,医务人员可以选择有限的告知,即以尊重患者的主观愿望为前提,在其做好充分心理准备的时候,以适当的方式,告诉患者适量的内容。临床上"有限知情"可以在告知技术上做文章,如面对心理素质比较脆弱的癌症患者,当其反复问"医生,我得的是癌症吗?"此时医师既不应完全隐瞒,也不应完全告知其疾病实情及预后,可采取婉转的方式告知,让其自己领悟:"我说不是,你相信我吗? 如果相信我,积极配合治疗就好了。无论什么病,只要有好的心态,积极配合治疗,就会有治好的希望。再小的病,不配合治疗,医生也无能为力。你明白我的意思吗?"这样既让患者领悟知情,又保护其战胜疾病的信心和勇气。但是,"有限知情"措施的运用,需要医务人员与患者之间充分的交流和沟通,使患者有一定的心理准备,并了解患者的心理特征。同时,应将有关的真实信息全部告知患者家属或代理人,让他们做到完全知情。总之,保护性医疗反映了有利、不伤害的伦理原则,较不计后果地一味告知更能体现人文关怀。

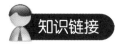

《医院管理局对维持末期病人生命治疗的指引》

为了"对末期病人的治理"提供具体的操作指引,香港医院管理局总办事处医疗伦理工作小组,于 2002 年 4 月制定了该文件。该文件就末期病人治理的伦理原则及沟通渠道、作出不提供或撤去维持生命治疗的决定、妥善寻求共识的重要性,以及不同意见的处理等问题进行了规范,内容包括引言、对末期病人的治理、对安乐死的立场、不提供或撤去维持生命的治疗、与成年病人有关的决定、与未成年病人有关的决定、沟通及意见不一致的处理、人工营养及流体喂养、纪录和检讨临床决定、提供照顾及支持等。

第三章　公共卫生与健康伦理

随着全球公共卫生事业的发展及其在当代人类社会生活中重要性的日益凸显,公共卫生伦理的概念和思想逐步形成,虽然还不是特别成熟或完善,但已日渐成为公共卫生政策制定与实践的重要指导。

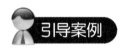 引导案例

案例 3-1　血液透析患者感染丙肝之痛

2019 年 4 月至 5 月,某市人民医院 69 例患者在该院进行血液透析时感染了丙肝。经调查得知,患者应每半年例行 1 次传染病标志物复查,传染病患者需隔离并使用专用机器进行透析,各透析治疗区之间护士和所用透析机应相对固定,但这些规定与要求都没有落实。多名护士未经专业培训就上岗,医护人员使用手套来代替洗手,且存在用药不规范和不安全注射的风险,以及消毒隔离执行不严,环境及物体表面清洁不到位,医院未规范实施感染监测,确诊传染病病例未及时上报等问题。

请思考:

1.如何从伦理的视角评价该事件中医护人员及医院的行为?

2.公共卫生工作者的伦理责任是什么?应遵循哪些伦理要求?

第一节　公共卫生伦理的界定

公共卫生伦理存在的前提是人类存在着公共卫生问题,公共卫生问题源于人类的共同社会生活因素:一是共同的自然生活环境;二是共同的社会生活方式;三是成员之间因共同生活而存在着密切的行为联系,相互影响身心健康。

一、公共卫生伦理的含义

对公共卫生伦理的理解,需要以公共卫生的解读为前提。公共卫生包括静态与动态两个方面。静态是指其工作目标,以及围绕实现工作目标而建立的制度、组织、文化等。公共卫生的工作目标具体包括制定预防流行疾病的战略与战术,提高群体生活质量,延长人群寿命,减少损伤、残疾的发生率,促进群体的身心健康水平等。其结果将在统计学层面显示出社会健康状况的改善,而不能在某个个体的具体健康和生存年龄等方面得到证明。动态是指实现与维持工作目标处于稳定状态的工作过程,包括现状评价、问题分析、政策制定与调

整、保障措施的实施等。与传统的以疾病治疗为中心的临床医学体系相比,公共卫生具有以下特点。其一,工作对象的群体性。临床医学的传统是关注已经出现各种病态现象的患者。虽然历史上有过经典的预防思想,如《黄帝内经》提出"不治已病治未病"的思想,但受限于当时的知识与技术水平,医生还无法明确具体地指出"未病"在哪里,如何保持"未病"状态等问题。在现代公共卫生知识和技术成熟之前,总体来看,临床医学只能将出现问题的个体作为工作对象。公共卫生工作对象的群体性,真正实现了"不治已病治未病"的思想,将具体的、有效的防止疾病发生、促进健康的理论与方法,以具体的措施在社会层面实施,以提高全体成员的整体健康水平。公共卫生实施过程一定会落实到个体,但其关注的核心是群体与群体的健康水平。其二,工作结果的统计性。临床医学针对个体实施疾病治疗时,无论有效还是无效,效果都只将在个体层面显现。公共卫生针对群体实施干预,其结果虽然对提高大部分个体的身心健康都有意义,但是最终结果只能显示在群体层面。如采用预防接种的方式预防传染病,可以有效地预防传染病在群体内流行,以前后统计结果的对照变化证明其效果。其三,工作过程的公众性。在疾病治疗过程中,患者与医务人员之间存在着医学知识和技术的不对称性,医务人员在医疗活动过程中处于相对主导的位置,患者则多需要配合医务人员的治疗活动。但是公共卫生工作如果要产生实际的效果,则需要参与的公众按照专业指引主动地参与并保持相应的行为模式持续相当的时间,才能产生相应的结果。

所谓公共卫生伦理,就是使用伦理学的基本理论和原则如功利论、公益论以及自由主义、尊重原则、有利原则等思考、分析和判断公共卫生领域中各类政策、制度等好坏与否的具体应用,以及在涉及人群健康问题的宣传与教育、疾病与伤害的预防等方面予以伦理学的思考与审视。

二、公共卫生伦理的特点

公共卫生伦理与临床诊疗伦理不完全相同。二者虽然均以关注公民健康为目标,但临床诊疗伦理的研究是以个体患者为中心,聚焦与治疗个体患者的疾病,涉及的主要伦理关系是医患关系,决策者主要是医生个人或医生群体,其伦理基础和价值取向以强调和维护患者利益、尊重患者个人自主性为核心;而公共卫生伦理的研究对象是人群,以预防伤害发生、传染病流行为主旨,涉及的关系非常多样且具政治性色彩,研究侧重在影响健康的行为、生活方式等社会因素,落实于社会公共健康保障政策的制定。决策者以政府机构或相关部门及各级社会组织为主,强调资源公平分配的研究以及多部门协作、团结互助、健康教育等多种干预措施,其伦理基础和价值取向以强调维护公民健康平等权利、实现人群健康为核心。具体说来,公共卫生伦理具有以下特点。

1. 道德目标的超前性

临床医学从产生时开始,重点是关注已经出现在个体身上的身心苦痛,即问题已经发生,如何将问题的不利影响消除,或者至少是减轻其不利影响。公共卫生工作的目标与此不同,是以将来为工作导向。其目的是减少那些将来有很大可能发生的疾病的发生率,从整体上改善群体的健康状况。从道德的产生基础看,临床医学和公共卫生并无本质的不同,都是人类对他人和自身痛苦的深切关怀,是人类情怀的显现。但是公共卫生工作的目标,又体现了其道德关怀的超越性,所关注的是尚未发生的未来的人类痛苦。这一超越,其前提是人类对健康和疾病发生与发展规律知识和控制技术的进步,从而实现人类对群体和他人将来身心健康的实际关切与改善。

2. 道德目标的社会性

公共卫生的最终价值体现在社会层面。第一,公共卫生目标的实现,虽然存在着主要的组织者与实施者,如政府卫生行政部门、卫生机构等,但如果没有多数社会成员的积极参与,没有全社会的共识与支持,目标的实现就有不可克服的障碍。第二,公共卫生工作的受益者是相对多数的社会成员,不一定确保每一个社会成员都避免受疾病的影响。但从总体上看,有效的公共卫生工作确实能减少疾病的发生率,提高社会成员的整体健康水平。第三,开展公共卫生工作,可能影响部分成员的生活,甚至带来不便。如戒烟运动,目前的研究结果显示能降低相关疾病的发生率、促进社会健康水平,但是对于有吸烟习惯的社会成员,其生活在社会压力下将受到一定的影响。

3. 道德目标评估的滞后性

从工作目标的实现时间看,公共卫生工作的效果评价具有滞后性特点。从已经产生的结果看,公共卫生工作具有巨大的社会效益和经济效益,但是并不具立竿见影的效果。如天花曾经是世界上最严重的传染病之一,数千年来致千百万人死亡或毁容。1796 年,英国人琴纳试种牛痘成功,最终制造出有效预防天花的牛痘疫苗。直至 1979 年 10 月 26 日,联合国世界卫生组织(WHO)在肯尼亚首都内罗毕宣布,全世界已经消灭了天花,并且为此举行了庆祝仪式。天花是人类完全控制的第一个烈性传染病,其科学价值、社会影响和经济利益等是一个无法计算的天文数字。从琴纳试种牛痘成功到全世界消灭天花,天花预防接种的道德价值得到了完全显现与肯定,这共需要 183 年。公共卫生价值评估滞后性这一特点,在一定程度上影响了某些公共卫生工作的开展。因为不是所有人都能以理性的思维对待公共卫生政策与活动,这需要通过提高全民的知识水平,以及建立相对完善的公共卫生制度,以确保公共卫生工作的有效开展。

三、公共卫生伦理的理论基础

公共卫生伦理学者一般认为下面三个理论可以作为思考、分析和判断公共卫生领域中各类政策、制度等好坏与否的理论基础,它们分别是功利主义、自由主义和社群主义。

1. 功利主义

功利主义通过检验决策对社会中个人福利的总体效果来评估优劣,即这种理论认为社会应该通过结果来判断一种政策或制度的好坏,这种观点是当前世界上诸多卫生改革努力的动力。从功利主义的角度来说,国家和社会对公共卫生的投入应当优先于器官移植等技术的发展,因为前者更能够实现"最大多数人的最大幸福"。功利主义的判断方法可以指导决策者选择那些能够最大限度改善总体社会健康福利的保健制度和方案。但是在公共卫生的实践领域中,对于持有功利主义见解的决策者,需要回答一些更为具体的问题,如在每一项政策中,应该将哪些人划为"最大多数人"、应该以计算谁的福利为准? 就健康而言,究竟哪些福利需要计算入内以及如何计算? 更为重要的是,依据功利主义决策者的逻辑,在公民的健康保健中可能会因为花费太多而放弃救治一部分患者,而且可能会为了多数人的利益而牺牲少数人的健康福利。为了可用资源产生最大化收益而不顾结果是否公正或公平,是功利主义观点应用于公共卫生领域最核心的理论缺陷。

2. 自由主义

针对公共卫生保健领域中,功利主义可能带来的为多数人利益而牺牲少数人健康福利的问题,一些反对者认为每个人的生命都具有同等的价值,都值得尊重而不能以任何理由侵犯。此观点即为自由主义的观点,持此观点的人即被称为自由主义者。德国古典主义哲学家康德对个人尊重与个人自主的概念的解读最具影响力,他提出了"人是目的"的观念以对抗功利主义观点。后康德式哲学家由此主张,因为人类具有发展和实施他们决定如何生活的能力,所以他们有权这样做,这些权利源自每个人作为人的地位,因而具有普遍性。20世纪70年代,美国政治哲学家罗尔斯在其著作《正义论》中针对自由主义进行了较为精致的论证。自由主义的核心概念是权利,但自由主义者之间对权利的解读并非完全一致。一些自由主义者认为人的权利是一种"消极权利",即人们可以做他们喜欢的事,只要不伤害到他人,国家就不能对个人的选择进行限制。依据此观点,强制健康保险和税收、药物使用管制、向医生颁发执照的制度安排都限制了个人选择的自由;另一些自由主义者坚持"积极权利"的观点,即认为没有足够资源的选择权是不可能的或无意义的,要做到真正尊重个体,每个人都必须享有最低水平的服务和确保机会均等获得所需的资源。依据此观点,公民拥有卫生保健甚至是健康本身的权利,故社会应对公民健康具有特别的社会责任,或至少是为所有人提供最低水平的卫生保健。自由主义者认为公民拥有健康权利的主张强调了社会对健康的责任,但可能会部分地否定了个人对健康的责任问题,更为主要的是由于社会资源是有限的,因此社会对公民健康的责任的界限是自由主义者必须要回答的问题。

3. 社群主义

20世纪后半叶以来,在公共卫生的实践领域,无论是功利主义还是自由主义观点都留下了一些未解的问题,如社会不平等的加剧、市场力量的强大、国家职能的弱化、个人主义的泛滥以及权利观念的膨胀和个人责任意识的弱化等,这催生了一种解决公共卫生实践问题的新观点——评估公共政策好坏的关键是它是否有助于创造适合个人生活于其中的社会形式。这种观点认为社会有责任改善其成员的生存状况,以便共享兼具美德和良好行为之社区。此观点被称为社群主义或"共同体主义",它既不以权利也不依靠结果或健康福利为基础,而是侧重于灌输美德和以培育良好社区为宗旨。

社群主义观点源远流长,我国春秋时期的孔子所主张的儒家思想和古希腊时期的柏拉图的《理想国》中都包含了社群主义的思想。20世纪80年代,受自由主义的挑战和人类学研究成果的影响,社群主义作为一种理论观点得以发展和完善。社群主义者提出了究竟是权利优先于善,还是善优先于权利的问题。对于社群主义者来说,他们坚持善优先于权利的观点,主张社群是构成个人的基本因素,即人首先是社会的人,公共利益优先于个人权利,国家应在伦理道德问题上负起责任。围绕健康这个问题,一个良好的社会应该是怎样的? 在社群主义者看来,采取健康的生活方式是一种美德,而不仅仅是改善健康状况的一种方式或手段;吸烟、酗酒等行为是在伦理上应予以否定的不道德的行为方式,而不仅仅是影响健康的问题。在公共卫生实践中,社群主义的观点具有方向性的指导意义。

公共卫生伦理的理论基础并不是要给出一个确定无疑的答案,而是一种工具和分析方法,这些理论观点可以作为一种工具以便公共卫生相关人员在进行有关卫生部门改革决策时使用。功利主义、自由主义和社群主义三者就其核心而言虽有不同,但它们的目的,即对"何者可以被称之为是好的"这一问题的追问是相同的。理解隐藏在公共卫生实践背后的伦理学观点,既有助于政策分析者和决策者更为有效地从事他们的工作,也可以更好地解释和捍卫自己的立场,以及更容易理解和回应他人的观点和所持的立场。

第二节 公共卫生伦理的主要原则

公共卫生伦理的原则是根据伦理学基本原则,结合公共卫生实践特点与要求概括出的原则性规范。基于公共卫生工作的性质与任务,其主要原则应该包括以下几个方面。

一、全社会参与原则

公共卫生以关注人群健康为宗旨,要实现这一使命就不能单靠医疗卫生保健人员的孤军奋战,必须依靠政府、社会、团体、公众的共同参与。政府主要通过制定相关法律、法规和政策,培养高素质的公共卫生管理和技术人才,指导、规范和监督公共卫生工作,促进公共卫生事业发展;社会、团体和医疗卫生机构应贯彻公共卫生法律、法规,落实各项公共卫生政策,积极应对突发公共卫生事件和传染病流行,维护公共卫生秩序;公众要养成良好卫生习惯和健康文明的生活方式,在维护自身健康的同时,积极为他人健康做力所能及的事。同时,公共卫生政策的制定、方案的提出和优先性的选择和评价,需要通过一系列的步骤措施来确保社会社区成员都有参与的机会,尊重不同主体的利益诉求,充分发挥各主体的积极作用。

二、社会公益原则

在公共卫生工作中,有时候不可避免地会牺牲部分个体的某些权力和利益。恰当的公共卫生行动,一定是使社会净受益最大化的。此时并不是简单地对个人利益和负担进行加减,如对传染病患者的隔离,可能会使当事人的某些权益受到限制甚至损害,但社会整体却从中受益。在绝大多数情况下,个人利益与社会或集体利益是可以相互支持的,更好地保障个人的权利和利益,能够提高社会或集体的总体健康福利。所以,从公共卫生工作的角度来说,在处理社会与个人的利益关系时,公共卫生工作相关人员应坚持社会公益原则,即应优先考虑社会公共利益,并兼顾个人权利与健康福利,要坚持个人利益服从社会利益、局部利益服从全局利益、眼前利益服从长远利益的原则。当然,绝对地强调个人服从集体,漠视个体的权利与利益,社会整体利益最终也会难以实现,应在能够得到最大可能的受益的同时,实现最小可能的伤害。也就是说,不应为获得最大的健康受益的结果而任意、没有必要地伤害特定个体的利益。只有在损害特定对象利益不可避免时,采取一定的措施使必要的损害最小化,整个人群的受益最大化,此时社会公益原则才能获得伦理学辩护。

三、社会公正原则

社会公正原则要求在同一个社会,所有成员都有均等的机会获得相同的公共卫生资源,或者是按照某种相对公平的次序分配资源。该原则主要针对由于经济、阶层、种族、文化、宗教信仰等社会因素所造成的资源、风险、负担、受益等分配不公正的社会现实。研究显示,在社会经济水平更为公正的社会中,其成员具有更高的健康水平,诸多社会因素在影响人群健康方面起着关键性作用,贫困、性别或种族歧视、城乡差别等社会不公正现象往往是造成人群健康不良的先决条件。所以,在公共卫生工作中,无论是公共卫生政策的制定、资金的筹措、资源的分配以及公共卫生相关信息的公开等都要坚持社会公正原则。公共卫生应当提倡和努力赋予每一个社会成员基本的健康资源和必要的健康条件,尊重社会中每个人的基本权利,尊重社区内不同人群的价值观、信仰和文化,在实施公共卫生政策前需要获得社区的同意,促进社区人群的健康。这样才能体现公共卫生对人群、社会负责的宗旨,并确保公共卫生政策制定的合理性和公平性。

公正原则包括以下几个方面。

1. 分配公正

分配公正即在所有社会成员之间公平、公正地分配资源、受益和负担,包括形式公正和实质公正两方面。形式公正即一视同仁,是一种形式上的平等。如当甲型流感疫苗生产出来后,所有社会成员均应有机会接种。疫苗的生产者、分配者、销售者不应因有直接接触机会获得优先接种的权力。实质公正则规定了分配资源、受益和负担时所依据的标准。如为了整个社会在甲型流感流行期能获得良好的医疗服务,医务人员在疫苗有限时接种次序优先;当疫苗充足时,医务人员接种时间优先。实际上,具体公共卫生政策应该选用什么样的优先分配标准,与特定社会文化、信仰、价值取向、经济水平、科技发展水平等复杂因素相关。

2. 程序公正

程序公正即确保所实施的公共卫生行动过程的公正性。实现程序公正有其基本要求,如公共卫生信息保持公开与透明,公共卫生行动政策与决策公开,让每一个利益攸关方和公众都有机会参与。程序公正可以保证公共卫生行动代表不同群体的利益,而且能够反映少数人的观点和利益诉求。

3. 回报公正

回报公正即对于在公共卫生行动中作出贡献的人,社会应予以适当的回报;对于违反公共卫生行动者,尤其是因违反公共卫生行动而导致公众严重健康损害者,则应作出相应的处罚。回报公正是社会有效运转的控制机制,其方式有经济回报、精神回报或二者皆有等。

四、互助协同原则

公共卫生工作涉及的范围非常广泛,所有与公民健康相关的内容都可以被囊括其中,从职业病防治、环境治理、传染病防治等,到对研究对象的保护、免疫政策、儿童保健与保护、供水系统安全、食品和药物安全、公共场所禁烟、精神卫生、健康教育、足量的食品、安全的饮水、免疫、预防和控制地方病、治疗疾病与损伤、提供基本药物、卫生保健资源的配置等,都是公共卫生工作的重要组成部分。所以公共卫生工作不仅需要全社会参与,而且需要不同领域中的人员之间的互助与协作。故而,公共卫生工作从业人员在公共卫生实践中必须要坚持互助协同原则。一方面,公共卫生机构应当保证自己的从业人员具有胜任本职工作的能力,相关领域之间应增强联系、互帮互助,公共卫生机构及其从业人员应当联合起来,为建立公众的信任机制而努力;另一方面,公共卫生机构及其从业人员要注重相互协作,与政府、媒体、社区、医疗保健机构等协同工作。同时,作为社会成员的个体,应理解公共卫生行动对个体、群体及全社会健康的重要性,以积极合作的态度参与公共卫生行动的实施。另一方面,当个体行为将影响他人或群体健康时,应依据公共卫生知识,主动约束自我,并采取有效预防措施,控制带给他人和社会的负面后果。因此,互助协同原则不仅强调公共卫生机构及其从业人员之间的互助协同,与政府、媒体、社区、医疗保健机构之间的互助协同,也强调社会成员在公共卫生工作中的主动性与社会责任,以及应承担的社会义务。

五、信息公开原则

在公共卫生工作中,信息公开在预防疾病、防范和控制疫情方面起到警示的作用,这提醒人们关注和重视可能存在的公共卫生问题。如果广大群众不知道什么是健康的生活方式以及如何控制预防疾病,就不能充分参与到公共卫生实践中来,不能很好地配合公共卫生机构的工作。社会公众所掌握的关于健康和疾病的知识与信息越充分,他们在预防疾病、维护自身健康方面就越拥有自主性。特别是在遇到突发公共卫生事件时,及时公开相关信息是非常必要和重要的,信息的及时发布不仅可以增强群众的防范意识、提高自我保护能力,还可以取得群众的理解、支持和配合以及提高政府的公信力等。当公共卫生机构及其从业人员在遵循信息公开的伦理原则时,如果涉及信息发布和保护个人隐私或社区利益之间相互冲突的情况,除非能证明不公开会给公众或者社会带来重大伤害,否则就应该公开。另外,在信息公开中,公共卫生机构要与媒体密切合作,形成负有社会责任的信息平台,传播健康的社会舆论,使广大公众能够通过了解和掌握公共卫生热点的相关科学知识和正确的应对信息,提高对错误信息的鉴别能力,形成健康的生活行为方式。

第三节　健康权利与责任

习近平总书记在全国卫生与健康大会上的讲话中提出:"没有全民健康,就没有全面小康。"在党的十九大报告中强调:"人民健康是民族昌盛和国家富强的重要标志。要完善国民健康政策,为人民群众提供全方位全周期健康服务。"可见,健康作为政府的责任已得到党和政府的高度重视。但是,健康不仅是政府的责任,也是社会的责任,更是个人的责任。事实上,关于健康问题的认识,部分人往往片面强调健康是个人的权利,而忽视或淡化了个人的责任,这种观点是极其有害的,也是不符合伦理的。

一、健康伦理的含义

健康伦理是关于人们维护自身健康、促进他人健康和公共健康等过程中的伦理问题进行研究的学问。健康伦理的重心是公民权利和健康的实现,通过为公共健康提供伦理价值观指导、为公共健康制度和政策提供伦理依据、为解决公共健康领域的利益冲突提供伦理途径、为公共健康从业人员确立伦理规范、对公民进行公共健康领域的道德教育,来为公共健康体制、公共健康政策和立法奠定基础。

健康伦理是一个新课题,是随着当今社会人们对医学的局限性以及健康问题更全面的认识而出现的。健康权利概念的出现,贫困与健康之间关系的学术研究,艾滋病、非典等传染病的暴发等,促使国际社会组织、政府和社会机构以及学者从公民健康的角度重新审视现存的诸多问题,并寻找解决之道。有学者认为,公共健康伦理领域的所有伦理问题都是围绕着"权利与善"这一主题展开的,即在所有涉及公共健康的矛盾和冲突中究竟是权利优先还是善优先。实际上,厘清公共健康伦理中"权利与善"的关系,就是寻找或平衡在健康伦理中健康权利与健康责任的正当关系。

二、健康是一种权利

健康作为权利是社会历史发展的产物。在古代及近代早期,无论西方社会还是东方社会,人们往往将患病看作是对德性缺失者或恶行的报应,维护健康完全是个人的私事,而非一种应得的权利或政府及社会应当承担的责任。由国家承担维护公民健康的做法仅仅被看作是带有救济和恩惠性质的行为,并非责任和义务。但自第一次工业革命以来,随着人口移动和工人劳动强度的加大,贫困人口越来越多,健康状况日益恶化,单纯的救济政策并不能解决健康等诸多的社会问题,健康权利问题逐渐受到重视。同时,一些国家为了获得更多健康的劳动力,如德国、法国等部分欧洲国家在公民健康问题上开始承担起一定的责任,出台了保障工人健康的医疗保险和事故保险等政策。但是,正如马克思在《资本论》中所指出的:"工人要坚持他们在理论上的首要的健康权利,也就是说,要求雇主无论叫工人干什么活时,都要在他的责任所及的范围内并由他出钱使这种共同劳动避免一切不必要的、有害健康的情况,这实际上是办不到的;并且,当工人事实上没有能力自己争得这个健康权利的时候,不管立法者设想的意图是什么,工人也不能指望从实施卫生警察法的官员那里得到任何有效的帮助。"在此,马克思不仅较早地引入了"健康权利"的概念,而且分析了资本主义制度下工人健康权利存在的问题。事实上,作为一个概念,健康权利直到第二次世界大战后才真正引起国际社会的重视,并于1948年在世界卫生组织(WHO)宪章中得以体现:"不分种族、宗教、政治信仰、经济和社会状况,享有最高的、可获得的健康标准是每个人的基本权利之一。"这一思想也被载入了同年发布的联合国《世界人权宣言》,其中第二十五条写道:"人人有权享受为维持他本人和家属的健康和福利所需的生活水准"。在此基础上,一系列的国际公约及越来越多的国家宪法开始肯定健康权利的存在,国家及社会逐步地成为公民健康责任公认的承担者,越来越多的公共卫生政策研究者也开始倾向于认同健康权是基本的人权,即人们在患病之时,社会有责任为个体提供健康服务和必要的基础保障。

我国宪法第四十五条规定:"中华人民共和国公民在年老、疾病或者丧失劳动能力的情况下,有从国家和社会获得物质帮助的权利。"《中华人民共和国民法典》第一千零四条规定:"自然人享有健康权。自然人的身心健康受法律保护。任何组织或者个人不得侵害他人的健康权。"党的十八大以来,以习近平同志为核心的党中央高度重视全民健康问题,健康中国战略稳步推进。在颁布的《国家人权行动计划(2021—2025年)》关于"健康权利"中,从构建强大公共卫生体系、完善医疗卫生服务体系建设、完善慢性病和地方病防治体系、提升医护人员培养质量与规模、健全全民医保制度、提高精神健康服务水平、持续提升青少年健康和体质水平、广泛开展全民健身运动等方面制定了具体的措施,充分彰显了党和政府以人民为中心的服务理念,以及对人民群众健康权利的尊重和维护。

但是,健康作为个人的一种权利不是绝对的,而是有条件的。无论是发展中国家还是发达国家都不可能满足每个人的一切健康需求,人们对健康的需求是无止境的,即使实行全民医疗服务制度的英国,政府承担的医疗费用也是有限度的,部分服务项目仍需个人支付。否则,就会造成因健康资源投入过多而影响政府财政,从而制约教育、环境治理等其他公共服务项目的发展,并最终影响健康条件的改善和人群健康水平的提高。因此,美国学者诺曼·丹尼尔斯(Norman Daniels)主张,政府在设计和制定保障公民健康的社会制度时,既要考虑该制度能够保障那些居于最不利地位的人群在不能负担得起基本的医疗服务支出时,有机会得到补偿。同时还应当考虑到这种补偿不应耗尽政府的财政资源而使得那些本来居于不利地位者的整体境况更加糟糕。就此而言,公民的健康权利是一种有限的权利,是人们为了获得公正的、平等的医疗服务机会而存在的权利。当人们因为经济、健康等原因导致不能享有这种基本的医疗服务机会时,政府有责任提供一定的保障服务,以避免权利人的境况更加恶化。

三、健康是一种责任

在强调政府、社会的健康责任时,每个人还应当认识到,健康和幸福一样,是通过个人的努力而获得的,而不是靠大自然的恩赐或他人的施舍。疾病带来的不仅仅是经济耗费和身心痛苦,还对作为人的基本生存尊严、自主生活以及自我实现等重要的精神生存状态造成严重破坏。政府和社会只能提供使个体免受健康损害的环境和条件,提供医疗保障支撑,但这些条件能否为个体所利用、利用到何种程度等仍需个体的努力,没有个人的争取,健康权作为一种理念的普遍化也是不可能的。在此种意义上,健康如果是一种权利的话,那么维护健康首先是一种个人的责任,即尽力维护这种权利得以存在、保持自身健康生活的道德责任。具体地说,可以将其区分为两种不同的情形:其一,对于先天获得的疾病,个体对其是无法抗拒和避免的,本人无需对此类疾病承担预防及促进健康的责任,政府和社会有提供救助、补贴等保障措施的强制性义务;其二,对于后天获得的包括因公共卫生事件感染的疾病,尽管患病不是个人所期望的或有意而为的,但疾病的产生与人们的生活方式、健康素养等有一定的关系,每个个体都有预防疾病及促进健康的责任,有为其权利的实现、权利丧失后的重获或权利丧失的后果承担责任的义务。因此,追求健康的身体或健康的生活,追求身体的善对个人来说首先是责任而不是权利。那种单纯强调个人享有绝对的健康权利,以及政府、社会对健康的绝对责任,是极其片面的,也是不利于卫生健康资源的公正分配和社会正义实现的。1977年,美国洛克菲勒基金会主席诺尔斯(Knowles J H)在其发表的题为《个人的健康责任》一文曾指出,"人们的健康决定于他们的行为、食物以及他们的生存环境状况",强调在现代医学和医疗制度背景下,只有健康责任是个人的健康责任才是公民健康的出路。他指出"我们遇到的敌人就是我们自己""个人的健康权利或自由对他人来说就是税费枷锁。"尽管诺尔斯的主张带有一定的极端性,但其观点为我们全面反思健康权利问题提供了新的视角。

在构筑健康中国之路的今天,不仅需要党和政府的有力部署与切实推动,也需要每个人树立正确的健康观、提高公众的健康素养,承担起"自己健康第一责任人"的职责。中共中央、国务院印发的《"健康中国2030"规划纲要》明确提出"要强化个人健康责任,提高全民健康素养,引导形成自主自律、符合自身特点的健康生活方式"。个人健康责任的履行表现在以下几个方面。

1. 提升个人的健康素养

健康素养是指个人获取和理解健康信息,并运用这些信息维护和促进自身健康的能力,包括树立正确的健康观念,强化个人健康责任意识,懂得医疗技术的局限,了解传染病防治的方法,熟悉营养养生等保健技能,掌握常规合理用药的知识,养成良好的就医行为习惯,提升自救互救和自我心理调节的能力等。提升健康素养是增进全民健康的前提,《国务院关于实施健康中国行动的意见》中指出,到 2030 年,全国居民健康素养水平不低于 30%。据央视网报道:健康中国行动 2022 年主要目标已提前实现,居民健康素养水平已提升到 25.4%。

2. 保持健康的生活方式

2020 年 2 月 3 日,习近平总书记在中央政治局常委会会议上强调,要"进一步培养居民健康生活习惯"。WHO 总结全球相关资料发现,在影响个人健康与寿命的四大因素中,生活方式与行为因素的权重占 60%、环境因素占 17%、生物学遗传因素占 15%、卫生服务占 8%,可见生活方式对健康的影响之大。研究表明,如果采取健康的生活方式,可以预防 80% 的心脑血管疾病、80% 的 2 型糖尿病、55% 的高血压。健康的生活方式包括健康的饮食习惯,适量的体育运动,不吸烟酗酒,不熬夜久坐,心理保持平衡,睡眠时间充足,讲究日常卫生等。

3. 遵守公共健康道德

健康不仅是人类生存和发展的基础,也是促进人的全面发展的必然要求,更是经济社会发展的基本条件和民族昌盛、国家富强的重要标志。因此,每个人都应当遵循公共健康道德规范,维护公共的健康利益,在关注自身健康的同时,也应关注人群健康和社会健康。这包括避免自身疾病传播,不乱扔垃圾,不随地吐痰,不在公共场所抽烟、喧哗,远离黄、赌、毒,拒绝餐食野味,自觉保护环境,做好垃圾分类,尽量少开车出行等。在重大疫情防控中,更需要每个人自觉履行这一责任,尤其对于那些已经确诊、疑似患者及其密切接触者,应当尽力减少可能传染给他人的机会,自觉响应国家号召,采取有效的隔离、防范措施,避免将病毒传播给他人,给他人造成伤害。

4. 促进他人及人群健康

由于人们的家庭情况、学历背景、社会经历等因素的不同,每个社会成员所具有的健康知识、健康行为也不同,这就要求具有较多健康知识、较好健康行为者要充分发挥其教育、引导作用,向周围的人传播健康知识,倡导健康行为,做到"全民参与,共建共享"。每一个社会成员都应当积极学习健康知识,参加有益于人民群众身心健康的公益活动,不浪费卫生资源,主动奉献,自觉地为他人的健康谋福利,克服和戒除给他人健康带来损害的不良行为,为增进人类健康作出应有的贡献。例如,作为家长有责任向孩子传授健康的饮食、锻炼、作息等生活习惯,以及性生理和性疾病的防护等知识;作为一般公民应发扬医学人道主义精神,按照知情同意的原则捐献血液、器官、尸体,为他人的生命健康提供稀缺的卫生资源支持;在发现急危患者时,应开展力所能及的现场救护等。

5. 配合医务人员的诊疗

生活在繁杂的自然环境中,人不可能一生不患病,每个人都是潜在的患者,患病不仅对个体来说是损失,对家庭、社会来说也都是损失。作为患者,要想取得对疾病治疗的满意效果,医生正确的诊断和治疗固然重要,但患者及其家属的密切配合也必不可少。为了早日恢复健康,患者有义务配合医务人员的诊疗。例如,在医疗过程中,如实陈述病史、病情,按医嘱进行各项检查并按医生的指示接受治疗等。那种主张"健康是个人的私事,与他人无关"

的观点,是一种对健康不负责的态度。

6. 尊重患者的人格尊严

尊重患者的人格尊严不仅是对医务人员的伦理要求,也是对公众、组织、机构的伦理要求。罹患疾病本身已给患者带来了不幸,患者往往因疾病而感到紧张、焦虑甚至自卑,更需要得到他人的呵护和尊重。但是,在现实生活中难免会有部分人或机构对患者尤其是对精神障碍患者、艾滋病病毒感染者以及其他传染病患者,持有不公甚至歧视的态度,这不仅会给患者带来心理伤害,甚至会影响到患者的生活和工作。据报道,在 WHO 的雇员中,有 3%~5% 的人是艾滋病病毒携带者,但他们能够与其他员工一样参与 WHO 的工作,享受平等的公共卫生服务环境,这种以行动践行和倡导卫生平等的理念值得学习和借鉴。

四、健康权利与健康责任之张力

一般来说,健康权利与健康责任是统一的,享有什么样的健康权利,就应当履行什么样的健康责任。但是,在现实生活中,部分人总是一味地强调自己的健康权利,而淡化或忘却自己的健康责任。如在传染病疫情防控中,个别与疫情患者有密切接触史而需要进行隔离的人员,往往一方面主张自己有获得健康、不被感染的权利,另一方面又强调个人行动的自由,拒绝隔离,完全忽视了自己应尽的健康责任。部分医务人员为了避免感染,维护自己的健康权利而罢工、辞职的现象,也正反映了这些人缺乏应有的健康道德责任尤其是救死扶伤的责任,仅仅强调了自己的健康权利,这是与"人人健康,人人参与"的健康道德原则背道而驰的。

此外,在某些特殊境遇下,不同主体、不同角色的健康权利与健康义务之间或与其他权利、义务之间有时还会出现利益冲突。例如,在传染病疫情防控中,为了避免将病毒传播给他人,也为了避免被他人传染,在公共场所佩戴口罩等防护装备已被专家和公众广泛认同。但是,仍有少数人我行我素,无视疫情防控的要求,固执地拒绝佩戴口罩,一些地方甚至发生了辱骂、伤害劝其佩戴口罩的民警及社区治安员的恶劣行为。这些人为了自己的一时方便,无视自己的健康责任,不仅置他人的健康于不顾,也可能给自己的健康带来危害。为了追踪疫情动态,了解人员的流动信息,部分信息技术公司推出了"智能疫情机器人""人员迁徙热力图"等技术,这些技术可能使得部分人员的个人活动的某些信息被公开。对此,就有人认为这是对个人信息的窥探,有侵犯个人行动隐私之嫌。不可否认,这种行为在平时或许存在不当之处,甚至应该受到谴责。但在疫情对公众健康造成严重威胁的非常时期,利用大数据技术梳理感染者的生活轨迹、追踪人群接触史,以及锁定感染源密切接触人群,是为了疫情的防控,更好地保护公众包括那些信息被追踪者的健康利益。这种行为并非是对个人行动隐私的恶意窥探,而且合理的使用并不会对个人造成伤害,而是有利于疫情的控制和社会的稳定。在这种特殊情况下,个人的部分隐私应当让位于公众的健康利益,片面地强调个人的隐私权,势必会影响疫情信息的获取,并最终可能影响到每个人的健康利益。

总之,健康既是一种权利,也是一种责任,是权利与义务的统一。每个人只有充分地履行自己的健康责任,才有可能真正地享有健康的权利,才能开创共享健康权利、共建健康中国的良好局面。

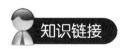

WHO 健康的十大标准

（1）有充沛的精力，能从容不迫地担负日常生活和繁重的工作，而且不感到过分紧张和劳累。

（2）处事乐观，态度积极，乐于承担责任。

（3）善于休息，睡眠良好。

（4）应变能力强，能适应外界环境中的各种变化。

（5）能抵抗一般性感冒和传染病，没有器质性疾病。

（6）体重适当，身材匀称。站立时头、肩、臀的位置协调。

（7）眼睛明亮，眼睑不易发炎。

（8）牙齿清洁，无龋齿，不疼痛，牙龈颜色正常，无出血现象。

（9）头发有光泽，无头屑。

（10）肌肉丰满，皮肤有弹性。

第四节 公共卫生工作的伦理要求

公共卫生工作有广义和狭义之分，广义的公共卫生工作几乎囊括了所有与人们健康相关的各类保健机构及其相关机构和组织从事的工作；狭义的公共卫生工作则主要包括对传染病和慢性非传染性疾病的防控，对食品、药品、公共环境卫生的监督管制以及相关的卫生宣传、健康教育和健康促进、免疫接种等工作。这里所讨论的主要是狭义的公共卫生工作中某些具体领域的伦理要求。

一、疾病防控的伦理要求

虽然近现代以来，医学获得了飞速的发展，人类掌握了比以往时代强大得多的医疗高新技术，但是疾病对人类健康的威胁从某种意义上说并没有减弱。21世纪以来，新发传染病的流行、古老传染病的复苏以及病原体耐药性的出现，无不给人们以明确地警示。而自然生态的破坏、食品安全问题的频发、药品安全问题及抗生素的滥用等进一步增加了疾病防控的复杂性和难度。更甚者如恐怖威胁活动、心理和精神疾患、酗酒和药物滥用等人类不健康的行为和生活方式导致了越来越严重的公共卫生问题。因此，疾病防控已成为现代人类社会生活中最为重要的任务。公共卫生机构的从业人员不仅要重视传染病的防控，而且也必须做好慢性非传染性疾病的防控工作。

1. 传染病防控的伦理要求

传染病是对人类健康危害最大的疾病，具有起病急、传播快、死亡率高的特点。疫苗的出现曾一度给消灭传染病带来了希望，但是当前传染病发病率依然还很高，一些多年得以控制的传染病再度暴发。同时，一些新的传染病及病原体也不断被发现，病毒变异，耐药菌株的出现以及社会因素、自然环境因素引发的传染病流行都给传染病的防控带来了新的挑战，严重威胁着人们的身体健康，并给人们造成恐慌的心理。所以，传染病的防控依然是政府和社会应当重视的公共卫生工作。对于公共卫生从业人员来说,在传染病防控中应遵循以下伦理要求:①积极开展传染病的防控,对广大群众的健康负责;②认真做好传染病的监测和报告,履行其道德和法律责任;③尊重科学,具有奉献精神;④尊重传染病患者的人格和权利。

2. 慢性非传染性疾病防控的伦理要求

慢性非传染性疾病,简称慢性病,已成为导致当今人类过早死亡和影响健康水平的主要原因,不仅损害国民健康,威胁劳动力人口,大大增加疾病造成的心理和经济负担,如不加以控制还会影响和谐社会的构建,妨碍社会稳定和经济可持续发展。但越来越多的医学研究证据表明,慢性病是可防可控的。2010 年,卫生部下发《慢性非传染性疾病综合防控示范区工作指导方案》,确定了我国慢性病防控的具体目标和实施细则,指出政府主导、部门协作和社区行动是防控慢性病的有效策略。

慢性病的防控不仅仅是个人和家庭的责任,也是全社会的责任,更是政府的责任。面对慢性病防控的严峻挑战,必须发动全社会力量,政府主导、有关部门合作、全民参与,尽快扭转慢性病高发态势。同时,作为防控慢性病中坚力量的公共卫生从业人员,在工作中应遵循如下伦理要求:①积极开展健康教育,促进人们健康行为、生活方式的转变;②加强慢性病的监测、筛查和普查工作,履行早发现、早诊断和早治疗的道德责任。

二、职业性损害防控的伦理要求

《中华人民共和国职业病防治法》中规定:"职业病,是指企业、事业单位和个体经济组织等用人单位的劳动者在职业活动中,因接触粉尘、放射性物质和其他有毒、有害因素而引起的疾病"。随着社会发展及人们认识的转变,从公共卫生实践的角度看,在概念上职业性损害比职业病更宽泛,它指在生产过程、劳动过程和生产环境中存在的各种职业性有害因素对劳动者健康产生的各种危害,该损害包括使劳动者直接罹患职业病、工作有关疾病、职业多发病或职业性外伤或工伤。

职业性损害不仅对劳动者的健康和生命带来极大的危害,而且影响劳动者的家庭甚至整个社会。国家卫生健康委员会发布的《2021 年卫生健康事业发展统计公报》显示:2021 年全国共报告各类职业病新病例 15407 例,其中职业性尘肺病及其他呼吸系统疾病 11877 例(其中职业性尘肺病 11809 例),职业性耳鼻喉口腔疾病 2123 例,职业性传染病 339 例,职业性化学中毒 567 例,物理因素所致职业病 283 例。职业性损害应当引起国家和政府的重视,公共卫生从业人员也应当在职业性损害防控中遵循以下伦理要求:①依法开展卫生监督和管理,从源头控制职业性损害,对劳动者的安全和健康负责;②积极开展职业健康教育、卫生监测和健康监护,保护劳动者身体健康;③职业病诊断应客观公正,既要保障劳动者的健康权益,也需维护企业和国家的利益。

三、健康教育和健康促进的伦理要求

健康教育是指通过有计划、有组织的社会影响活动,促进人们自觉地采纳有益于健康的行为和生活方式,消除或减轻影响健康的危险因素,预防疾病,促进健康和提高生活质量。美国学者劳伦斯·格林认为:"健康促进包括了健康教育及能促使行为与环境向有益于健康方向改变的相关政策、法规、组织的综合措施。"健康教育从改变人群的生活方式入手,注重人群健康意识与健康技能的培养,帮助人们形成健康的生活方式。但有效的健康教育的开展必须借助致力于健康促进的相关政策、制度和社会环境。故而,健康教育是手段与过程,而健康促进既是健康教育的出发点也是其追求的目标,两者是密不可分、相辅相成的关系。

在健康教育和健康促进工作中,一方面人们对健康的影响因素尚没有全面的认识,另一方面公共卫生的干预实践缺乏充分证据,让民众无所适从。所以,在健康教育和健康促进工作中,公共卫生从业人员应遵循以下伦理要求:①履行法律义务,充分利用一切机会和场合积极主动地开展健康教育;②积极参与有利于健康促进的公共政策的制定、支持性环境的创建和卫生保健体系的建立;③深入农村、社区,将健康教育与健康促进工作渗透到基本卫生保健工作中;④不断完善自我,以科学态度和群众喜闻乐见的形式开展健康教育和健康促进工作。

四、应对突发公共卫生事件的伦理要求

我国《突发公共卫生事件应急条例》规定,所谓突发公共卫生事件是指突然发生,造成或者可能造成社会公众健康严重损害的重大传染病疫情、群体性不明原因疾病、重大食物和职业中毒以及其他严重影响公众健康的事件。

突发公共卫生事件作为一类公共卫生工作,具有如下特性:首先,突发公共卫生事件是突然发生的,具有很强的不确定性;其次,突发公共卫生事件的发生呈现群体性,目标对象往往是不特定的社会群体;再次,突发公共卫生事件可能导致全国性或全球性的公共卫生危机;最后,突发公共卫生事件不但会对公众健康造成严重损害,严重时还会影响社会安定,破坏社会正常秩序。所以,一般来说,突发公共卫生事件具有突发性、公共性、危害性和复杂性的特点。基于突发公共卫生事件的上述特点,从事突发公共卫生事件应对的公共卫生从业人员应当遵循以下几项伦理要求:①恪守职责和加强协作,发扬敬畏生命的人道主义精神;②树立崇高的职业责任感和科学态度;③勇于克服困难,具有献身精神。

公共卫生伦理学不同于只关注临床活动的医学伦理学,它是一门关注社会群体健康的新兴学科。它的出现要求临床医务人员和公共卫生从业人员转变思维方式,改变行为的目标,由维护个体生命健康权益向维护群体生命健康权益的扩展,重新思考什么是真正的健康,什么样的公共卫生制度设计才是真正好的公共卫生政策。

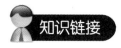 知识链接

《突发公共卫生事件应急条例》

为了有效预防、及时控制和消除突发公共卫生事件的危害,保障公众身体健康与生命安全,维护正常的社会秩序,2003 年 5 月 7 日国务院第 7 次常务会议通过《突发公共卫生事件应急条例》,并于当年 5 月 9 日颁布施行。2011 年 1 月 8 日根据《国务院关于废止和修改部分行政法规的决定》进行了第一次修订。《突发公共卫生事件应急条例》共六章、五十四条,包括总则、预防与应急准备、报告与信息发布、应急处理、法律责任、附则等内容。

第五节　精神卫生工作中的伦理问题

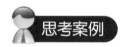

案例 3-2　脑白质切除术

葡萄牙教授安东尼奥·莫尼斯提出基于脑前叶切除对某些精神障碍患者有效的假说，为慢性精神分裂症和严重强迫症的患者实施脑前叶白质切除术。术后患者症状改善，变得温顺，为此莫尼斯获得 1949 年"诺贝尔生理学或医学奖"。但 20 世纪 50 年代中期，人们发现实际上患者症状"改善"是因为控制高级精神活动功能的额叶被切除。脑白质切除术的实施使患者的病情雪上加霜，让科学为之蒙羞。

请思考：你从该案例中得到了哪些启示？

一、精神卫生工作应坚持的伦理原则

为了发展精神卫生事业，规范精神卫生服务，维护精神障碍患者的合法权益，2012 年 10 月 26 日第十一届全国人民代表大会常务委员会第二十九次会议通过了《中华人民共和国精神卫生法》（以下简称《精神卫生法》），自 2013 年 5 月 1 日起施行。2018 年 4 月 27 日，第十三届全国人民代表大会常务委员会第二次会议《关于修改〈中华人民共和国国境卫生检疫法〉等六部法律的决定》对《精神卫生法》进行了修正。这对于维护精神障碍患者的合法权益，规范精神卫生工作具有重要的意义。精神卫生工作面对是一个特殊的群体，主要为精神障碍患者，其人群特征要求医务人员更需要按照医学伦理学的基本原则开展工作。《精神卫生法》中对此有明确的规定。

（一）尊重患者的人格和权利

首先，要尊重精神障碍患者的人格。《精神卫生法》规定：精神障碍患者的人格尊严、人身和财产安全不受侵犯。有关单位和个人应当对精神障碍患者的姓名、肖像、住址、工作单位、病历资料以及其他可能推断出其身份的信息予以保密（依法履行职责需要公开的除外）。精神障碍的诊断应当以精神健康状况为依据。除法律另有规定外，不得违背本人意志进行确定其是否患有精神障碍的医学检查。

其次，要尊重精神障碍患者知情同意的权利。医疗机构及其医务人员应当向精神障碍患者或者其监护人告知治疗方案和治疗方法、目的以及可能产生的后果。医疗机构对精神障碍患者实施导致人体器官丧失功能的外科手术及与精神障碍治疗有关的实验性临床医疗措施时，应当向患者或其监护人告知医疗风险、替代医疗方案等情况，并取得患者的书面同意；无法取得患者意见的，应当取得其监护人的书面同意，并经本医疗机构伦理委员会批准。实施导致人体器官丧失功能的外科手术治疗措施，因情况紧急查找不到监护人的，应当取得本医疗机构负责人和伦理委员会批准。

精神障碍患者的住院治疗实行自愿原则。诊断结论、病情评估表明，就诊者为严重精神障碍患者，即疾病症状严重，导致患者社会适应等功能严重损害、对自身健康状况或者客观现实不能完整认识，或者不能处理自身事务的精神障碍患者，并有下列情形之一的，应当对其实施住院治疗：①已经发生伤害自身的行为，或者有伤害自身的危险的；②已经发生危害他人安全的行为，或者有危害他人安全的危险的。但是，对于上述第①种情形，实施住院治疗须经其监护人同意，监护人不同意的，医疗机构不得对患者实施住院治疗。监护人应当对在家居住的患者做好看护管理。

自愿住院治疗的精神障碍患者可以随时要求出院，医疗机构应当同意。对已经发生伤害自身的行为，或者有伤害自身的危险情形的精神障碍患者实施住院治疗的，监护人可以随时要求患者出院，医疗机构应当同意。医疗机构认为上述情形的精神障碍患者不宜出院的，应当告知不宜出院的理由；患者或其监护人仍要求出院的，医生应当在病历资料中详细记录告知的过程，同时提出出院后的医学建议，患者或其监护人应当签字确认。

对已经发生危害他人安全的行为，或者有危害他人安全的危险情形的精神障碍患者实施住院治疗，医疗机构认为患者可以出院的，应当立即告知患者及其监护人。

医疗机构及其医务人员应当尊重住院精神障碍患者的通讯和会见探访者等权利。除在急性发病期或者为了避免妨碍治疗可以暂时性限制外，不得限制患者的通讯和会见探访者等权利。

（二）避免伤害精神障碍患者和他人

不伤害原则既要求不伤害患者本人，也要求避免给他人造成伤害。因此，《精神卫生法》规定，禁止对已经发生危害他人安全的行为，或者有危害他人安全的危险的实施住院治疗的精神障碍患者实施以治疗精神障碍为目的的外科手术。疑似精神障碍患者发生伤害自身、危害他人安全的行为，或者有伤害自身、危害他人安全的危险的，其近亲属、所在单位、当地公安机关应当立即采取措施予以制止，并将其送往医疗机构进行精神障碍诊断。医疗机构接到上述送诊的疑似精神障碍患者，应当将其留院，立即指派精神科医生进行诊断，并及时出具诊断结论。再次诊断结论或者鉴定报告表明，精神障碍患者有已经发生危害他人安全的行为，或者有危害他人安全的危险情形的，其监护人应当同意对患者实施住院治疗。监护人阻碍实施住院治疗或者患者擅自脱离住院治疗的，可以由公安机关协助医疗机构采取措施对患者实施住院治疗。

（三）有利于精神障碍患者和他人

对精神障碍患者实施的诊疗手段及保护措施，都应以维护患者及公众的正当利益为出发点，要从"两害相权取其轻"的宗旨出发考虑问题。我国《精神卫生法》规定，精神障碍患者的诊断、治疗，应当遵循维护其合法权益、尊重其人格尊严的原则，保障患者在现有条件下获得良好的精神卫生服务。医疗机构接到送诊的疑似精神障碍患者，不得拒绝为其作出诊断。精神障碍的诊断应当由精神科医生作出。医疗机构应当根据精神障碍患者病情，及时组织精神科医生对依照规定实施住院治疗的患者进行检查评估。评估结果表明患者不需要继续住院治疗的，医疗机构应当立即通知患者及其监护人。精神障碍患者在医疗机构内发生或者将要发生伤害自身、危害他人安全、扰乱医疗秩序的行为，医疗机构及其医务人员在没有其他可替代措施的情况下，可以实施约束、隔离等保护性医疗措施。实施保护性医疗措施应当遵循诊断标准和治疗规范，并在实施后告知患者的监护人。禁止利用约束、隔离等保护性医疗措施惩罚精神障碍患者。医疗机构不得强迫精神障碍患者从事生产劳动。

（四）公正对待精神障碍患者

精神障碍患者尽管可能在认知能力上存在欠缺，甚至可能会对他人造成伤害或有伤害的风险，但作为一个社会成员，他们享有得到公正对待的权利。因此，《精神卫生法》规定：全社会应当尊重、理解、关爱精神障碍患者。任何组织或者个人不得歧视、侮辱、虐待精神障碍患者，不得非法限制精神障碍患者的人身自由。新闻报道和文学艺术作品等不得含有歧视、侮辱精神障碍患者的内容。医疗机构不得因就诊者是精神障碍患者，推诿或者拒绝为其治疗属于本医疗机构诊疗范围的其他疾病。对精神障碍患者尽可能利用药物、教育等方法使残疾的风险减少到最低程度。医疗机构应当为在家居住的严重精神障碍患者提供精神科基本药物维持治疗，并为社区康复机构提供有关精神障碍康复的技术指导和支持。社区卫生服务机构、乡镇卫生院、村卫生室应当建立严重精神障碍患者的健康档案，对在家居住的严重精神障碍患者进行定期随访，指导患者服药和开展康复训练，并对患者的监护人进行精神卫生知识和看护知识的培训。

为了避免在诊疗中出现对精神障碍患者的不公正现象，《精神卫生法》规定：精神障碍患者有已经发生危害他人安全的行为，或者有危害他人安全的危险的情形，患者或者其监护人对需要住院治疗的诊断结论有异议，不同意对患者实施住院治疗的，可以要求再次诊断和鉴定。

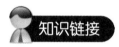

《夏威夷宣言》

1977 年在美国夏威夷召开了第六届世界精神病学大会，与会者认为鉴于有人可能用精神病学知识、技术做出违反人道主义原则的事情，所以必须探讨精神病学的特殊道德含义，并为精神病科医生制订一套高尚的道德标准。会上一致通过《关于精神病医学伦理的原则》，即《夏威夷宣言》。《夏威夷宣言》要求，精神病科医生要尊重患者的人格，精神病科医生与患者之间要互相信任、开诚布公、相互合作及彼此负责，并且明确指出不应对没有精神疾病的人采用强迫治疗。

二、精神卫生工作的伦理要求

精神疾病是大脑功能紊乱或失调所而引起的认知、情感、意志和行为出现不同程度的障碍，并由此而引起患者自知力、自制力和自理能力减退或丧失。精神障碍患者常常缺乏自知力和反省能力，他们大多不知道自己正在患某种精神疾病，因而对检查、诊断和治疗非常反感，甚至拒绝。由于精神疾病常因遭受各种不良因素的刺激而起病，这些患者需要精神卫生工作者针对患者的特殊性在给予医学治疗的同时，还要做长期耐心细致的心理治疗工作，这对精神卫生工作者的要求也就更高。

（一）精神卫生工作的特点

1. 人道性与包容性

18 世纪以前，人们因对精神疾病缺乏科学认识，再加上宗教、迷信的影响，精神障碍患者常被以"治疗"为名进行野蛮、残酷的惩罚。直到 18 世纪法国大革命后，医生菲力普·比奈尔去掉了精神障碍患者身上的铁链和枷锁，把当时的"疯人院"变成了医院，他提出："精神障碍患者绝不是罪人,绝不应该惩罚他们,而必须给予人道待遇。"此举称为精神疾病学的第一次革命,从此精神疾病被看作能治疗的疾病,精神障碍患者被看作社会的成员。19世纪后半叶,俄国谢尔盖·科尔萨科夫提出,对于精神疾病应采用合乎人道主义的精神护理方法。然而到现在,精神障碍患者仍常遭到社会的歧视与偏见,但医务人员应正确认识精神障碍患者的痛苦和不幸,为精神障碍患者实行人道性和包容性的护理,理解和尊重患者,给予人性关注,营造人道、家庭化的氛围,为患者创造机会多接触社会,为患者组织丰富多彩的文体活动,解除患者的孤独感和恐惧感,有利于患者的康复。

2. 慎独性与主动性

急性或严重的精神障碍患者,因精神活动失常,不能正确地认识客观事物,有时还会出现意识障碍而难以感知周围事物。因此,精神障碍患者不会像其他疾病患者一样对医务人员的工作给予一定的监督和评价,这就要求医务人员具有慎独精神,严格按照医疗护理常规为患者提供规范的治疗和护理。不管是白班还是夜班,无论是否有人监督,无论患者配合与否、工作顺利与否,均应自觉、主动地按专业规范和要求完成治疗护理任务。自觉性与主动性是精神科护理的特点之一。在任何情况下,医务人员都要维护患者的健康利益,杜绝任何有损患者健康的行为,在道德意识和道德行为上具有高度自觉性、一贯性和坚定性,保持始终如一的工作态度,遵守操作流程,遵守医院各项规章制度,严格遵守法律法规,保持慎独精神。精神障碍患者也常由于受到疾病的影响,自理能力下降或缺失,或由于受妄想、幻觉等症状的支配,基本生理需求减弱,不注意个人卫生,有睡眠障碍,甚至无饮食需求或拒绝进食、服药,因此医务人员应主动了解患者病情,关心和照顾患者生活,保护患者尊严,提高患者生活质量。

3. 理智性和安全性

精神障碍患者常缺乏对自身疾病的认知能力,否认自己患病,拒绝检查、诊断及治疗。在护理过程中患者会出现不配合等非理性行为,这时就需要医务人员理智地、专业地对待,为患者提供心理支持及必要督促或监督。精神障碍患者由于精神、行为异常,尤其在处于症状活跃期时,他们的某些行为常具有危险性。在幻觉或妄想等精神疾病症状的支配下,患者可出现冲动自伤、伤人或毁物等危险行为,无论是对患者本人还是对医务人员随时都可能存在着危险。因此,医务人员在保证精神障碍患者安全的同时,还要关注自身安全。对于丧失自我控制能力的患者,常需要一定时期对其进行封闭式管理,相对限制患者的人身自由。这在一定程度上是对患者的保护,也是对他人及医务人员的保护。医务人员要掌握精神障碍患者的特点,把握患者的病情,理性对待精神障碍患者,必须以严格的规章制度和措施保证患者的安全,加强巡查和安全管理,将安全意识贯穿于护理活动的全过程,排除不安全因素,避免意外发生。

(二)精神卫生工作特殊的伦理要求

1. 尊重人格,维护权利

尊重精神障碍患者的人格和正当权益,是医务人员应首要遵循的伦理道德规范。《夏威夷宣言》中指出:"把精神错乱的人作为一个人来尊重,是我们最高的道德责任和医疗义务。"精神障碍患者由于受疾病的影响可能会出现不正常的言行,甚至伤及周围的人。医务人员要充分理解与关心精神障碍患者所承受的痛苦,正确认识精神疾病所造成的异常行为的病态性,尊重患者的尊严与利益,给予患者人道主义的待遇,以帮助患者获得与正常人一样的待遇和受到尊重的权利。只要精神障碍患者没有安全威胁,医务人员就不得采取约束措施,即使需要,也要谨慎采用防护措施。对患者表现的暴躁、怪异等病态行为,不得有任何歧视、讥笑、讽刺和惩罚的言行,应充分尊重患者的人格,保护患者的权利。大多数精神障碍患者仍有正常人的各种需求,在一定程度上也能判断自己是否遭受凌辱冷遇,生活是否舒适方便,医务人员应充分理解患者的正常需求并尽力给予满足。当患者有自杀意图时,医务人员可以将玻璃制品、衣架等物品收回保管,严密观察患者行为,必要时限制患者行为等。对兴奋失控患者的约束要慎重,必需时才能限制其行为,在此期间应特别注意患者的安全,应以冷静、从容、诚恳的态度,采取适当的处理措施应对各种突发事件。

无论患者情况如何,医务人员在日常护理工作中都应一视同仁,以礼相待,应当深表同情和关怀。由于疾病原因,精神障碍患者可能出现生活自理能力减退,饮食、穿衣等都需要特殊照顾。协助患者生活以及活动,不仅是医疗护理的要求,也是尊重患者人格和尊严及维护患者权利的要求。

2. 保护隐私,注重保密

在诊治各种精神障碍患者的工作中,常须详细地了解精神障碍患者所处的社会、家庭、家族状况、个人生活经历、婚姻状况、性生活情况,以及患病后的各种病态观念和行为等。医务人员对患者的这些资料,特别是病史、病情、家庭史、个人生活经历等均有保密的责任,不能与外人谈论或随意提供。医务人员不应与自己的亲属、朋友议论患者的私生活及病态表现。不可在不相关的场所自由谈论患者资料,如走廊、电梯等。当然,在发生利益冲突时,如患者有自伤或伤害他人的行为,为了保护患者自身的利益和生命,不伤害他人的利益,对患者隐私的保护可作适当限制。为了做好治疗护理工作,医务人员间相互提供和讨论患者病情是工作需要,不属于泄露患者隐私。

3. 严格代理,充分告知

由于精神障碍患者常常缺乏自知力和反省能力,不能完全辨识和控制自己的行为,常常无法自己履行知情同意,但不能因为其不具有民事行为能力,就忽视患者具有知情同意的权利。这就需要由其家属或特定的代理人履行,此时医务人员要谨慎对待,了解代理人与患者之间是否存在利益冲突、是否符合代理的条件和要求,当患者的行为能力恢复后还需要直接告诉患者本人。在履行代理知情同意时,医务人员应把治疗计划、效果、不良反应、预后及时告知代理人,以征得他们的同意。对某些兴奋冲动的患者,如果必须采取强迫治疗,也应考虑患者的切身利益,而且在治疗一段时间后,病情有好转时,再及时取得患者及其家属的知情同意。医务人员要坚持辩证观点,从患者的具体情况和医院的具体条件出发,选择合理的治疗手段,即能施行温和而无不良反应的心理治疗、安慰治疗的,尽量不用药物治疗;能用药物治疗的,尽量不用电痉挛、外科治疗。对某些不良反应大的治疗措施,选用时应审慎。

4. 正视差异,心正无私

在医疗实践中,任何医务人员利用患者所处的困境,对患者进行爱的追求或性的要挟都是不道德的,甚至是违法的。在对精神障碍患者的治疗工作中,更需要注意正确对待异性患者和其他精神病态的患者。男医生在对女患者做体格检查时,必须有女护士在旁协助,如需做妇科检查,应请妇科医生代理。医务人员在和患者相处过程中,态度要自然、端庄、稳重,亲疏适度,以免患者产生误解,以致在可能的钟情妄想支配下,因异常的性欲冲动而向医务人员主动提出各种爱的要求,对此医务人员应主动拒绝,耐心说服,并向有关上级医生汇报情况,以便调整治疗措施。医务人员还要抵制某些轻躁狂型、癔症患者的性欲亢进的诱惑,医务人员要自尊、自爱,既不能乘人之危、玩弄患者,也不应取笑或蔑视患者,做出有损道德和违法的事。

三、精神卫生工作中的伦理难题

(一)自愿收治与非自愿收治的伦理难题

《精神卫生法》第三十条、第三十一条明确规定:精神障碍的住院治疗实行自愿原则。诊断结论、病情评估表明,就诊者为严重精神障碍患者并有下列情形之一的,应当对其实施住院治疗:①已经发生伤害自身的行为,或者有伤害自身的危险的;②已经发生危害他人安全的行为,或者有危害他人安全的危险的。精神障碍患者有本法第三十条第二款第一项情形的,经其监护人同意,医疗机构应当对患者实施住院治疗;监护人不同意的,医疗机构不得对患者实施住院治疗。监护人应当对在家居住的患者做好看护管理。第三十五条规定:再次诊断结论或者鉴定报告表明,精神障碍患者有本法第三十条第二款第二项情形的,其监护人应当同意对患者实施住院治疗。监护人阻碍实施住院治疗或者患者擅自脱离住院治疗的,可以由公安机关协助医疗机构采取措施对患者实施住院治疗。即只有当精神障碍患者已经或即将发生伤害自身或危害他人安全的行为才可以进行非自愿收治。

从科学、伦理与法律的角度对精神障碍患者进行非自愿收治是精神卫生领域所面临的一个复杂而富有争议的问题。如果没有伤害自身或他人的行为及风险,不得实施非自愿住院治疗。非自愿收治应基于患者的最大利益,避免滥用。医务人员在处理该问题时面临两个困境,一是有利原则和尊重个体自主原则的矛盾;二是社会公共安全和个人自由权利的矛盾;医务人员在决定和实施非自愿收治精神障碍患者时常遇到该困境,需要在社会利益和个人自由权利间寻求平衡。

(二)自身权益与监护人代理的伦理难题

精神障碍患者具有自主权,这也是现代社会公民权利意识的体现,医务人员在给予治疗方案之前,必须让患者知情,并取得患者的同意。但精神障碍患者在发病期丧失了行为能力,无法履行知情同意,没有能力作出同意或者不同意的决定。他们的理性意志不能控制潜意识的冲动,因此,即使他们作出决定,也没有任何效力。《中华人民共和国民法典》第二十一条规定:不能辨认自己行为的成年人为无民事行为能力人,由其法定代理人代理实施民事法律行为。第二十二条规定:不能完全辨认自己行为的成年人为限制民事行为能力人,实施民事法律行为由其法定代理人代理或者经其法定代理人同意、追认;但是,可以独立实施纯获利益的民事法律行为或者与其智力、精神健康状况相适应的民事法律行为。

知情同意是一个连续的过程,应该贯穿整个医疗护理行为过程。当精神障碍患者为无民事行为能力人或限制民事行为能力人时,需要监护人的代理。但是患者行为能力会随着疾病的治疗逐渐得到部分或全部恢复,因此,行为能力不能用简单的有或无来判断。医务人员还要了解监护人与患者之间是否存在利益冲突,是否符合代理的条件和要求,客观地处理好精神障碍患者自身权益与其监护人代理的伦理问题。一方面,医生在诊疗过程中往往更看重监护人的意见和决定,而忽视对患者进行告知和征求同意。当患者的行为能力得到部分或全部恢复后,仍然忽视对患者实施知情同意,就侵犯了患者的自主权;另一方面,对患者隐瞒有关疾病的信息既是家属的要求也是保护患者的需要,以免如实告知引起患者病情加重或恶化,但这样会损伤患者自身权益,同时影响医患之间信任关系的建立,有时会进一步加重患者的心理负担和抵触情绪,甚至导致患者做出各种不配合治疗的行为,如出走、攻击医务人员等。

(三)特殊干涉权尺度把握的伦理难题

特殊干涉权作为特殊情况下医务人员适当限制患者的自主权利,以确保患者自身、他人和社会安全的一种措施,有其适用的限度,不能任意行使。精神障碍患者作为弱势群体,社会有责任通过医疗保障制度和医疗救助制度对他们进行救助,包括经济援助以及医疗救助。医务人员行使干涉权是出于职业要求和道德要求进行的干预,是对患者或其代理人自主权的补充,既不伤害患者本人利益,又不伤害社会和他人的利益,符合医学伦理学的不伤害原则和公正原则。但是,对精神障碍患者的特殊干涉,只有在其有自伤或伤害他人行为、拒绝治疗时才能进行实施。

由于精神疾病的特殊性,精神科医务人员的干涉权往往比一般医务人员要大,其干涉权主要表现在强制住院、强制治疗和强制保护措施方面。精神科医务人员出于无害、有利以及社会公益的伦理原则,有权阻止精神障碍患者做出伤害自己、危及或损坏他人及社会利益的行为。尽管特殊干涉权对患者自主权的限制是有法律和伦理依据的,但是权利扩张超出一定的限度却会对患者的正当权益造成不同程度的损害。特殊干涉权的行使应以避免对患者造成不必要的伤害为前提,以达到防止患者危害自身、他人或社会利益及更好地对患者进行治疗的目的,应遵循人道原则、不伤害原则和公共利益原则。对精神障碍患者实施特殊干涉权应当是必要的、限时的,实施时间不宜过长,当危险或威胁消除后,应及时停止。在强制措施实施过程中应对患者进行密切观察和记录,尽量避免强制措施对患者健康利益造成不必要的损害。

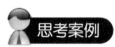 **思考案例**

案例 3-3　患者坠楼谁之过?

患者,男性,24 岁。2018 年 8 月 24 日因患"精神分裂症",在其父亲和本院一位熟人(精神科医生)的陪同下到某精神病医院住院(病房在 3 楼)。次日,患者父亲来院探望,称儿子的病情较轻,询问能否出院? 主管医生回复"不能出院",患者父亲又去寻找那位熟人商量,未果。此后,再未来找医生说出院的事。第三日上午 11 时 30 分左右,患者毁坏卫生间的排气扇,从排气扇孔中钻出,从 3 楼坠下。11 时 40 分,工作人员发现患者坠楼后,及时通知其家属,并送至当地县医院救治。诊断为"第 3、4 胸椎压缩性骨折",给予石膏背心固定,要求休息,家属未提出任何异议。3 日后,患者突然死亡,患者伤后至死亡前意识一直清楚。死亡讨论疑"迟发性脑干出血"(未尸检)。同日,家属领数人大闹精神病医院,要求赔偿,严重影响医院正常工作秩序。

请思考: 该案例中该精神病医院及其医务人员的做法有无不妥之处? 为什么?

第四章 医学科研的伦理规范及伦理原则

医学科研作为一种探索性活动,对于促进医学科学的发展,提高医疗技术水平,促进公众的健康无疑是一项极其重要的事业。但是,由于医学科研对象的选择、科研过程等涉及诸多的伦理问题,需要规范实施。无论在选择课题、科研过程及科研结果等各个阶段,都给医学科研工作者提出了一系列的道德规范和要求。

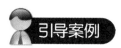 引导案例

案例4-1 "黄金大米"事件

2012年8月,《美国临床营养杂志》发表了一篇题为《"黄金大米"中的β-胡萝卜素与油胶囊中β-胡萝卜素对儿童补充维生素A同样有效》的研究论文,该论文因研究人员使用转基因大米对6~8岁中国儿童进行人体试验而引发公众关注。中国疾病预防控制中心等机构对此事件进行了调查。经核查,"黄金大米"试验为美国学者汤某主持的研究项目。2008年,该项目在湖南某县一小学实施试验,有25名儿童随午餐每人食用了60克"黄金大米"米饭。"黄金大米"米饭系由汤某在美国进行烹调后,未按规定向国内相关机构申报,于2008年5月携带入境。午餐时,汤某等人将加热的"黄金大米"米饭与白米饭混合搅拌后,分发给受试儿童食用。试验前,课题组曾召开学生家长和监护人知情通报会,但未说明试验将使用转基因的"黄金大米"。现场仅发放了知情同意书的最后一页让学生家长和监护人签字,而该页上未提及"黄金大米",更未告知食用的是转基因大米。项目负责人在签署知情同意书时还故意使用"富含类胡萝卜素的大米"这一含糊表述,刻意隐瞒了使用"黄金大米"的事实。同时,项目主要当事人在接受有关部门调查项目实施情况时,还隐瞒事实并提供虚假信息。事件暴露后有关人员受到了严肃的处理。

请思考:该项目主要当事人背离了医学科研伦理规范的哪些要求?

第一节　医学科研的伦理规范

一、医学科研的伦理负载

由于医学科研的目的最终是诊疗疾病,促进健康,这势必与人体试验密不可分。人们对人体试验自古以来就充满了伦理争议。持反对意见者认为,人体试验是一种结果难以完全

预测的极具风险的试验,它本身具有不可克服的弱点,充满了矛盾和挑战。首先,在人体试验中,试验者清楚试验的目的、途径与方法,而多数受试者对此并不真正了解,通常带有盲目性和依赖性;而且有些受试者之所以接受人体试验并不是出于真正的自愿,而是出于经济利益或因疾病所迫而作出的选择,这就很难区分人体试验中的自愿与强迫。其次,尽管人体试验的目的是提高诊疗水平,医治疾病,但试验本身往往是利弊兼具的。如器官移植手术中,为了克服对异体器官的免疫排斥,需要使用大量免疫抑制剂,这样便解除了机体对肿瘤的免疫力,从而增加了罹患肿瘤的可能性,利中隐藏着弊。如何权衡利弊,避免对受试者的伤害是极其困难的。再次,从科学价值上说,人体试验不管是成功或失败,都具有一定的科学价值,能够为医学科学的发展积累经验、提供教训。但失败的人体试验会损害受试者的利益,与《赫尔辛基宣言》的伦理要求相矛盾。尽管试验前为防止意外事件的发生,要求进行充分的准备,但由于人体个体差异较大,再有经验的研究者也难避免意外。因此,不应为了医学目的而将某些受试者当作牺牲品。此外,人体试验还与传统的社会伦理观念相违背。它既不符合我国"身体发肤,受之父母,不敢毁伤,孝之始也"的儒家伦理思想,也不符合西方的宗教伦理思想。

支持人体试验者认为,人体试验是医学进步的必要环节,是医学基础研究与动物实验所不能取代的,如果新的药物或新的治疗方法不经过人体试验而直接用于临床,将会给更多的患者带来损害,实际上将会使更多的患者成为受试者。利与弊总是相比较而言的,纯粹的有利而无丝毫之弊的事物是不存在的,不能因为人体试验有弊的一面就完全否定人体试验的必要性与可行性。而且,并非一切人体试验都对受试者有害,人体试验是在动物实验的基础上进行的,已经经过了严格的动物实验和试验前的周密安排,对于一些疑难杂症患者或绝症患者,人体试验可能是有益的、必要的选择。此外,人体试验符合功利主义的最大功利原则,它是以少数人的个人利益换取大多数人的公共利益的善行,是一种正当的行为。

不难看出,以上分歧的根源在于如何认识人体试验的利弊问题,持反对意见者仅仅强调了人体试验弊的一面,而忽视了人体试验的科学价值和社会价值。它虽然不利于人体试验的开展,但在一定程度上有助于提高人体试验的伦理规范,有助于维护受试者的个人利益,就此而言,是有可取之处的,其观点值得思考和借鉴。

此外,任何医学科研活动都是研究者在一定的社会和文化背景下进行的,医学科研的设计和创新不仅受政治制度、经济环境、市场需求等社会因素的影响,而且与研究者的社会伦理价值观念和文化倾向等因素也密切相关。每一项科学研究都反映着研究者及时代的价值导向,都具有其明确的目的和动机。改革开放以来,尤其是社会主义市场经济体制的确立,"科学技术是第一生产力"的重要思想得到了充分的体现,医疗技术的发展获得了广阔的空间。与此相应,医疗技术领域也出现了飞速发展的局面,大量实用、精尖的诊疗技术不断地问世或引进,这不仅提高了医疗技术的社会效益,也提高了经济效益,极大地激发了医疗技术科研人员的工作热情。但是,部分科研人员受功利主义思想的影响,把医学研究和技术创新作为获得奖励、职称晋升的内在动力,而忽视了科研活动和医疗技术本身潜在的负面效应及风险,缺乏基本的伦理意识,从而出现了一些粗制滥造、存在较大潜在危险性的技术和违规行为。

因此,医学科研不是纯粹的技术活动,它与政治经济、文化价值及伦理法律等问题密切相关,具有伦理的内涵,是负载伦理的。

二、医学科研的伦理要求

（一）目的正确，动机纯正

对医学科研工作者来说，明确自身科研的目的，端正科研的动机不仅是开展医学科研的首要的、基本的伦理前提，也是医学科研成功的保证。合乎医学科研道德的动机和目的，归结一点就是在医学科研的过程中使自己的科研行为符合防病治病、增进人民健康、促进医学和整个卫生事业的发展，造福人类这一伟大目标。离开了这个目标就谈不上医学科研的道德，医学科研的规范也就无从谈起。在第二次世界大战期间，德日法西斯为了实现其侵略扩张、霸占世界的目的，以医学科研之名在世界各地进行了大量惨绝人寰的人体试验，这完全背离了医学科研的目的，践踏了人类尊严。

纯正的动机和目的能激励医学科研工作者和医务人员献身于医学科研事业，为造福人类去探求生命运动的本质和规律，探讨疾病与健康互相转化的规律。微生物学家巴斯德（Pasteur.L）为研究狂犬病疫苗，不顾个人安危，冒着被疯狗咬伤的危险采集疯狗的唾液，制成了狂犬疫苗，开创了人工免疫治疗的先河。只有为造福人类而探求知识的人，才可能不计名利，献身科学，这是医学研究获得成功的重要品质和思想道德基础。

科研的目的和动机决定着一个人科研选题的内容与方向。如果一个人在科研中首先考虑的是个人利益，如能否扩大自己的名声、能否取得经济利益等，而不考虑国家和公众的健康需要，不考虑医学科学的长远发展，那么其科研工作就难以持久，甚至在关键时刻就会出现进退失据，迷失方向。

（二）诚实严谨，尊重科学

科学的东西来不得半点虚假，医学科研必须尊重事实，坚持真理；假的科研成果不仅危害科学，而且违背国家、人民的利益，这是医学科研道德绝对不允许的。

在医学科研试验中，试验材料、数据等是否客观、精确、可靠，直接影响着科研的进展及其结论的正确性，在实际运用时还可能影响到患者的健康、生命的安全。在试验中，如果科研工作者只按自己的主观愿望和要求，随心所欲地取舍数据，甚至仿造资料、书写不真实的结果，这些都是不符合科研道德的行为，有损于医学科研的信誉。科学史上的"巴尔的摩事件"就说明了这一问题。美国医学科学家戴维·巴尔的摩曾于1975年因发现肿瘤病毒与细胞的遗传物质之间的相互作用而获得了1975年诺贝尔生理学或医学奖。1986年4月，他与特里萨·嘉莉及其他四名作者在《细胞》杂志上发表了一篇论文，后被发现其发表的论文有学术不端的嫌疑。后经查实，原文中有严重的科学不良行为，包括关键数据的仿造。

医学科研的任务在于认识和揭示医学领域内客观对象的本质和活动规律。这种本质和活动规律并不是由谁的主观意志所能自由取得的，而是要靠医学科研工作者完全诚实的态度才能取得。虚假是对科学、患者和社会利益的最大的不负责任，是一种极不道德的行为。

（三）谦虚谨慎，团结协作

我国古代素有谦恭礼让、虚心求教的事例。古代名医陈实功曾说："凡乡井同道之士，不可轻侮傲慢之心，切要谦和谨慎，年尊者慕敬之，有学者师事之，骄傲者逊让之，不及者荐拔之。"谦虚谨慎，尊重前人和他人的劳动成果，是医学科学工作者的重要品德。在科研工作中，个人的作用无论多大，也离不开前人和他人的劳动。现代医学科学的发展，医学模式的改变,揭示了疾病和健康的问题已不再是一个单一的问题,而牵涉到极其广泛的领域,传统的生物学医学领域已经不能解决更深层次的科研问题,需要与物理学、化学、数学、心理学、社会学、伦理学等多学科的相互交叉与渗透才能解决。一项科技成就往往不是依靠个人的力量就能取得的,而是需要各方面力量的共同努力。它包括信息的相互提供,思想的互相交流,试验的互相配合,同志间的互相帮助,部门间甚至国际间的相互协作等。马克思在谈到近代科学发展的特点时曾经说过:"18世纪的任何发明,很少是属于一个人的。"据统计,1901—1972年,获得诺贝尔奖的科学家有286名,其中有2/3的人是与别人合作研究出成果的。

科学研究是有继承性的,任何一项科学研究,都是以前人的研究成果为起点的。医学科研工作者应从这一基本观点出发,正确地评估自己的劳动,充分地尊重他人的劳动。另一方面,对于医学科研工作中的协作者,必须给予尊重和肯定。忽视或否定协作者的劳动,一味地强调个人,以个人为中心,甚至相互诋毁、攻击,互不服气等都不利于医学科研工作的良性发展。

在医学科研中,谦虚谨慎、相互尊重是团结协作的前提,只有尊重彼此的劳动,甘当配角,才能更好地合作。在联名发表著作、公布成果时,常常会碰到名字排列顺序的问题,如果没有谦虚谨慎的态度,各自为政,就容易产生合作者之间的矛盾。一般来说,凡是一项成果的主要从事者和主要指导者应该排列首位,学术上的成就不应以职位高低、资历深浅来作为衡量的标准。要实事求是地对待文章的署名。科研道德要求每一位参与者互相尊重,在荣誉面前保持谦让的精神,根据实际工作情况来确定排列的顺序,反对争名夺利。

（四）敢于怀疑,公正无私

医学科研工作者在遵从一定的规则和立足于一定的科学依据的情况下,对传统的、现代的知识和医学课题研究中的各种假说要有批判的精神,敢于持怀疑的态度。怀疑精神是医学科学创新的前提,也是医学发展的动力。它要求医学科研工作者要从迷信、盲目崇拜、伪科学、谬论中解脱出来,努力投身到创新活动中。

公正无私既是医学科研团队内相互合作与团队间相互协作的基础,也是团队间良性竞争与促进医学科学发展的保证。医学科研工作者既要忠诚于医学科学事业和具有献身精神,也要在医学科研中量才用人,在获得研究成果时要肯定前人、合作者,甚至是竞争者的贡献,并且能够按贡献大小分享物质利益和名誉。

（五）知识公开,保密有度

医学作为为人类健康服务的事业,它的每一进展、成果、发现,都是为人类谋利益的,都是为了医学科学的发展。救死扶伤,防病治病是医学永恒的主题。从这个意义上讲,医学科学应当是公开的,是面向全世界、全人类的,不应当进行保密。因此应当主动公开科研过程和结果的相关信息,追求科研活动社会效益最大化。同时,对公布的信息或成果一旦发现错误,也应勇于将错误公开。在科研合作研究和讨论科研问题时要做到信息共享,向合作者提供相关数据与资料。传统上公开性强调只有公开了的发现在科学上才被承认和具有效力。在强调知识产权保护的今天,科学界强调维护公开性,旨在推动和促进全人类共享公共知识产品。一般认为,医学科研中的理论发现与技术专利不同,技术专利是在一定时间内牺牲公共利益以保护科技人员私人利益、使专利权人享有一定期限的垄断权,以此作为国家要求专利权人公开其智力成果的补偿,从而使社会公众最终能够从中受益。而科研工作者对疾病规律、发病机制知识只有优先权,不享有占有权。试验数据和研究记录在专利权或发表的论文出现争议时,往往是有效的证据。

　　强调科研保密及发现者或发明人的优先权,对于激励科研工作者的工作热情具有一定的积极作用。但是,科研保密又会在一定程度上阻碍科学的进步,不利于相互学习。如果一个人或一个单位、组织、集团为了自己的私利,或者出于自己的其他方面利益的考虑,把医学科研成果和新发现当作绝对的秘密垄断起来,不让新成果用于人类健康的需要,这种保密是不合乎社会道德,不符合人类利益的。尤其,对于探索性、理论性的医学研究成果更不应保密。但是,这并不是说医学科研工作者应毫无保留地公开自己一切的研究信息。由于现实社会生活的复杂性,医学活动常常会受到社会政治经济关系的制约,医学科研工作者要在特定的社会历史背景下工作,其科研行为要符合、适应特定的社会环境。尤其在科研的初期阶段,研究者有权将其试验数据加以保密。科研道德规范虽鼓励科学家之间共享研究数据,但并不要求必须如此。对于涉及民族、国家利益的医学科研成果或医学研究资源,要进行必要的保密。如关于我国人类遗传资源方面的研究,必须按照国家有关的法律法规精神,不能擅自将我国的遗传资源或研究成果泄漏出去。

三、人体试验的伦理原则

(一)为医学目的的原则

　　人体试验作为试验方法的一种,与其他科学试验一样都具有明确的目的性,尽管每一个试验的具体目的不同,如有的是为了验证某种药物的疗效,有的是为了检验某种治疗方法的可行性等,但总的目的都是一致的,即为了医学的发展,为了探明疾病发生、发展的内在规律及防治措施。正如《赫尔辛基宣言》指出的:"以人作为受试者的生物医学研究的目的,必须是旨在用以增进诊断、治疗和预防等方面的措施,以及为了针对疾病病因学和发生机理的了解。"人体试验的目的只能是提高诊疗水平,发展医学科学、维护和增进人的身心健康。任何背离这一目的的人体试验,都是不道德的。

　　但是,在医疗实践中,人体试验的目的又往往与其他目的交织在一起,有时甚至难以区分。有的科研工作者把进行人体试验作为实现其个人目的的手段,如有的人以验证药物的疗效为名进行人体试验,但最终目的是获取更多的试验数据,扩大其药物的影响,占有医疗市场,提高经济效益;也有的人是为了提高自己的学术地位和名声,把人体试验的成功作为宣传自我的途径,仅仅满足于试验的成功。抱有这些目的的科研,在人体试验过程中从试验对象的选择、方案的制订、到结果的处理及分析等,往往带有较大的主观性,甚至人为地篡改试验数据、试验人数等试验内容,他们进行人体试验的目的不是探明药物的作用机制及防治效果,而是为了获取个人利益。这种人虽然不占多数,但对医学科研的负面影响是不能低估的。为了尽可能地避免人体试验中的主观因素,确保试验结果的客观性,人体试验要求必须进行试验对照,遵循试验对照的原则。在对照试验中要确保对照组和试验组的齐同性和可比性,并采取随机分组,以避免试验者有意将可能治愈者分到试验组,而将很少有望治愈者分到对照组,从而避免有意地提高试验成功率的弄虚作假现象。

　　还有些医学科研工作者,进行人体试验虽然是为了探明医学规律,达到防病治病之目的。但把医学目的作为最终目的,把探明医学规律作为其最终追求,为医学而医学,其结果往往走向歧途,忽视或无视试验手段的正当性,导致对受试者的伤害。例如,1963 年在纽约布鲁克林的犹太人慢性病医院，科研工作者以为了防止可能引起患者体内的"奇怪的自卫反应"为名，在事先没有告知患者的情况下，把肝癌细胞注入22名生命末期患者的体内，不仅侵犯了受试者的知情权，而且对受试者造成了一定的躯体性伤害。

（二）知情同意的原则

一般情况下，人体试验必须取得受试者或其家属的知情和同意，尊重他们的自主意愿，包括同意后即使撤销原来的意见也绝不影响对受试者的正常治疗。知情与同意是两个不同的方面，必须同时具备，缺一不可。

受试者不只是试验的对象，更是有独立意识（意识不清的儿童、精神障碍患者除外）、独特价值和尊严的人，不仅是客体，而且是主体。受试者最清楚试验过程中的感受和试验前后的变化，再好的仪器也难以测定受试者的全部变化和感受，只有充分尊重受试者的主体地位，维护其自主决定的权利才能更好地发挥其主观能动性，积极配合并依从试验规程，研究者才能更加全面地了解试验过程中的变化和效果。该原则体现了试验者和受试者同是主体地位，有利于建立平等合作的医患关系。

（三）维护受试者安康的原则

人体试验必须要把维护受试者的安康作为首要原则。不能只顾医学科研而牺牲患者的正当利益。试验过程中要有充分的安全措施，以保证将受试者身体上、精神上受到的不良影响减少到最低限度。

目前，国内不少医学伦理学教材把"维护受试者的安康"表述为"维护受试者的利益"，其实这是不太确切的。因为受试者相对于人类群体而言属于个人的范畴，而个人利益在任何时候又都有正当与不正当之分。在伦理学领域，存在的不仅仅是一般的个人利益，更重要的是要区分并追求正当的个人利益，排斥不正当的个人利益。因此，在人体试验中不能不加区分地一概而论，不能认为凡是受试者的利益就应该维护，要弄清受试者的哪些利益应该维护，哪些利益是不正当利益等。在人体试验中，如果要求保护受试者的一切利益，人体试验就无法进行。

（四）以动物实验为前提的原则

之所以要以动物实验为前提，是由于一些动物的生理属性与人比较相似，如小白鼠、猴子等，这种相似性为进一步推广到人体提供了可能性。但是，人毕竟与动物不同，这不仅表现在社会心理方面，即使在生理属性方面也不完全相同，有不少在动物实验中取得成功的试验，在人体试验中却难以成功。因此，人体试验一方面要求一定要有动物实验所提供的理论根据为前提，只有在动物实验取得成功之后，才能进行人体试验；另一方面又要求即使在动物实验中取得了成功，也不能盲目地在人体上进行，必须具备一定的条件。更不能认为动物实验不成功，但人体试验可能成功，这种思想是要不得的。

在以上几个原则中，最根本的、核心的原则是"维护受试者的安康"。其他原则都必须以这一原则为先导。只有在认真地贯彻这一原则的基础上，坚持"知情同意"才有实际的意义。因为受试者的生命安全和健康较知情同意权更为基本，维护受试者的安康是人体试验的最低标准。"为医学目的的原则"体现了人体试验的最高宗旨，但必须以维护受试者的安康为基础，如果连受试者个人的安康都不能维护，何谈为整个人类的利益负责，何谈医学的发展。因此，在人体试验的几个原则中，"维护受试者的安康"是根本。

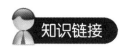

《纽伦堡法典》

　　为了避免第二次世界大战期间强迫性人体试验的再次发生,第二次世界大战后,在德国纽伦堡组织了国际军事法庭审判纳粹战争罪犯,《纽伦堡法典》是1946年审判纳粹战争罪犯的纽伦堡军事法庭决议的一部分。它对涉及人体的医学科研进行了严格的规范,提出了十点声明,其基本原则包括必须有利于社会、符合伦理道德和法律等。《纽伦堡法典》的精神在某种程度上被1964年第18届世界医学会大会通过的《赫尔辛基宣言》所接受,成为人体试验的指导方针。

第二节　动物实验的伦理规范

一、动物实验概述

(一)动物实验和实验动物

　　动物实验就是利用科学仪器设备,根据研究的目的,在动物上进行人为的变革、复制或模拟某种生物现象,突出主要因素,观察和研究生命客观规律的一种方法。动物实验是人体试验的前提,是医学科研不可或缺的一个阶段。如果没有动物实验,新药只能在人身上观察药效和毒性反应,新的医疗器械只好直接在人身上应用,外科新技术只能在患者身上进行实验等,其结果是不可想象的。所以说,动物实验为人类的健康和医学科学的发展作了不可磨灭的贡献,有极高的伦理价值。

　　实验动物,是指已经应用于实验或者将要应用于实验的动物。我国国家科学技术委员会2017年3月1日修正版的《实验动物管理条例》第一章第二条明确规定:实验动物,是指经人工饲育,对其携带的微生物实行控制,遗传背景明确或者来源清楚的,用于科学研究、教学、生产、检定以及其他科学实验的动物。由此可以看出,实验动物与其他动物存在明显的区别:其一,来源不同。实验动物是由人工饲养培育的,有明确的遗传背景和清楚的来源,一般的野生动物是在自然中生育成长的;其二,携带的微生物不同。实验动物携带的微生物是受到控制的,而野生动物、农场动物、娱乐动物和伴侣动物是没有经过处理和控制的,微生物种类相对更多更杂;其三,存在的目的不同。实验动物是为了生命科学的发展及人类健康的目的而应用于科学研究、教学、生产、检定以及其他科学实验的动物,伴侣动物是以供玩赏、陪伴为目的而饲养的动物,农场动物则是以为人类提供肉质产品及食物为目的。

(二)动物实验的历史发展和类型

　　人类用动物进行科学研究已有2000多年的历史。医学科研的发展史,一直伴随着动物实验的发展。按其历史发展及使用类别,大概分为以下四个方面。

1. 动物用于活体解剖观察阶段

　　据文献记载,动物实验可以追溯到公元前4世纪,当时古希腊著名哲学家亚里士多德就已经开始使用活体动物做实验。古罗马时期最著名最有影响的医学大师盖伦,通过对猪、山羊、猴子和猿类等活体动物进行实验,在解剖学、生理学、病理学及医疗学方面有许多新发现。如他在观察中发现:血管里运载的是血而不是空气;神经起源于脊髓;人体有消化、呼吸和神经等系统。他看到猴子和猿类的身体结构与人体很相似,因而把在动物实验中获得的知识应用到人体中,对骨骼肌肉做了细致的观察。正是因盖伦在活体动物上进行实验,他又被称为"活体解剖学之父"。17世纪,英国医生哈维采用狗、蛙、蛇、鱼和其他动物进行了一系列的动物实验,根据大量的实验研究结果,发现了血液循环。

2. 动物用于手术治疗阶段

12世纪,阿拉伯医生伊本·苏尔领先一步,把即将用于人体的研究事先在动物身上进行测试,在羊身上练习外科手术治疗方法。此后,用动物做手术研究越来越平常。现代医学先进的外科治疗如冠状动脉搭桥术、脑脊液分流术、视网膜置换术等,都是首先在动物身上进行实验获得成功的。风靡世界造福人类的最新医学技术——器官移植,如肝、肾、心、肺等的移植也是用动物做实验的产物。

3. 动物用于药品试验阶段

药品用于动物实验的历史可以追溯到1933年,当时一款名叫"Lash Lure"的"永久"睫毛膏害死了一名女性,并导致多名女性失明,这迫使美国政府开始制定联邦食品、药品和化妆品法案,并于1938通过该法案,强制规定公司在药品上市使用之前必须先在动物身上进行实验。青霉素在人类身上大显神威之前,也是在动物身上做实验而获得成功的。胰岛素也是经动物实验研究出来的产品。在医药领域,基于动物实验的很多研究已经成功治愈多种疾病,包括癌症(肺癌和乳腺癌)、肺结核、帕金森病、癫痫和哮喘。人们用动物做实验,研制出疫苗,有效地预防了许多传染病,如百日咳、风疹、麻疹、脊髓灰质炎。

4. 其他领域的动物实验

随着时间的推移,动物实验从药物测试扩散到其他领域。19世纪90年代,伊万·巴普洛夫,一位苏联生理学家,通过在狗身上进行实验提出了"经典条件反射"原理,此研究成果后来成为心理学中行为治疗的基本理论之一;1982年,帕尔米特通过实验获得携带有大鼠生长素基因的转基因小鼠,被称为"超级小鼠";1997年,英国罗斯林研究所的胚胎学家伊恩·维尔穆特领导的科研小组从一只成年绵羊处取得的乳腺细胞克隆获得克隆羊"多莉"。

(三)动物实验的特点

动物实验除了保护人类免受直接的药物或新技术的伤害外,用动物做实验,还主要是因为动物实验有以下特点:

(1)动物实验具有简化、纯化的作用,并且可以对实验动物进行强化处理。人体的健康和疾病的发生发展极其复杂,受到多种因素的影响,而实验动物遗传背景明确,人们可以控制其携带的微生物,因此可以按实验目的排除次要的、无关大局的影响因素,使主要因素在简化的条件下进行,从而有利于发现所要揭示的本质和规律。

(2)动物实验周期较短,经济、可靠、易重复且便于验证和推广。人类的疾病多种多样,有缓有急,病程有短有长,过急或过缓、过短或过长都不利于医学研究。相对而言,动物实验的优点更多:首先动物繁殖周期短,产仔多,实验步骤出错可以重新开始,还可以克服实验对象数量的限制,而人类的疾病的发生与治愈是决不容许做重复试验考察的;其次,动物生命周期短,后代性状改变易于观察。

(3)动物易于饲养,省钱,利用动物来做实验可以控制发病时间,缩短病程,降低实验费用。由于人在生理上与某些动物具有许多相通之处,从而为动物实验结果的推广提供了依据,也为人体试验做好了准备。

二、动物实验的伦理原则

强调动物实验的伦理问题,并不是说存在一套独立于人类的动物伦理,而是指在动物实验中对待实验动物的行为和操作要符合人类的道德伦理标准和国际惯例,要关注实验动物的福利,用人道的方式处理实验动物。所谓实验动物的福利,指人为提供给动物相应物质条件和采用的行为方式,保证动物在健康舒适的状态下生存,使动物处于生理舒适和心理愉快的状态。世界动物保护协会(WAP)在 2000 年世界大会上针对动物福利立法提出了动物的五大自由:①享受不受饥渴的自由(生理福利),即保证提供充足且清洁的食物和饮用水;②享有生活舒适的自由(环境福利),提供适当的房舍或栖息场所,让动物能够得到舒适的睡眠和休息;③享有不受痛苦、伤害和疾病的自由(卫生福利),保证动物不受额外的疼痛,预防疾病并对患病动物进行及时的治疗;④享有生活无恐惧和无悲伤的自由(心理福利),保证避免动物遭受精神痛苦的各种条件和处置;⑤享有表达天性的自由(行为福利),保证提供足够的空间、适当的设施及与同类伙伴在一起。这就要求科研人员应该规范自己的行为,善待实验动物,从根本上减轻或避免实验动物的恐慌、疼痛和痛苦。

根据 1959 年英国动物学家拉塞尔·罗素和微生物学家伯奇在其著作《人道实验技术的原则》一书中提出的"替代(replacement)、减少(reduction)和优化(refinement)"的"3R 原则",动物实验应遵循以下伦理原则。

1. 替代原则

替代原则是指尽可能用没有知觉的实验材料代替活体动物,或使用低等动物替代高等动物。替代原则的道德要求是首先要确定动物实验的必要性,即除非认为人和动物的健康有关系时才选择动物实验;其次,尽量使用没有知觉的试验材料代替以往使用的神志清醒的活的脊椎动物进行实验,所有能代替实验动物进行实验的化学物质、生物材料、动植物细胞、组织、器官以及低等动物植物(如细菌、蠕虫、昆虫等)或计算机模拟程序等都属于替代物;最后如果非要使用动物,尽量使用低等动物代替高等动物进行实验。

2. 减少原则

减少原则是指尽可能使用最少数量的动物获取同样多的试验数据或使用一定数量的动物获得更多的实验数据。减少原则的道德要求是首先,要正确选用动物的品质和级别,保证所做实验能够得出结果,最大限度地减少动物使用数量;其次,合用动物,不同课题、不同人员尽可能合用动物,比如动物死亡后实施外科手术,或提供器官组织进行病理解剖等;再次,改进统计方法,使用最少数量的动物即可获得满意的效果;最后,使用高质量动物,以质量代替数量。

3. 优化原则

优化原则是指尽量减少动物实验中不人道方法对动物的影响范围和程度。优化原则的道德要求是首先对实验人员进行培训,包括麻醉药品的使用,麻醉方法、手术方式和手术技巧的掌握等;其次合理设计动物实验方案;最后对实验结束后的动物要施行安乐死。使用动物进行有关实验时,避免或减轻给动物造成的疼痛和不安,或为动物提供适宜的生活条件,以保证动物的健康和康乐。

需要说明的是,"3R 原则"是在对不影响实验要求和实验结果的前提下而言的,如果违背了科学研究的规律和目的,过分强调"3R 原则",反对使用动物进行实验,"3R 原则"也就失去了其价值和意义。

三、动物实验的伦理要求

在动物实验中,科研人员应遵循以下伦理要求。

(一)对实验人员培训的伦理要求

1. 实验动物房规范

实验人员应该了解常用实验动物的遗传与繁殖的基本理论,了解常用实验动物品种、品系与应用选择;了解实验动物基本概念、实验动物福利与政策法规、动物实验的个人安全防护和应急预案等,以便更好地实现实验动物的伦理要求。

2. 动物实验技能

实验人员实验技能越熟练,对动物的伤害就越少,同时也能尽量减少影响动物实验结果的各方面的因素。熟练的科研人员须做到:在实验过程中应给予动物镇静、麻醉剂以减轻和消除动物的痛苦;对于可能引起动物痛苦和危害的实验操作,应小心进行,不得粗暴;对清醒的动物进行一定的安抚,以减轻它们的恐惧和不良反应。

(二)对饲养人员的伦理要求

1. 环境增益

饲养环境与实验动物的健康息息相关。从 20 世纪 90 年代起,对动物环境增益的研究开始兴起。环境增益强调在各种环境参数控制的基础上,进一步丰富和优化实验动物的饲养环境,主要是采用各种方法增加实验动物饲养环境的复杂性或激发动物的兴趣,以使动物最大限度地释放自己的天性,避免各种异常行为的出现。

2. 日常管理

一些简单的日常操作(如动物的抓取、饲养笼的清洁、换笼、换垫料、添加饲料、更换饮水等)也会造成动物应激,引起动物的疼痛和不适,生理生化及内分泌指标的改变等,进而可能对实验结果产生背景性干扰。日常饲养中的优化策略主要是需加强实验研究人员及饲养人员的技术培训,优化查看动物的次数和实验室的清洁次数。

(三)对实验设计者的伦理要求

1. 伦理性评估

动物实验的设计阶段须评估其伦理可行性,不进行没有必要的动物实验,任何动物实验都要有正当的理由和有价值的目的。只有当实验所追求的利益无法以动物实验以外的其他方法获得时,动物实验才是恰当的选择。

2. 替代性考虑

实验设计者应按照"3R 原则"的要求,在动物实验时首先进行替代性评估,在不影响实验效果的前提下,能够不利用动物实验解决问题的尽量不使用动物。若必须要进行动物实验则尽量选择最少数量的动物进行实验,且应注意优化环境、干预方式等。

(四)对实验者的伦理要求

实验过程中,实验者应考虑是否对实验动物造成疼痛或持久性伤害,是否采取了减少伤害的措施;凡须对动物进行禁食和禁水试验的研究,只能在短时间内进行,不得危害动物的健康;采血时,若无特殊情况不应采用眼眶静脉窦采血,必要时应在麻醉下进行采血,且只能用一侧眼睛;多次采血时应以静脉插管代替反复的静脉穿刺,以避免造成动物的反复应激;腹腔注射水合氯醛的麻醉方式因能够增加动物的痛苦且麻醉效果不稳定,正逐渐被摒弃,吸入麻醉逐渐成为动物实验的主流麻醉方式。神经科学研究的动物实验多会引发实验动物的剧烈疼痛,目前包括基因敲除技术在内的基因工程技术日趋成熟,采用基因敲除技术构建无痛觉或痛阈较高的实验动物模型,有利于提高实验动物的福利。

在已观察到预期的实验结果或实验研究已对动物的健康造成明显损害时,实验者应选择仁慈的实验终点,及时终止实验,必要时应实施安乐死,避免动物遭受过多痛苦。有研究人员提出仁慈终点的判定标准包括:第一,当科学目标已经实现;第二,发生没有预料到的与实验目的无关的意外痛苦;第三,出现比预期更严重的痛苦;第四,在实验开始前就可预期出现疼痛和/或不适。确定好实验终点,并采用快速断头、过量麻醉、二氧化碳窒息法等较为温和的方式对到达实验终点的动物实施安乐死。

四、动物实验的伦理审查

(一)动物实验伦理审查的准则

根据国家相关法律法规和国际惯例,动物实验伦理审查具体准则包含:①必需性原则。禁止无意义滥用和滥杀实验动物;制止没有科学意义或不必要的动物实验;优化动物实验方案以减少不必要的动物使用量。②福利性原则。保证实验动物生存时包括运输中享有最基本的权利,包括享有免受饥渴、生活舒适自由的权利,享有良好的饲养和标准化的生活环境的权利。③伤害最小化原则。应充分考虑动物的利益,善待动物,防止或减少动物的应激、痛苦和伤害,尊重动物生命,制止针对动物的野蛮行为,采取痛苦最少的方法处置动物。④综合评估原则。一是公正性,即伦理委员会的审查工作应保持独立、公正、科学、民主,不受政治、商业和自身利益的影响;二是需要性,即各类实验动物饲养、使用或处置需要的充分理由;三是平衡性,即兼顾人类和实验动物的利益平衡,在全面、客观地评估动物所受伤害和人类由此可能获取利益的基础上,出具伦理审查报告。

(二)伦理审查的申请

申请伦理审查时应向伦理委员会提交正式申请,内容应包括:①实验动物或动物实验项目名称及概述;②项目负责人、执行人姓名、专业背景简历,实验动物合格证编号,环境设施许可证号;③项目的意义和必要性,项目中有关实验动物的用途、饲养管理或实验处置方法,预期出现的对动物的伤害,处死动物的方法,项目进行中涉及动物福利和伦理问题的详细描述;④遵守实验动物福利与伦理原则的声明;⑤伦理委员会要求补充的其他文件。

(三)动物实验伦理审查内容

对动物实验方案的伦理审查,一般包括以下内容:①实验人员是否胜任;②实验方案是否符合"3R原则";③动物处置是否符合伦理规范;④动物处死是否符合安乐死要求;⑤动物尸体处理是否符合环保要求。

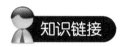

国际实验动物评估和认证委员会（Association for Assessment and Accreditation of Laboratory Animal Care，AAALAC），成立于 1965 年，是一个自发的非营利性的私营评估和认证组织。其宗旨一是对实验动物及进行动物实验的机构进行统一的评估和认证；二是保证在生命科学研究和教育过程中实验动物的管理、使用和动物福利的规范化、标准化；三是以仁慈和负责的养护和应用方式来提高科研、教育和试验质量。该组织基于科学实验的重复性、数学统计的合法性需要，提供了一种科学界的强制规范。其目的是以一种国际标准来养护实验动物，以此获得的研究数据可为国际上各实验室所承认，增强了数据的交换率和共享度，避免了重复试验的次数。目前已有 28 个国家的超过 700 家公司、大学、医院、政府机构和其他研究机构的使用动物的研究部门和实验室获得 AAALAC International 的认证。世界 500 强医药巨头已联合申明，它们医药产品的动物实验都将在 AAALAC 认证单位完成。

《中华人民共和国认证认可条例》（2020 年修订版）规定：境外认证机构在中华人民共和国境内设立代表机构，须向市场监督管理部门依法办理登记手续后，方可从事与所从属机构的业务范围相关的推广活动，但不得从事认证活动。经登记设立的境外认证机构代表机构在中华人民共和国境内从事认证活动的，责令改正，处 10 万元以上 50 万元以下的罚款，有违法所得的，没收违法所得；情节严重的，撤销批准文件，并予公布。

第三节　涉及人的生物医学研究的伦理

一、涉及人的生物医学研究的内涵

"涉及人的"与"涉及的人"是两个不同概念，前者必然涉及后者，但并不限于后者，并不是所有涉及人的生物医学研究都是在人体上进行的。"涉及人的"指凡与人及人体有关的一切生物医学样本。所谓涉及人的生物医学研究，是指以人及其组织、细胞、血液、体液及其代谢物等生物成分为研究样本，或收集、记录、使用、报告及储存有关人的样本、医疗记录、行为或心理等科学研究资料进行研究的活动。其中的研究对象通常称"受试者"。

涉及人的生物医学研究在医学发展和维护人的生命健康方面有着极其重要的意义。其一，保护受试者，维护受试者的安全和健康权利，尊重受试者知情同意的权利。医学研究只是手段而不是目的，其目的是提高患者及人群的健康水平，减少疾病的发生和患者的病痛，提高人类的生命和生存质量。其二，规范生物医学研究的科研行为，为研究的科学性和伦理性保驾护航。符合科学性的研究未必都符合伦理性，但违背科学性的研究肯定是不符合伦理性的，因此，涉及人的生物医学研究伦理审查既要审查其伦理性，也要审查其科学性。其三，减少医患纠纷，促进医患和谐。通过伦理审查活动，充分告知受试者风险、权利与义务，以及试验过程中的注意事项等问题，以维护受试者的利益。只有不触犯受试者利益，研究者的利益才能得到更好的保护。因此，保护受试者的利益与保护研究者的利益是完全一致的。

二、涉及人的生物医学研究的类型

通常情况下,涉及人的生物医学研究就其对受试者的影响来说,主要包括以下类型:①对个体采取干预措施,以便获得相关安全性和有效性的信息,如药物临床试验、医疗器械临床试验、医疗新技术临床研究等;②与个体直接接触,通过采集血液或组织标本、访谈或调查问卷等形式收集个人的生物医学或其他信息等;③收集既往保存的个人的生物医学或其他信息等,涉及隐私且可辨别个人身份。

2016 年 9 月 30 日,国家卫生和计划生育委员会通过了《涉及人的生物医学研究伦理审查办法》(以下简称《办法》)并自 2016 年 12 月 1 日起实施。该《办法》规定,涉及人的生物医学研究包括三种:①采用现代物理学、化学、生物学、中医药学和心理学等方法对人的生理、心理行为、病理现象、疾病病因和发病机制,以及疾病的预防、诊断、治疗和康复进行研究的活动;②医学新技术或者医疗新产品在人体上进行试验研究的活动;③采用流行病学、社会学、心理学等方法收集、记录、使用、报告或者储存有关人的样本、医疗记录、行为等科学研究资料的活动。

人体试验作为涉及人的生物医学研究的主要形式,但涉及人的生物医学研究与人体试验又不完全相同,涉及人的生物医学研究并非一定要在人体进行,只要以涉及人的生物医学成分、个人心理及行为信息等为研究对象或内容的研究活动,都称为涉及人的生物医学研究。就受试者的参与意愿而言,涉及人的生物医学研究大致可分为以下几种类型。

1. 天然试验

天然试验是指不受研究者控制,在自然条件下进行的试验。如水灾、地震、瘟疫、核泄漏以及疾病高发事件等对人体造成的影响或伤害,由此自然发生或演变而进行的试验研究。此类试验的设计、过程、手段和后果都不受人为的控制与干预,并且试验还是出于正当的医学动机而进行的有益工作,因此不用付出任何道德代价。

2. 自体试验

自体试验是指研究者因担心试验会对他人带来不利影响,或者试图通过试验亲身感受以获取第一手资料,或者由于其他原因而在自己身上进行的试验。如"季德胜蛇药"的研制,就是季德胜采用自身试验而获得的。此类试验有结果准确等优点,但具有一定的风险,体现了科研人员探索真理的崇高献身精神。

3. 志愿试验

志愿试验指受试者在对试验的目的、方法、意义、风险等信息充分知情的前提下自愿参加的试验。受试者可以是患者,也可以是健康人或志愿者。此类试验有益于人类医学领域研究,且受试者为自愿,但试验者应承担对受试者的道德责任。

4. 强迫试验

强迫试验指在一定的政治或武力压迫下,强迫受试者接受自己不愿意参加的试验。如第二次世界大战中,德国纳粹强迫战俘进行的截肢、绝育等人体试验。这种试验违背了受试者的意愿,不仅侵犯了受试者的人身自由,而且可能对受试者造成严重的身体和精神上的伤害。不论后果如何,试验者在道德和法律上都会受到谴责和制裁。

5. 欺骗试验

欺骗试验指通过向受试者传达假信息的方式,引诱或欺骗受试者参加的试验。这种试验侵犯了受试者的知情同意权,损害了受试者的利益,是不道德的,试验者应该受到道德的遣责,甚至是法律的制裁。

三、国内外生物医学科研伦理文献梳理

国内关于涉及人的生物医学研究和相关技术的伦理文献主要有:1998年科技部、卫生部联合制定的《人类遗传资源管理暂行办法》(2019年国务院以《中华人民共和国人类遗传资源管理条例》发布)、2003年国家食品药品监督管理局制定的《药物临床试验质量管理规范》(2020年进行修订并发布)、2003年卫生部制定的《人类辅助生殖技术和人类精子库伦理原则》、2003年科技部与卫生部联合制定的《人胚胎干细胞研究伦理指导原则》、2004年国家食品药品监督管理局制定的《医疗器械临床试验规定》(2016年被废止,由国家食品药品监督管理总局和国家原卫生与计划生育委员会公布《医疗器械临床试验质量管理规范》)、2006年卫生部制定的《人体器官移植技术临床应用暂行规定》、2007年国务院颁布的《人体器官移植条例》、2016年国家原卫生与计划生育委员会颁布的《涉及人的生物医学研究伦理审查办法》等,《中华人民共和国民法典》《中华人民共和国生物安全法》等法律中均有关于生物医学研究的法律伦理条款。

国外关于涉及人的生物医学研究和相关技术的伦理文献主要有:1946年审判纳粹战争罪犯的纽伦堡军事法庭制定的《纽伦堡法典》、1964年世界医学会制定并经多次修改的《赫尔辛基宣言》、1979年美国国家保护生物医学和行为学研究人类受试者全国委员会制定的《贝尔蒙报告》、国际医学科学组织理事会联合WHO于1982年共同制定并经多次修订的《涉及人的健康相关研究国际伦理准则》、WHO制定的《临床试验用药GMP指南》等。

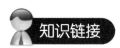
知识链接

《赫尔辛基宣言》

该宣言是第18届世界医学会大会于1964年在芬兰赫尔辛基制定的关于涉及人的生物医学研究的伦理文献。迄今为止,已经过7次修订,2次补充注释,共颁布了8版。2013年10月在第64届世界医学会大会上通过了新的修订。该宣言制定了涉及人体对象医学研究的道德原则,是一份包括以人作为受试对象的生物医学研究的伦理原则和限制条件,也是关于人体试验的第二个国际文件,比《纽伦堡法典》更加全面、具体和完善,是得到了国际广泛认可和使用的最重要的人类医学研究伦理准则,很多国家已将这一宣言吸收进本国的法律,成为规范临床研究的主要依据。

四、涉及人的生物医学研究的伦理原则

根据我国《涉及人的生物医学研究伦理审查办法》等相关文件精神,涉及人的生物医学研究应遵循以下伦理原则。

(一)知情同意原则

就临床医疗活动而言,所谓知情同意是指医务人员为患者做出的诊断和治疗方案,应当向患者提供包括诊断结论、治疗决策、病情预后以及诊治费用等方面的真实、充分的信息,尤

其是诊疗方案的性质、作用、依据、损伤、风险以及不可预测的意外等情况,使患者及其家属经过深思熟虑自主地作出选择,并以相应的方式表达其接受或者拒绝此种诊疗方案的意愿和承诺。在得到患方明确承诺后,才可最终确定和实施拟定的诊治方案。《中华人民共和国医师法》第二十五条规定:"医师在诊疗活动中应当向患者说明病情、医疗措施和其他需要告知的事项。需要实施手术、特殊检查、特殊治疗的,医师应当及时向患者具体说明医疗风险、替代医疗方案等情况,并取得其明确同意;不能或者不宜向患者说明的,应当向患者的近亲属说明,并取得其明确同意。"《中华人民共和国民法典》中也有同样的要求。

知情同意权包括知情权和同意权两个方面,单纯的知情或单纯的同意都不能称为知情同意。知情权是指患者有权了解和认识自己所患疾病,包括检查、诊断、治疗、处理及预后等方面的情况,并有权要求医生做出通俗易懂的解释;有权知道所有为其提供医疗服务的医务人员的身份、专业特长、医疗水平等;有权查看医疗费用,并要求医方逐项做出说明和解释;有权查阅医疗记录,知悉病历中的信息,并有权复印病历等。同意权是指患者及其家属有权接受或拒绝某项治疗方案及措施。但是,在患者履行拒绝治疗权利时,医务人员应注意以下问题:其一,当患者及其家属拒绝治疗时,应要求患者及其家属在病历中签字,以示其对自己的拒绝治疗负责;其二,对于急救患者,建议患者家属慎用拒绝权并做好解释说明工作,因为医生提出的急救措施往往直接关系到患者的生命安全,家属由于医疗知识所限,不容易做出准确判断;其三,当医务人员明知患者及其家属的拒绝对患者的诊治有较大损害时,应进行充分的告知和劝解,在劝解无效时,应报告有关的负责人同意后再决定具体的处理措施。

患者知情同意的理想状态是患者及其家属的完全知情并有效同意。完全知情是指患者获悉他做出承诺所必需的一切医学信息,即通过医方详细的说明和介绍、对有关询问的必须回答和解释,患者全面了解诊治决策的利与弊,包括诊治的性质、作用、依据、损伤、风险、意外等。医方使患者知情的方式一般是口头的,必要时则辅以书面文字。有效同意是指患者在完全知情后,自主、自愿、理性地做出负责任的承诺。患者及其家属作出有效同意的必要条件是具备自主选择的能力和自由,患者及其家属有权随时收回、终止和要求改变其承诺;符合法定的责任年龄和责任能力。关系重大的知情同意还应遵循特定的程序,即签订书面协议、备案待查,必要时还需经过公证。此外,正确对待代理知情同意问题也是实现知情同意的重要内容。代理知情同意的合理性和必要性取于以下因素:①代理人受患者委托代行知情同意权;②特殊患者(婴幼儿患者、智力残疾患者、精神障碍患者等)或需要实施保护性医疗的患者,因本人不能行使或不宜行使知情同意权,而由其家属或其他适合的代理人代行此权;③代理人的意见能够真实反映患者的意志。参照《中华人民共和国民法典》第一千一百二十七条"法定继承"顺序之规定,法定代理人的顺序一般是:第一顺序代理人包括配偶、子女、父母;第二顺序代理人包括兄弟姐妹、祖父母、外祖父母。代理开始后,由第一顺序代理人代理,第二顺序代理人不代理;没有第一顺序代理人代理的,由第二顺序代理人代理。有合法委托代理的依委托代理。

上述知情同意的内涵及要求同样适用于涉及人的生物医学研究活动。在医学科研活动中,研究者应当将研究的目的、方法、经费来源、任何可能的利益冲突、科研工作者与其他单位之间的从属关系、课题预计的好处以及潜在的风险和可能造成的痛苦等信息,全面、客观地告知受试者,受试者有充分知悉并在此基础上自主、理性地表达同意或拒绝参加试验的意愿的权利。只有在受试者作出有效的选择之后,研究者才能根据受试者的选择进行试验。

知情同意的具体要求包括:其一,尊重和保障受试者决定是否参加研究的自主权,严格履行知情同意程序,防止使用欺骗、利诱、胁迫等手段使受试者同意参加研究,允许受试者在任何阶段无条件退出研究;其二,受试者不能以书面方式表示同意时,项目研究者应当获得其口头知情同意,并提交过程记录和证明材料;其三,对无行为能力、限制行为能力的受试者,项目研究者应当获得其监护人或者法定代理人的书面知情同意;其四,知情同意书应当含有必要、完整的信息,并以受试者能够理解的语言文字表达。

知情同意的具体内容包括:①研究目的、基本研究内容、流程、方法及研究时限;②研究者基本信息及研究机构资质;③研究结果可能给受试者、相关人员和社会带来的益处,以及给受试者可能带来的不适和风险;④对受试者的保护措施;⑤研究数据和受试者个人资料的保密范围和措施;⑥受试者的权利,包括自愿参加和随时退出、知情、同意或不同意、保密、补偿、受损害时获得免费治疗和赔偿、新信息的获取、新版本知情同意书的再次签署、获得知情同意书等权利;⑦受试者在参与研究前、研究后和研究过程中的注意事项。

在知情同意获取的过程中,项目研究者不只是将知情同意书让受试者签字即可,还应当按照知情同意书内容向受试者逐项说明,其中包括:受试者所参加的研究项目的目的、意义和预期效果,可能遇到的风险和不适,以及可能带来的益处或者影响;有无对受试者有益的其他措施或者治疗方案;保密范围和措施;补偿情况,以及发生损害的赔偿和免费治疗;自愿参加并可以随时退出的权利,以及发生问题时的联系人和联系方式等。项目研究者应当给予受试者充分的时间理解知情同意书的内容,由受试者作出是否同意参加研究的决定并签署知情同意书。在心理学研究中,因知情同意可能影响受试者对问题的回答,从而影响研究结果的准确性的,研究者可以在项目研究完成后充分告知受试者并获得知情同意书。

当发生下列情形时,研究者应当再次获取受试者签署的知情同意书:①研究方案、范围、内容发生变化的;②利用过去用于诊断、治疗的有身份标识的样本进行研究的;③再次使用生物样本数据库中有身份标识的人体生物学样本或者相关临床病史资料进行研究的;④研究过程中发生其他变化的。

以下情形经伦理委员会审查批准后,可以免除签署知情同意书:其一,利用可识别身份信息的人体材料或者数据进行研究,但已无法找到该受试者,且研究项目不涉及个人隐私和商业利益的;其二,生物样本捐献者已经签署了知情同意书,同意所捐献样本及相关信息可用于所有医学研究的。

(二)控制风险原则

首先,将受试者人身安全、健康权益放在优先地位,其次才是科学和社会利益,研究风险与受益比例应当合理,力求尽可能避免对受试者造成伤害;科学研究首先考虑到的是维护受试者的健康利益,当这一原则与其他原则发生矛盾时,应该把这一原则放在更高的位置。具体要求包括:①必须坚持安全第一。无论试验的科学价值多大,如果有可能对受试者造成身体上和精神上较为严重的伤害,那么也不能进行,如手术戒毒;必须首先进行毒副作用实验,只有明确其毒副作用后,方可进行有效性实验;试验过程必须保证受试者身体上、精神上受到的不良影响能降低到最低限度;在试验中一旦出现严重危害受试者利益时,无论试验多么重要,都应该立即终止;对不良事件进行实时监察;制定最大耐受剂量的限定标准、中止或终止受试者继续研究的标准等。②必须坚持科学性。涉及人的生物医学研究的人体试验的设计、过程、评价等必须符合普遍认可的科学原理,要使实验的整个过程都要有严密的设计和计划,例如,试验设计必须严谨科学、试验一般应以动物实验为基础、试验结束后必须做出科学报告、正确使用双盲对照及安慰剂对照。尤其在使用双盲对照试验时,应确保受试者暂停常规治疗不至于恶化病情或错过治疗时机,患者要求中断或停用试验药物时应尊重其意见,出现恶化倾向时,应立即停止并采取补救措施等。③必须进行受益与风险评估。只有当受试者可能遭受的风险程度与研究预期的受益相比在合理的范围之内时,研究才可进行。同时,对受试者在研究中可能承受的风险应当有预防和应对措施。

(三)免费和补助原则

首先,对受试者的纳入和排除应当公平公正。受试者的选择应该有明确的医学标准,即要有适应证和禁忌证,明确哪些人适合或不适合参加试验,有具体的纳入与排除标准,不允许用非医学标准来选择或排除受试者;遵循临床均势原则,也就是说,研究者对所研究的干预措施的医疗效果处于真正的不确定状态,即没有理由相信一种干预比另一种干预的疗效更好,不应片面地强调试验干预措施比常规诊疗措施更好。

其次,受试者有权得到公平的回报。在试验时,不得向受试者收取因研究所需要的诊疗、检查等费用,对于受试者在试验过程中支出的合理费用还应当给予适当的减免或补偿,减轻或者免除受试者在试验过程中因受益而承担的经济负担;对于成功取得上市的临床试验药物,该药物的受试者包括对照组的受试者,有权优先获得。

(四)保护隐私原则

《医疗机构从业人员行为规范》第六条规定,医师应当"尊重患者的知情同意权和隐私权,为患者保守医疗秘密和健康隐私"。由于医疗活动的特点,患者主动或被动地向医护人员介绍自己的病史、症状、体征、家庭史以及个人的习惯、嗜好等隐私和秘密,这些个人的隐私和秘密应当受到保护。而且越来越多的人认为患者的病情、治疗方案也属于当事人的隐私,也应当受到保护。患者找医护人员就医,对医护人员是高度信任的,甚至把自己的性命都交给了医护人员,因此,医护人员有义务保护患者的隐私。《中华人民共和国民法典》第一千二百二十六条规定:"医疗机构及其医务人员应当对患者的隐私和个人信息保密。泄露患者的隐私和个人信息,或者未经患者同意公开其病历资料的,应当承担侵权责任。"但是,当保护患者的秘密、隐私与维护患者的生命、他人或社会的利益发生矛盾的时候,应当以患者的生命及大局利益为重,不得有损于他人、社会的利益。

同样,在试验过程中,研究者应当切实保护受试者的隐私,如实将受试者个人信息的储存、使用及保密措施情况告知受试者,未经授权不得将受试者个人信息尤其是家庭信息、身份信息、联系方式、遗传信息、健康与疾病信息等向第三方透露。

(五)依法赔偿原则

研究者在试验过程中,因试验本身给受试者造成损害时,受试者有权得到及时、免费治疗,并有权依据法律法规及双方约定得到赔偿。对于因受试者本身不配合诊疗或试验而造成的伤害,或因医务人员过错而造成的损害,医药或药械企业申办方可以给予适当的补偿,但一般不负有赔偿责任,由医疗机构依照国家法律法规执行。

(六)特殊保护原则

对儿童、孕妇、智力低下者、精神障碍患者等特殊人群的受试者,应当予以特别保护。一般来说,免除知情同意的情形不适用于特殊保护人群。

以上六个原则,是医学伦理学中尊重原则、有利原则、不伤害原则、公正原则等基本原则的具体化,是四个基本原则在医学科研中的具体应用。其中,知情同意原则、保护隐私原则体现了尊重原则,控制风险原则体现了有利和不伤害原则,免费和补助原则、依法赔偿原则、特殊保护原则体现了公正原则。因此,涉及人的生物医学研究的伦理原则与医学伦理学的基本原则是完全一致的。

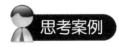 思考案例

案例 4-2　可怕的"海豹畸形儿"

沙利度胺,又名"反应停",1957 年作为处方药上市,科学家们说它能在妇女妊娠期治疗呕吐反应,临床疗效明显,于是它成了"孕妇的理想选择"。"反应停"被大量生产、销售,迅速流行于欧洲、亚洲、北美、拉丁美洲的 17 个国家,仅在联邦德国就有近 100 万人服用过"反应停"。但随之而来的是,这个时期许多出生的婴儿都是短肢以及脏器畸形,形同海豹,被称为"海豹肢畸形"。1961 年通过大量的流行病学调查和大量的试验证实,这种症状是孕妇服用"反应停"所导致的,短短的几年时间,"反应停"导致 12000 多名婴儿畸形。经过媒体的进一步披露,人们才知道,这起丑闻的发生是因为在"反应停"出售之前,有关研究机构与人员并未仔细检验其可能产生的副作用。这是一次惨痛的教训,它以高昂的代价促成了著名的《赫尔辛基宣言》这一国际医学界的基本道德标准的诞生。同时该事件被列为人类近代发展史上最值得铭记的 20 大教训之一。该事件充分说明了对涉及人的医学科研活动进行伦理审查的重要性。

请思考:该事件对涉及人的生命科学和医学科研活动有何启示?

第五章 医学伦理委员会建设及其伦理审查

医学伦理委员会作为现代医学和现代生命技术发展的产物,对于维护患者和受试者的权益,确保生物医学研究的健康发展,防范伦理风险具有重要的作用。伦理审查作为医学伦理委员会的一项重要职能,需要按照国家法律法规规范开展,制定相应的操作流程。

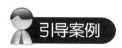 引导案例

案例5-1 知情告知问题

郭某因患糖尿病,经就诊医生推荐,参加"某低精蛋白锌重组人胰岛素注射液"的Ⅲ期临床试验,此临床试验已获得国家食品药品监督管理总局(CFDA)批准,临床方案、知情同意书及病历报告表等已由试验机构伦理委员会审查并同意。医生(研究者)称该药对郭某应该有效果,不仅用药免费,而且还可获赠品(血糖测量仪)。于是,郭某在知情同意书上签字。入组后郭某按要求停用原来治疗糖尿病的药品,根据试验方案在家自行注射试验用胰岛素,测定血糖并按规定记录患者日记、接受随访,尽管试验期间血糖控制不佳,但郭某仍相信研究者,按指示增大剂量后继续用药,直到试验结束。

试验结束后不久,郭某因腰酸、眼睑轻度水肿到医院就诊,医院检查后诊断为"2型糖尿病、糖尿病肾病"。郭某将该医院(临床试验机构)及江苏某制药厂(申办者)告上法院,要求赔偿其各项损失31万余元。法院审理后宣判:尽管受试者郭某身体健康的损害与研究干预措施不存在因果关系,但试验机构和药厂未履行充分告知义务,只讲试验受益而没有讲"糖尿病肾病发生与高血糖密切相关,血糖控制不佳可加速糖尿病肾病发生发展"的风险,侵害了受试者的知情权和自主决定权,给受试者造成了精神损害。因此,受试者主张赔偿精神抚慰金的请求法院予以支持,酌定精神抚慰金为1万元。医院和药厂作为共同侵权人承担连带赔偿责任。

请思考:该案例对医学伦理审查有何启示?在告知受益时还应当注意哪些伦理问题?

第一节 医学伦理委员会概述

一、医学伦理委员会的含义

在我国,医学伦理委员会分为两种:一种是设在国家、省(市)卫生行政主管部门的医学

伦理专家委员会,按照《涉及人的生物医学研究伦理审查办法》(简称《办法》)第五条之规定:国家卫生计生委负责全国涉及人的生物医学研究伦理审查工作的监督管理,成立国家医学伦理专家委员会。国家中医药管理局负责中医药研究伦理审查工作的监督管理,成立国家中医药伦理专家委员会。省级卫生计生行政部门成立省级医学伦理专家委员会。另一种是由开展涉及人的生物医学研究和相关技术应用活动的机构,包括医疗卫生机构、疾病预防控制机构、科研院所和妇幼保健机构等设立的机构伦理审查委员会。《办法》第七条规定:从事涉及人的生物医学研究的医疗卫生机构是涉及人的生物医学研究伦理审查工作的管理责任主体,应当设立伦理委员会,并采取有效措施保障伦理委员会独立开展伦理审查工作。医疗卫生机构未设立伦理委员会的,不得开展涉及人的生物医学研究工作。

一般来说,所谓医学伦理委员会是指在机构内设立的以维护生物医学研究、公共卫生和临床医学活动参与者的尊严、权利、安全和福利为宗旨,为涉及的伦理问题提供伦理咨询、开展医学伦理学教育培训、进行医学伦理审查的组织机构。

医学伦理委员会是为解决和论证发生在医学实践中的医学道德课题和难题而设立的一个组织机构。1983年,卡弗德和德奥德尔给医学伦理委员会下过这样的定义:"由某个保健机构建立的、多学科职业保健人员组成的、为指导发生在该机构内的伦理学难题而专门设立的小组。"莱文认为:"医学伦理委员会是由医院或保健机构设立的正式负责调解、咨询、讨论在临床保健中所引起的伦理决定和政策问题的小组。"这些定义向我们表明,医学伦理委员会就是依据一定的伦理原则,为解决、论证、指导发生在医院内医学实践中的伦理问题而设立的专门组织。

在我国,医学伦理委员会还未形成统一的名称。有学者建议,根据原卫生部颁布的《中华人民共和国人体器官移植条例》《人类辅助生殖技术管理办法》《人类精子库管理办法》和药监局颁布的《药物临床试验质量管理规范》等文件,可将伦理委员会划分为人体器官移植技术临床应用伦理委员会、生殖医学伦理委员会和药物临床试验伦理委员会。也有学者建议,按我国医学伦理委员会的现状,可以将其归并为医学伦理委员会、机构伦理委员会、医院伦理委员会三大类较为合适。事实上,机构伦理委员会是相对区域伦理委员会、作为社会组织的第三方伦理委员会而言的,它包括医院伦理委员会、高校伦理委员会、研究中心(所)伦理委员会等机构内部建立的医学伦理委员会。就伦理委员会职能定位而言,伦理委员会可简单地分为伦理审查委员会、伦理咨询委员会。前者的伦理意见具有审批的性质,未通过批准的就不得开展;而后者的伦理意见则仅具有咨询的性质,只是为当事人提供伦理参考意见,而不是审批意见。虽然不同伦理委员会的工作流程大同小异,但人员组成和审查内容等各不相同,管理起来存在困难,毕竟某些规定只适合某一伦理委员会,所以需要建立统一的规定来规范医学伦理委员会的工作。一般来说,医学伦理委员会作为独立的组织机构,其作用主要表现在以下几个方面。

1. 维护患者和受试者的利益

医学伦理委员会的审查通常包含有无实施知情同意、医生或研究者是不是单纯追求研究成果而忽视了患者和受试者的人权、对可能的伤害有无预防措施等。委员会的组成必须有非医学专业、不同性别的成员参加,如法律、哲学、伦理学专业的成员以及外部成员,不同背景的委员会成员,能够从不同的角度进行全方位的伦理审查,最大限度地保护患者和受试者的权利和尊严,避免他们遭受不必要的危害。

2.提高医疗技术和医学科研发展

医学高新技术的使用使医务人员和研究者面临更多的道德两难问题。例如,脑死亡患者和不可逆的终末期患者是否应放弃治疗、胚胎的地位和胚胎干细胞研究的矛盾、器官移植中资源的微观分配、人工辅助生殖技术与传统家庭婚姻观念的冲突等,这些矛盾的解决都需要医学伦理委员会提供伦理咨询,使高新技术的发展和应用更符合患者、社会及各方面利益,医学伦理委员会扮演了对医学技术进步的推动者的角色。

3.保证医院、科研院所等机构的正确发展方向

机构的管理应该包含伦理管理,在人事制度、分配制度、收费制度、服务制度方面应该以伦理理念为导向,确保改革的正确方向。

4.保护医务人员、研究人员和机构的利益

医疗和科研属于高风险行业,医学伦理委员会的出现从客观上可以保护医务人员、研究人员和机构的利益。如在 1976 年美国昆兰事件的判例中,新泽西州最高法院的判决,一方面提供了法律的免责,另一方面指出了以伦理委员会为主进行的治疗决策与由医生或家属进行的决策相比,更加周全。将医疗的决策分散,能够客观地起到保护医生和医院的作用。还比如早些年我国科研工作者的一些高水平文章因伦理问题被杂志拒绝刊登,如果我们的伦理委员会能更好地开展工作,就可以尽量避免这样的问题发生。

二、医学伦理委员会的产生及发展

道德评议活动作为医学伦理委员会的一项重要活动。在我国最早出现在东汉时期,当时民间风行乡间评议,通过评议,对笃守道德的人,当政者给以奖励。它是儒家德治思想的产物。在西方,早在二十世纪六十年代"患者权利运动"风起云涌之际,1966 年,哈佛大学医学院教授亨利·彼彻尔在一流的国际医学杂志《新英格兰医学杂志》上发表题为"伦理与临床研究"的论文,列举了 22 宗瞒着患者开展的反伦理的人体实验研究,论文发表后引起了轩然大波。据文献报道,医学伦理委员会这一概念最早见于 1971 年加拿大《医德指南》,此后在美国出现了这一组织。1976 年,新泽西州最高法院在审理著名的昆兰事件时,在判决中写道:"要作出'应拆除人工呼吸器'的结论,要求负责医生和监护人向患者所在医院的伦理委员会或同类机构进行咨询,如果该咨询机构也表示同意,那么就应该拆除。"这一重要判决促进了医院伦理委员会建立。美国政府还规定,凡是使用美国政府经费的医院或研究机构,在进行以人为对象的研究之前,都必须取得临床试验审查委员会(IRB)的伦理审查,此规定标志着医学科研行为有了监管的机构。1984 年,美国医学会作出了"每个医院建立一个生命伦理委员会"的决议,截至 20 世纪 80 年代末,美国已有 60% 以上医院建立了医院伦理委员会。日本于 1982 年在德岛大学建立了医学伦理委员会开始,到 1992 年已经有 80% 以上的医学院院校和 50% 以上的医院设立了伦理委员会。

在美国,医学伦理委员会产生了较大的社会影响。美国前总统尼克松和前总统肯尼迪的遗孀杰奎琳,生前都表示了"拒绝无效治疗,加速走向生命的终点"的预嘱,希望在临终时,他们的愿望能得以实现。这是医学伦理学中的一个敏感问题。他们的做法引起了美国社会的巨大反响,获得了人们的普遍的赞扬和仿效。但是,在过去,医生和医院的行政人员害怕终止无望患者的治疗会给自身带来不利的后果。如今,医学伦理委员会可充当顾问和提供支持,促进了患者生前预嘱得以实现。在法律上,一些案子的判决也有利于确立"患者终止治疗的权利"。美国最高法院确认,宣布生命预嘱是"合法行为",患者有权选择接受治疗或拒绝接受治疗。

我国的医学伦理委员会是在我国传统的道德评议活动和西方的审议处理伦理难题活动的影响下出现的。它既有我国传统文化的历史背景,又有西方生命伦理文化的时代背景。我国医学伦理委员会的发展,大体经历了以下四个发展阶段。

1. 舆论准备阶段

1988—1990 年,我国的医学伦理工作者张鸿铸、张琚等著文介绍了国外医学伦理委员会建设情况,提出了在医院建立伦理委员会的设想。

2. 组织推动阶段

组织推动是指学术组织和行政组织的分头配合推动。1989 年中华医学会医学伦理学分会伦理法规委员会委托天津市医德法规起草小组起草了《医学伦理委员会组织规则(草案)》,于 1990 年 10 月 13 日由医学伦理法规委员会第二次会议原则通过。1993 年北京市医学伦理学会组织制定了《医学伦理委员会通则》。经中华医学会医学伦理学分会伦理法规委员会第四次工作会议讨论,推荐给各地医院作为建立医学伦理委员会的参照文本。1995 年5 月,中华医学会医学伦理学分会对《医学伦理委员会组织规则》作了修订,改称《医学伦理委员会组织规程》。

行政组织推动,当以天津市原卫生局为代表。天津市原卫生局于 1991 年制定颁发了《关于在卫生系统开展医德考评工作的安排意见(试行)》的文件。文件明确提出成立局系统和医院两级医学伦理委员会,并规定了伦理委员会的 6 条职责。在上述两类组织的推动下,我国的医学伦理委员会开始在大城市、大医院散在出现。

3. 选点突破阶段

由于天津市原卫生局当时对这一组织的建设抓得较早,进展较快,国内相关组织建议将医院伦理委员会的设立纳入医院等级评审条件,被接受后医学伦理委员会的建设在天津出现了大的突破,不少二三级医院都建立起医学伦理委员会组织。

4. 快速发展阶段

1995 年卫生部正式发文《关于临床药理基地工作指导原则》专门规范伦理委员会工作,提出伦理委员会由 5~7 人组成。1996 年国家抗肿瘤临床研究中心成立了医学伦理委员会。此后,北京、上海、广州、天津等地的大医院开始建立医院伦理委员会。1998 年,原国家药品监督管理局制定并颁布了《药品临床试验管理规范(GCP)》(试行)等一系列管理法规;2001 年卫生部发布《人类辅助生殖技术管理办法》,在第二章第六条中第一次将"设有医学伦理委员会"作为申请开展人类辅助生殖技术的医疗机构应当符合的必备条件。2003 年修订的《药品临床试验质量管理规范(GCP)》第 9 条规定:"为确保临床试验中受试者的权益,须成立独立的伦理委员会,并向国家食品药品监督管理局备案。"2020 年修订的 GCP 规范又对此进行了完善。2007 年卫生部颁布《涉及人的生物医学研究伦理审查办法(试行)》第 6 条规定:"开展涉及人的生物医学研究和相关技术应用活动的机构,包括医疗卫生机构、科研院所、疾病预防控制和妇幼保健机构等,应设立机构伦理委员会。"其他的文件还有《人胚胎干细胞研究伦理指导原则》(2003)、《人类辅助生殖技术与人类精子库相关技术规范、基本标准和伦理原则》(2003)、《人体器官移植条例》(2007)等。而 2016 年国家原卫生和计划生育委员会颁布的《涉及人的生物医学研究伦理审查办法》的出台,标志着我国医学伦理委员会建设和伦理审查工作正式步入法制化阶段。该《办法》对我国医学伦理委员会设置、审查程序、监督管理等方面提出明确要求,医学伦理委员会建设进入实质性的操作阶段。在该《办法》的基础上,2023 年 2 月 18 日,国家卫生健康委员会、教育部、科技部、国家中医药局联合颁发了《涉及人的生命科学和医学研究伦理审查办法》,对伦理审查的适用范围、委托伦理审查机制、相关企业的伦理审查监管、区域伦理审查委员会管理及"免除伦理审查"制度等进行了进一步的规范。毋庸置疑,医学伦理在医学实践和生命科学研究中发挥越来越重要的作用。2019 年,国家卫生健康委员会开展的医疗卫生机构伦理委员会备案监管自查工作的调查结果显示,全国已有 7572 家医疗卫生机构设立了伦理委员会(其中三级甲等医疗卫生机构设立伦理委员会的有 1316 家),成立伦理委员会 8288 个,已向执业登记机关备案的有 5791家,审查项目 97977 项。尤其是北京、广东伦理委员会成立比例、审查项目总数和平均数、跟踪审查项目总数和平均数居于全国前列,处于领先水平,发挥了示范引领作用。

我国医学伦理委员会的建立虽然起步较晚,但它在我国医疗卫生事业发展中所起的独特作用却日益明显,充分显示出它的生命力。首先,在医德教育方面,医学伦理委员会发挥着越来越重要的作用。不少已经建立了医学伦理委员会的地方与单位,依靠这一组织有系统地、有计划地理论联系实际,开展了一系列形式多样的医学伦理学宣传、教学和培训活动,大大提高了医务人员的整体道德素质,促进了医学伦理学的普及和深化。其次,有效地解决了医患矛盾和冲突。在医疗实践中,由于主客观原因,医患之间、护患之间有时会发生认识上的分歧,甚至会产生医疗上的纠纷。通过医学伦理委员会的工作,对医务人员、患者及其家属进行有针对性的咨询、调解,帮助医患双方走出认识误区,减轻心理上的焦虑,缩小认识上的差距,使医患双方逐步形成共识。最后,较好地把握医学科研的道德导向。医学伦理委员会十分注意对医院开展的新技术、药械临床试验、涉及人的基础性研究等进行伦理审查,把握这些科研活动的动机与效果、手段的有效性和道德性的协调统一,对保证患者的健康利益和权利、维护医学健康发展起到了重要作用。

但是,由于我国的医学伦理委员会还处于发展阶段,各方面还不够成熟,某些方面还需要进一步完善,具体表现为:其一,在建立和发展医学伦理委员会方面,部分医院存在着动力机制不足的问题。目前,我国医学伦理委员会的发展,无论是速度、规模,还是数量、质量都还有进一步提升的空间,究其原因很重要的一点就是部分医院尤其是医院主要负责人对建立医学伦理委员会的必要性、紧迫性认识不够,即缺乏内在动力。一些人由于对这一组织的性质、任务不了解,因而没有采取积极支持的态度,有的甚至有一些错误的认识,认为建立医学伦理委员会是多此一举,采取反对态度。有的对医学伦理委员会的生命力表示怀疑,也有的认为它与医院本身一些已有的机构如医务处(科)、科研处(科)及政研会等在性质、任务上有些地方相似或重叠,所以把它视为重复建设。这些都是造成我国医学伦理委员会建立与发展还不够充分和平衡的原因。其二,我国医学伦理委员会的运行机制和管理机制还不够完善,未能充分发挥应有的作用。目前,各省(区、市)都先后成立了省(市)级医学伦理学专家委员会,有力地推动了涉及人的生物医学研究伦理审查工作的制度化、规范化。但是,由于我国医学伦理委员会在不少方面还不够成熟,所以对它究竟应该如何运作、行使什么职权、怎样行使职权等缺乏权威性的界定。全国医疗卫生机构伦理委员会的建设水平和医疗卫生技术人员的伦理意识还参差不齐,地域差异性较为明显。在已经成立医学伦理委员会的单位,对于组织机构如何设置、如何有效地开展工作缺乏经验,有的组织机构过于松散,没有科学的管理运作机制,缺少既有较高理论修养,又有管理技能的管理人员,这些都影响了我国医学伦理委员会的普及和发展。

三、医学伦理委员会的职能

开展医学伦理学和生命伦理学的教育,帮助医务人员和医学伦理委员会的成员提高对伦理问题的自觉认识,是医学伦理委员会的一项基本功能。医学伦理委员会要利用多种形式开展伦理学的教育活动,从委员的自我教育开始。医学伦理委员会及其成员应有普及伦理意识、宣传伦理知识的意识,应承担本机构科研人员、工作人员、所在社区公民的医学伦理教育和培训任务。《办法》第二章第八条规定伦理委员会"在本机构组织开展相关伦理审查培训"。通过专题培训、讲座、案例分析、公开讨论等开展伦理知识教育。医学伦理委员会还应制定本单位的有关方针和政策,如本单位关于知情同意的执行计划等,发挥其教育培训功能。美国的丹佛"应用生物医学伦理学中心"主任 Fredrick R Abrams 博士针对医学伦理委员会的教育活动曾经指出:"如果缺乏生命伦理学的知识背景,那么这样一个委员会的成员就会仅仅表达出那些他们原有的偏见。"

医学伦理委员会接受患者及其家属或者医学工作者的咨询,并提出适当的建议,也是医学伦理委员会的一项重要功能。咨询服务的内容是广泛的,一般有以下几个类型:一是研究人员或医务人员在提出申请之前,对准备申请的项目向医学伦理委员会进行咨询,比如对药物临床试验、器官移植供受双方的利益风险、人工辅助生殖技术的适用性、新技术的使用、涉及动物的实验等有疑问可以进行咨询;二是患者或受试者对服务态度、治疗方案等不理解或产生误解,可以通过对医学伦理委员会进行咨询,医学伦理委员会应以高度负责任的态度、以坚实的理论基础,为咨询者提供符合医学伦理原则的有意义、有价值的咨询意见。通过咨询,给咨询者提供一个符合医学伦理原则的知识背景和问题的说明,给咨询者提供一个行动指南。咨询服务功能的体现应以教育为基础,委员会的成员必须具有坚实的生命伦理学理论基础和解决问题的能力,必须对咨询的有关问题和案例的实际情况进行深入的研究和探讨,只有这样他们才能为咨询者提供有意义和有价值的建议。

医学伦理委员会还具有政策研究功能。医学伦理委员会应该对实际工作中反映出的伦理问题及生命科学进展所提出的伦理问题,有明确的伦理、政策研究。对伦理政策的研究是在学习医学伦理及生命伦理学的基础上进行的,把伦理政策研究的成果撰写成条例、指南或规范,指导本院的医学实践活动。《办法》第一章第六条规定:"国家医学伦理专家委员会、国家中医药伦理专家委员会(以下称国家医学伦理专家委员会)负责对涉及人的生物医学研究中的重大伦理问题进行研究,提供政策咨询意见,指导省级医学伦理专家委员会的伦理审查相关工作。"医学伦理委员会对医学发展的重要决策进行伦理研究,确保各项医学研究沿着正确的道路前进。

开展对涉及人的生物医学研究和相关技术应用项目进行伦理审查,这是当前医学伦理委员会的主要职能。伦理审查不同于伦理咨询,伦理咨询意见当事人或机构可予以采纳,也可不采纳。但伦理审查意见,当事人或机构必须服从,如果有疑义可以提出,但不得置之不理。伦理审查的目的是保护人的生命和健康,维护人的尊严,尊重和保护受试者的合法权益,以及规范涉及人的生物医学研究伦理审查工作。同时,在某种意义上对科研人员也有一定的保护作用。《办法》第六条规定:"国家医学伦理专家委员会、国家中医药伦理专家委员会(以下称国家医学伦理专家委员会)负责对涉及人的生物医学研究中的重大伦理问题进行研究,提供政策咨询意见,指导省级医学伦理专家委员会的伦理审查相关工作。省级医学伦理专家委员会协助推动本行政区域涉及人的生物医学研究伦理审查工作的制度化、规范化，指导、检查、评估本行政区域从事涉及人的生物医学研究的医疗卫生机构伦理委员会的工作，开展相关培训、咨询等工作。"《办法》第八条规定："伦理委员会的职责是保护受试者合法权益，维护受试者尊严，促进生物医学研究规范开展。"

医学伦理委员会的这些基本功能把医学实践和医德理论紧紧地结合在一起，使医德建设根植于医学实践，避免了理论与实践的脱节。"医以德为本，无德不为医"，古今中外几千年的医学史，反映了不同历史阶段的医术和医德的共生共存，共同发展。现代医学的发展更离不开医学伦理学和生命伦理学的发展。

四、中外医学伦理委员会比较及分析

美国和日本是建立医学伦理委员会较早的国家，但是由于我国与美、日等国的国情不同，客观环境差异较大，医疗实践、医学发展和医德观念等方面都存在差别，因而医学伦理委员会的任务、职能也有较大区别。美国医学伦理委员会的主要任务是普及生命伦理知识，制定复杂的生命伦理问题政策；对医患提出的生命伦理问题进行解答或提出建议。日本医学伦理委员会的主要任务是制定以患者为对象的临床研究和以健康者为对象的医学研究方针，主要内容：①维护研究对象个人的人权；②争取研究对象本人的理解和取得同意的方法；③预测研究对研究对象的不利因素或危险性及其对医学的贡献。中国医学伦理委员会的主要任务：①开展各种类型的医德教育；②向包括医务人员、医院管理决策人员、患者及家属等在内的各类人群提供有关医学伦理方面的咨询服务或提出意见和建议；③对医务人员的医疗行为和医德水平进行监督、评价；④制定有关医院伦理道德规范等。

根据我国的国情，借鉴发达国家发展医学伦理委员会的经验，我国医学伦理委员会目前应做好以下几方面的工作：①加大建立医学伦理委员会的舆论宣传力度，提高知名度。促进医学科学发展、促进医学管理的规范化和科学化、促进我国医疗卫生事业与国际接轨。②加强医学伦理委员会的自身建设。具体的行动：其一，通过学习和总结其他各国医学伦理委员会建立和发展的经验教训，发展和完善我国医学伦理委员会。从美、日等国医学伦理委员会的特点来看，虽然任务不同，但都有一个共同点，即这些国家的医学伦理委员会都是在医学特定领域内具有权威性、决策性的组织管理机构，这种务实性和权威性是这一组织存在和发展的根本。其二，立足本国实际，根据中国特色，在实践中不断改进和完善我国医学伦理委员会。应加强医学伦理委员会建设，完善组织机构，明确组织职能、目的和任务。协调与医院相关部门如院办、党办、精神文明办、医务处（科）、科研处（科）、纠风办等的关系。克服目前一些医学伦理委员会与其他管理部门分工不清、任务不明、职能重复、缺乏独立的决策能力等弱点。这样，才能使医学伦理委员会更有生命力，才能顺利发展。其三，切实履行职责。要引起各级领导对伦理委员会的重视和支持，人们不仅听你说得怎么样，更要看你做得怎么样。这就是说，要用建设医学伦理委员会的行动、实效去引起领导重视，争取领导支持，赢得群众信赖。这就要求组织要切实履行职责。履行职责，不仅要按章程办事，还要把章程中的原则条文具体化，具体为可操作性、可考核性的办法。如美国一些实验室在搞动物实验之前要填伦理评议申请表。我国一位在美研修学者，在进行动物脊柱断裂相关的研究时，因其申请表未写明断裂方法，被退回。美国医学伦理委员会的意见是随便用手法断裂不行，必须像对人体一样对待动物。

总之,医学伦理委员会是加强医院道德化管理的重要措施,随着医学科学的发展,在医院内建立医学伦理委员会已成必然。它的建立有助于促进医院的道德化管理,以强大的生命力日益显示其在医院管理中无可替代的重大作用。通过医学伦理委员会宣传普及医学伦理学知识,加强对新政策、新技术、新项目中的伦理道德的研究和伦理审查,协调医患关系,维护患者、受试者和医务人员的合法权益,并为领导、医务人员和患者、受试者提供医学伦理学方面的咨询,充分发挥其教育咨询、监督、协调等作用,为医院的道德化管理提供有效的保障。

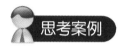 **思考案例**

案例 5-2　美国昆兰(Karen Ann Quinlan)事件

该事件是 1976 年在美国新泽西州最高法院审判的被称为美国医学伦理学发展史上的里程碑事件。1966 年,小女孩昆兰,12 岁,她是个昏迷患者,一直靠呼吸机和静脉点滴这些生命维持疗法维持她的心搏、呼吸和营养。1975 年,她的父亲约瑟夫·昆兰要求成为她的监护人。作为监护人,他有表示同意撤销一切治疗,包括取走呼吸机的权利。但是,新泽西州高等法院的法官缨尔(Muir)驳回了他"撤销昆兰的生命维持系统"的要求,认为"认可这一点就是杀人",破坏了"生命的权利"。可是新泽西州最高法院法官休斯(Hughes)推翻了缨尔的否决,同意约瑟夫·昆兰作为他女儿的监护人,允许他或医生撤除一切治疗,认为中止呼吸机和中断人工喂养没有区别,并援引了儿科医生 Karen Teel 在 1975 年《贝勒法律评论》中关于伦理委员会的思想,提示昆兰的家长和医生应向"伦理委员会"进行咨询。但是,休斯法官并不知道在当时大多数医院并没有这样的机构。可是,休斯法官明确地提出了"伦理委员会"这样的机构名称,引起了人们对"伦理委员会"的兴趣。后来,该事件通过新闻媒体广为传播,成为社会公众关注的焦点。而后,许多类似的案例裁决都援引了新泽西州最高法院对这一案件的裁决。新泽西州最高法院的这一裁决促进了生命伦理学的发展和医学伦理委员会的建立。

请思考:机构伦理委员会提供的伦理咨询意见与伦理审查意见的作用有何不同?

第二节　医学伦理委员会的运作规程

一、医学伦理委员会的架构

(一)医学伦理委员会的组成

美国医疗保健机构道德委员会准则(以下简称《准则》)规定:"委员会大多数必须由医生、护士和其他保健卫生人员组成。""根据不同机构而异,但不能过于庞大而不实用"。日本医学伦理委员会人数一般为 10 人左右。日本东京医科大学《章程》规定的委员组成:①基础系教授 3 名;②临床系教授 3 名;③医师以外的有学识、有经验者 2 名以内。在我国,《办法》规定,伦理委员会的委员应当从生物医学领域和伦理学、法学、社会学等领域的专家和非本机构的社会人士中遴选产生,人数不得少于 7 人,并且应当有不同性别的委员,少数民族地区应当考虑少数民族委员。必要时,伦理委员会可以聘请独立顾问。独立顾问对所审查项目的特定问题提供咨询意见,不参与表决。伦理委员会委员任期 5 年,可以连任。伦理委员会设主任委员 1 人,副主任委员若干人,由伦理委员会委员协商推举产生。

总之,医学伦理委员会作为一个由多学科人员组成的组织,其人员组成一般应包括医生、护士、其他医药科技人员、医院管理工作者、伦理学家、心理学家、法律工作者及社区代表。国外有的还有宗教人员参加。医学伦理委员会的人员、知识结构不同,他们之间的知识可以互补,在自我学习和自我充实的过程中,互相学习,完善自己的知识结构。医学伦理委员会的委员还应该对生命伦理学问题有足够的兴趣和丰富的实际工作经验。美国《准则》规定:"成员必须关心患者的利益,对道德问题有兴趣,在社会和群众中享有正直、公正的声誉"。确定合适的委员会委员是一项很重要的工作,是委员会正常而有效地工作的基本条件。

(二)医学伦理委员会的决策模式

在国外,从医学伦理委员会的职能来看,关于医学伦理委员会的意见有 A、B、C、D 四种决策模式(或称四种政策):模式 A 为选择性/选择性,即伦理委员会的审查和建议均属选择性;模式 B 为强制性/选择性,即审查为强制性,建议为选择性;模式 C 为选择性/强制性,即审查为选择性,建议为强制性;模式 D 为强制性/强制性,即审查和建议均属强制性。

我国的医学伦理委员会随其性质和服务项目的不同,具有不同的职能模式。属于行政权力型的伦理审查组织,则多为模式 D,或模式 B。属于咨询、监督型组织,则多为模式 A。鉴于我国医学伦理委员会的现状及发展趋向,其职能模式将从模式 A 向模式 B 演化。

按照《办法》,国家卫生行政部门、省级卫生行政部门的医学伦理专家委员会是伦理审查指导的咨询组织,但是在必要时可组织对重大科研项目的伦理审查;开展生物医学研究和相关技术应用活动的机构,包括医疗卫生机构、疾病预防控制机构、科研院所和妇幼保健机构等设立伦理委员会,对本机构或所属机构涉及人的生物医学研究和相关技术应用项目进行伦理审查,伦理审查过程应当独立、客观、公正和透明。对于属于伦理审查的项目如涉及人的生物医学研究项目包括基础研究、GCP、干细胞研究、医疗新技术临床研究和应用,以及人体器官移植的伦理审查等都属于强制性的,伦理委员会的意见具有审批的性质。而对于人类辅助生殖技术、产前诊断等临床诊疗项目,以及放弃治疗等伦理难题的伦理意见,则属于伦理咨询性的,伦理委员会意见通常供医务人员参考,并非一定要采纳。但在实际工作中,尤其是对人类辅助生殖技术、产前诊断等临床诊疗项目的伦理意见,常常又被当作审查性的意见采纳。

(三)医学伦理委员会的组织框架

目前,国内医疗机构在医学伦理委员会的设置上形式多样。不同级别、不同类型的医疗机构根据所开展的医疗技术项目及医学科学研究的情况不同而差别很大。负责对医学伦理委员会进行管理的领导、部门也各不相同。同一医院不同的医学伦理委员会分别由不同的医院领导和部门管理,有的直接由医务部门、教研部门等某一部门代管(图 5-1)。这就造成了同一机构中不同的医学伦理委员会的管理水平、服务质量等参差不齐的乱象。

为了加强对医学伦理委员会的统一管理,广州地区部分医疗机构实施了统一领导,集中管理的模式。在医院设立"医学伦理委员会领导小组",由医院党委书记或一名其他领导担任组长,小组下设医学伦理委员会办公室,该办公室负责所有专业伦理委员会的日常管理服

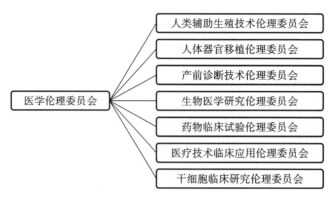

图 5-1　医学伦理委员会类型

务工作。各专业伦理委员会分别组建各自的委员会,包括主任委员、副主任委员及委员等,并开展独立的伦理审查、咨询等活动。医学伦理委员会领导小组及其办公室负责对各专业伦理委员会的运行、服务等活动进行监督管理、教育培训等工作。这样,既避免了管理上的混乱,也节省了办公人员,同时确保了各专业伦理委员会的独立性。实践表明,这种模式具有一定的借鉴和参考价值。具体框架如图 5-2 所示。

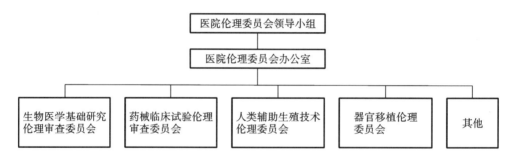

图 5-2　医院的医学伦理委员会组织架构

二、医学伦理委员会的制度建设

(一)医学伦理委员会章程建设

医学伦理委员会章程是医学伦理委员会运作与管理的总纲,是机构伦理委员会成立的最基本条件,是保障医学伦理委员会工作正常运行的依据。应当明确机构伦理委员会工作的宗旨、适用范围、委员的组成及职责和管理、伦理审查的申请与受理、伦理审查的主要内容与形式、伦理审查的决定与送达、跟踪审查以及文件档案管理等。医学伦理委员会章程应该具有合法性、完整性、可操作性、准确性、特色性和时效性等特点。

(二)医学伦理委员会伦理的审查规程

标准操作规程(standard operating procedure,SOP),是为有效地实施和完成某一项任务所拟定的标准和详细的书面规程。医学伦理委员会伦理的审查规程,就是为实现伦理审查高水平、高效率、高质量这一目标,确保医学伦理委员会工作与实施过程的一致性而制定的详细的书面操作说明。各个医学伦理委员会应当根据自身工作的领域与特性制定相关的伦理审查 SOP,包括但不限于:伦理审查申请与受理的 SOP,伦理审查会议的 SOP,研究方案/修正案审查的 SOP,快速审查的 SOP,跟踪审查的 SOP,中止/终止研究方案审查的 SOP,总结报告伦理审查的 SOP,受试者申诉受理的 SOP,严重不良事件报告监测与评价的 SOP,会议议程准备及会议记录的 SOP,档案管理的 SOP,档案借阅及复印的 SOP,文件保密规程的 SOP,医学伦理委员会接受稽查和视察的 SOP 等。不同机构、不同事项伦理审查的 SOP 并没有完全统一的固定模板,但作为 SOP 必须具有规范性、明晰性和可操作性,能够确保相关事项合法、合理、合情地顺利开展,维护受试者的合法权益,有利于医学科研的开展,促进医患和谐的积极作用。起草或修订 SOP 的流程如图 5-3 所示。

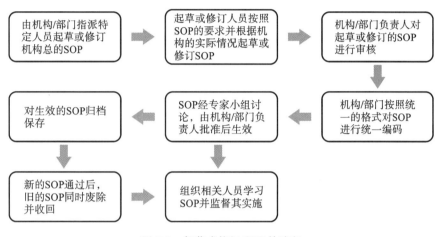

图 5-3 起草或修订 SOP 的流程

（三）医学伦理委员会初始审查制度

初始审查制度是指为了维护受试者的尊严、保护人类受试者的合法权益,在实施生物医学研究和临床试验项目之前,项目申请人向医学伦理委员会提交伦理审查申请表、研究内容或相关技术方案、受试者知情同意书等材料,医学伦理委员会按照相关伦理审查法律、法规及 SOP 进行审核,经批准后研究项目方可实施的一系列程序与过程。初始伦理审查包括科学性审查和伦理性审查,不符合科学性的研究不仅会给受试者造成伤害、浪费研究经费和资源,而且不可能取得科学的研究结果。因此,不科学的一定是不符合伦理的,那种认为伦理审查只审查伦理性而不审查科学性的观点是极其错误的。在目前的初始伦理审查中,常常存在科研方案缺乏科学性、试验方案不够详细、对安全性和有效性的评价标准不够科学、知情同意书的内容不全面或表述不客观等;在初始审查时,应注重知情同意书的告知内容是否充分、是否存在夸大研究的受益、是否存在格式化的不合理的免责条款等问题。

（四）医学伦理委员会跟踪审查制度

跟踪审查是指为了使人体试验受试者的权益得到充分保护,医学伦理委员会根据一定的规范、标准和方式对已经通过初始审查的研究项目所进行的审查、监督和评价,并依据跟踪审查的结果对研究项目作出同意研究继续进行、修订研究方案、暂停研究或终止研究等决定。跟踪审查的类别包括但不限于以下事项:修正方案审查、年度/定期或不定期跟踪审查、严重不良事件审查、违背研究方案的报告与审查、提前终止/延期试验审查、试验总结报告审查等。

（五）医学伦理委员会文件归档制度

根据国内与国际相关指南规范,文件归档的具体范围可以分为以下几个类别:①指南/

规范类;②工作制度类;③成员资料档案类(如专业履历、培训证书及证明文件、委员及独立顾问聘书、保密承诺、利益冲突说明等);④标准操作规程(SOP)及更新版本;⑤审查项目档案类(分为研究准备阶段、研究阶段);⑥工作文件资料类(如伦理审查会议日程记录、财务收支纪录、工作总结)和培训类。

三、区域伦理委员会的探索

区域伦理委员会(Regional Ethics Committee,REC)是指在某一特定区域范围内设立的伦理委员会。在我国,区域伦理委员会的概念出现在官方文件中最早是 2017 年中共中央办公厅、国务院办公厅印发的《关于深化审评审批制度改革鼓励药品医疗器械创新的意见》,该文提出:"各地可根据需要设立区域伦理委员会,指导临床试验机构伦理审查工作,可接受不具备伦理审查条件的机构或注册申请人委托对临床试验方案进行伦理审查,并监督临床试验开展情况。"

欧洲 REC 的建立有两种形式:一种是无机构伦理委员会的情况下建立 REC,对区域范围内的机构进行伦理审查,如瑞典;另一种是在现有伦理委员会体系基础上建立 REC,但仅作为一个监管机构,不参与伦理审查,如英国。由于欧洲各国有自己的法律和不同的伦理审查机制,为了协调各国间伦理委员会的工作,2001 年欧盟发布了《2001/20/EC 临床试验指令》,对于多中心临床试验,该指令能使每一成员国得出大概一致的伦理学审查结论。但实施过程中也存在一些问题,如该指令存在过多的行政规定,涉及多国时需要每个成员国的审查,使审查周期延长,不利于多中心跨国临床试验的开展。为此,2014 年欧盟发布了第 536/2014 号条例,确定在欧盟实行有效的单一批准申请和单一授权。

在美国,伦理委员会属于政府机构或者私人营利商业机构,其独立性以及公正性一直受到社会的质疑。为此,美国健康和人类服务部(DHHS)、美国人类研究保护办公室(OHRP)、美国食品药品管理局(FDA)建议使用中心伦理委员会审查多中心的临床试验项目,中心伦理委员会可以集中相关专家进行专业审查,促进对受试者的保护,提高多中心试验审查的效率。

目前,国内部分省(市、区)的政府部门和社会团体也先后成立了区域伦理委员会。2012 年 4 月,四川中医药区域伦理审查委员会作为我国首个 REC 在成都成立,开启了 REC 的建设探索。随后,上海、山东、深圳等地相继成立了 REC(表 5-1)。

表 5-1　国内部分省(市、区)区域伦理委员会建设情况

名称	成立时间	建设单位	依托单位	专家来源	主要职责
四川中医药区域伦理审查委员会	2012 年 4 月	成都中医药大学附属医院、国家中医临床研究(四川)基地、国家中药临床试验研究(成都)	成都中医药大学附属医院	四川省中医药学、医学、药学、护理、法律、公安等专家	对区域内涉及人体的中医药临床研究项目进行伦理审查;对区域内医疗机构、科研院所有伦理争议的中医药项目进行伦理审查、认定或裁决;对区域内中医药机构伦理委员会工作进行指导监督,开展检查及评估

续表

名称	成立时间	建设单位	依托单位	专家来源	主要职责
深圳市生物医学伦理审查委员会	2017 年 4 月	深圳市卫计委	深圳北京大学香港科技大学医学中心	北京市、深圳市医学、法学、伦理学专家	牵头拟订深圳市生物医学研究审查伦理工作规范及技术标准,承担深圳市重大(多中心)临床研究及技术研究项目的伦理审查工作;对全医疗机构、生物医学相关院校、科研院所、生物医药企业等相关机构、伦理委员会建设及伦理审查提供技术指导
山东省区域医药伦理审查委员会	2017 年 11 月	山东省医学伦理学学会	山东省医学伦理学学会	省内伦理学、药学、中医学、流行病学、临床医学、护理学、法学等专家	对区域内涉及人体的医学临床研究(包括新药、医疗器械和科研)项目进行伦理审查;对区域内医疗机构、科研院所有伦理争议的医药项目进行伦理审查、认定或裁决,并对上述机构的伦理委员会工作进行指导监督,开展检查及评估;开展医药伦理培训和学术交流
上海临床研究伦理委员会	2017 年 12 月	上海市卫计委和徐汇区人民政府	上海医药临床研究中心	上海市医学、法学、伦理学等专家	对涉及人体的医学临床研究项目的伦理审查,保证临床研究符合伦理原则,保障受试者权益
广东省药学会区域伦理委员会	2018 年 1 月	广东省药学会	广东省药学会	广东省各机构的伦理学、临床医生、法律专家及社会人士	接受机构或注册申请人委托对临床试验方案进行伦理审查;提供机构伦理审查指导服务;开展伦理培训、提供咨询等
北京市中医药研究伦理委员会	2018 年 7 月	北京市中医管理局	北京市中联中医药项目管理与评价中心	北京市中医药领域的临床专家、法学、伦理学等专家	对区域内涉及人体的新药、医疗器械和科研等中医药临床研究项目进行伦理审查,满足不具备伦理审查条件的机构,尤其是基层医疗机构开展中医药临床研究的伦理审查需要;为大规模多中心中医药临床研究提供权威的单一机构伦理审查支撑;为行业机构提供伦理相关咨询、培训,向社会公众普及受试者保护教育

名称	成立时间	建设单位	依托单位	专家来源	主要职责
赣州市章贡区区域医学伦理委员会	2019年3月	赣州市章贡区卫生健康委员会	不详	赣州市医疗机构专家、法学、伦理学等专家	对生物医药产业中涉医、涉伦理范围的项目合理性进行审查,促进生物医学研究规范开展
北京感染与传染性疾病临床研究区域伦理委员会	2019年7月	北京佑安医院	北京佑安医院	组建机构内的临床专家,以及法学、伦理学等相关专家	研究并制定区域伦理委员会指南、章程、规章制度及标准操作规程,探讨提升感染与传染性疾病临床研究伦理审查质量和效率的方式以及区域伦理委员会的功能定位

从目前已成立的 REC 的总体情况来看,主要存在以下问题:其一,设立形式不一。已建立的 8 所 REC 中,有政府相关部门型(4 所)、学会/协会型(2 所)、机构型(2 所)。政府相关部门型 REC 主要依托或挂靠卫生行政主管部门,能够充分保证其权威性,同时进行前期的建设也比较容易;学会/协会型 REC 依托于当地学会/协会,能够选拔优秀委员,在学术地位上拥有一定的权威性;机构型 REC 主要以区域范围内一所较强的医疗机构为核心,协同周边医疗机构建立联合体。但不同的 REC 形式,给伦理审查质量的控制和监管带来了一定的困难。为了加强对 REC 的监管,《涉及人的生命科学和医学研究伦理审查办法》对区域伦理审查委员会提出了明确的管理要求。其二,各 REC 的职能范围没有形成共识。从职责范畴来看,8 所 REC 职责不尽相同,没有形成共识。除北京感染与传染性疾病临床研究区域伦理委员会外,其余 7 所 REC 均提供相关临床试验项目的伦理审查和批准,其中,四川、深圳、山东、广东、上海等地区的 REC 对本区域内机构伦理委员会提供培训指导、监督检查及评估等,四川、山东的 REC 可对一些存在争议的项目进行伦理审查、认定或裁决,深圳市生物医学伦理审查委员会还被赋予承担重大(多中心)临床研究及技术研究项目的伦理审查职能。其三,存在一定的利益冲突。目前的 REC 大多为有偿服务,申请伦理审查的委托机构需要向 REC 支付一定的费用,这样 REC 就很难确保审查时的中立地位,如果审查过于严格势必会影响其他单位的委托,但审查过于宽松势必会影响伦理审查质量。同时,对 REC 的审查质量目前也没有具体的监管机制。

当前,我国 REC 建设的相关规定散见于相关的法规文件中,均为相关法规的附带性、关联性规定,这些法规文件仅从宏观上界定了 REC 的功能范畴,缺乏指导性和可操作性强的相关细则,具体体现在:①REC 法律地位不明确。目前,我国尚无 REC 设置审批、登记、运行、监督管理等相关法规文件,各地的尝试尚未完全厘清 REC 与机构伦理委员会的区别和联系,机构对 REC 审查结论的认可度不够。②REC 职责和风险不清。国家在法规上对 REC 的职责尚无清晰划分,按相关规定,REC 主要承担没有建立医学伦理委员会的机构的委托审查,包括初始审查、跟踪审查和复审全周期审查等。然而,REC 成员均来自其他机构,对研究者资历等进行审查时,仅通过看研究者履历和相关资格文件来判断,缺乏实际了解,如批准的研究者有诚信问题,或者医疗能力不足,那么 REC 和机构承担的责任该如何界定?另外,我国相关法规文件对申办方、临床试验机构、REC 在各审查环节中应承担的职责和义务未明确规定,责任、权利界定不清晰,使得部分 REC 仅局限于开展初始审查;③我国现阶段的 REC 对"区域"的设定仍以省市一级的行政区域为主,覆盖面广,因此对区、县一级、尤其是基层医疗机构的伦理审查工作兼顾有限。如何在广覆盖的基础上,聚焦基层医疗机构的伦理审查、培训指导仍是今后工作的重点。

第三节　医学伦理委员会的伦理审查

一、伦理审查的基本流程

伦理审查的申请是伦理审查的首要程序。申请者需要提交的申请材料包括但不限于:申请书、试验方案及有关说明;对研究中涉及的伦理问题的说明;病历报告表、受试者日记卡和调查问卷;为招募受试者使用的文字、材料等;知情同意书;新的医疗器械等质量和安全评审证明书;有关主管部门同意进行研究的批准文件等。医学伦理委员会办公室人员接到申请后,应当对申请材料进行形式审核,对于材料不全、不符合要求的申请应当及时告知申请人补充或修改。对于通过形式审核的申请材料应当由主任委员指定 1～2 名委员为主审委员进行函审,对于主审委员意见不一致或均持否定意见的项目,应当提交会议审查。如果会议审查意见为"修改后同意",申请人应根据医学伦理委员会的修改意见进行修改,修改后可由伦理委员会秘书或 1～2 名委员进行简易审查,没有问题后则批准;如果会议审查意见为"修改后重新审查",申请人根据医学伦理委员会的修改意见进行修改后,重新提交会议并进行会议审查,没有问题后方可批准。

伦理审查基本流程如图 5-4 所示。

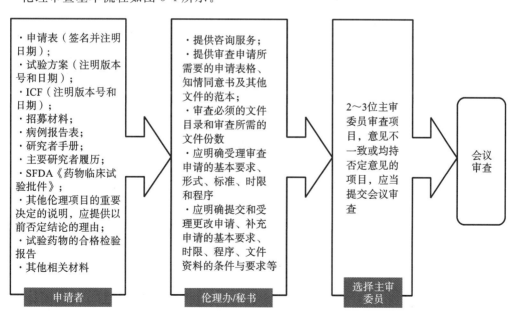

图 5-4　伦理审查基本流程

二、伦理审查的主要内容

按照《办法》,医学伦理委员会接到伦理审查项目的申请后,应召集伦理委员会委员进行审查,而伦理审查应遵守国家法律、法规以及国际上公认的不伤害、有利、尊重人和公正的伦理原则。

(1)研究者的资格、经验、技术能力等是否符合试验要求。

(2)研究方案是否科学,并符合伦理原则的要求。中医药项目研究方案的审查,还应当考虑其传统实践经验。

(3)受试者可能遭受的风险程度与研究预期的受益相比是否在合理范围之内。

(4)知情同意书提供的有关信息是否完整易懂,获得知情同意的过程是否合规恰当。

(5)是否有对受试者个人信息及相关资料的保密措施。

(6)受试者的纳入和排除标准是否恰当、公平。

(7)是否向受试者明确告知其应当享有的权益,包括在研究过程中可以随时无理由退出且不受歧视的权利等。

(8)受试者参加研究的合理支出是否得到了合理补偿;受试者参加研究受到损害时,给予的治疗和赔偿是否合理、合法。

(9)是否有具备资格或者经培训后的研究者负责获取知情同意,并随时接受有关安全问题的咨询。

(10)对受试者在研究中可能承受的风险是否有预防和应对措施。

(11)研究是否涉及利益冲突。

(12)研究是否存在社会舆论风险。

(13)需要审查的其他重点内容。

三、伦理审查的主要方式

一般来说,伦理审查方式主要有简易审查和会议审查。紧急审查、跟踪审查等只是从伦理需要进行的特殊形式的简易审查或会议审查。

1. 简易审查

按照有关规定,以下情形可以适用简易程序审查的方式:①研究风险不大于最小风险的研究;②已批准的研究方案作较小修改且不影响研究风险受益比的研究;③已批准研究的跟踪审查;④多机构开展的研究中,参与机构的伦理审查委员会对牵头机构出具伦理审查意见的确认等。简易程序审查由伦理审查委员会主任委员指定两个或者以上的委员进行伦理审查,并出具审查意见。审查意见应当在伦理审查委员会会议上报告。简易程序审查过程中,出现研究的风险受益比变化、审查委员之间意见不一致、审查委员提出需要会议审查等情形的,应调整为会议审查。

2. 紧急审查

紧急审查是在研究过程中出现重大或严重问题,危及受试者安全,或因病情特殊而急需采集生物医学样本时,为保护受试者的安全与权益而召开的伦理审查方式。紧急审查可以通过现场会议的形式,也可以通过在线会议的形式,但一般不适于简易审查的形式。

3. 跟踪审查

跟踪审查是对已批准实施的研究项目,伦理委员会指定委员进行跟踪性审查,其审查内容主要包括:①是否按照已批准的研究方案进行研究并及时报告;②研究过程中是否擅自变更研究内容;③是否增加研究参与者风险或者显著影响研究实施的变化或者新信息;④是否需要暂停或者提前终止研究;⑤其他需要审查的内容。同时,跟踪审查的委员不得少于2人,在跟踪审查时应当及时将审查情况报告伦理委员会。跟踪审查的时间间隔不超过12个月。

4. 多中心研究的伦理审查

在多个机构开展的研究可以建立伦理审查协作机制,确保各机构遵循一致性和及时性原则。牵头机构和参与机构均应当组织伦理审查。参与机构的伦理委员会应当及时对本机构参与的研究进行跟踪审查。为了保护受试者的人身安全,各机构均有权暂停或者终止本机构的项目研究。

5. 与境外合作研究的伦理审查

根据《办法》,境外机构或者个人与国内医疗卫生机构合作开展涉及人的生物医学研究的,应当向国内合作机构的伦理委员会申请研究项目伦理审查。

6. 心理研究的伦理审查

所谓心理学研究是指,为探明心理活动规律,对人的心理进行实证、回顾、仿真、推演或其他干预的活动。这种研究与一般的生物医学研究相比,更加关注受试者的心理活动,甚至需要对受试者的心理活动进行一定的干预,因此保护受试者的隐私、对受试者心理伤害的评估应当是伦理审查的重要内容。在心理学研究中,因知情同意可能影响受试者对问题的回答,从而影响研究结果的准确性的,在确保研究参与者不受伤害的前提下经伦理委员会审查批准,研究者可以在研究完成后充分告知研究参与者并征得其同意,否则不得纳入研究数据。

四、伦理审查的最终决定

伦理委员会作出伦理审查决定时,应当遵循以下要求:

伦理委员会对审查的研究作出批准、不批准、修改后批准、修改后再审、继续研究、暂停或者终止研究的决定,并应当说明理由。伦理委员会作出决定应当得到伦理委员会全体委员的1/2以上同意。委员应当对研究所涉及的伦理问题进行充分讨论后投票,与审查决定不一致的意见应当详细记录在案。

伦理委员会批准研究项目的基本标准:①坚持生命伦理的社会价值;②研究的方案应具科学性;③公平选择受试者;④合理的风险与受益比例;⑤知情同意书规范;⑥尊重受试者权利;⑦遵守科研诚信规范。

经伦理委员会批准的研究项目需要修改研究方案时,研究项目负责人应当将修改后的研究方案再报伦理委员会审查;研究项目未获得伦理委员会审查批准的,不得开展项目研究工作。

五、伦理审查的监督管理

国家卫生健康委员会负责组织全国涉及人的生命科学和医学研究伦理审查工作的检

查、督导；国家中医药管理局负责组织全国中医药研究伦理审查工作的检查、督导。县级以上地方卫生健康主管部门应当加强对本行政区域涉及人的生物医学研究伦理审查工作的日常监督管理。主要监督检查以下内容：

（1）医疗卫生机构是否按照要求设立伦理委员会，并进行备案。

（2）伦理委员会是否建立伦理审查制度。

（3）伦理审查内容和程序是否符合要求。

（4）审查的研究项目是否如实在我国医学研究登记备案信息系统进行登记。

（5）伦理审查结果执行情况。

（6）伦理审查文档管理情况。

（7）伦理委员会委员的伦理培训、学习情况。

（8）对国家和省级医学伦理专家委员会提出的改进意见或者建议是否落实。

（9）其他需要监督检查的相关内容。

国家医学伦理专家委员会应当对省级医学伦理专家委员会的工作进行指导、检查和评估。省级医学伦理专家委员会应当对本行政区域内医疗卫生机构的伦理委员会进行检查和评估，重点对伦理委员会的组成、规章制度及审查程序的规范性、审查过程的独立性、审查结果的可靠性、项目管理的有效性等内容进行评估，并对发现的问题提出改进意见或者建议。

医疗卫生机构应当加强对本机构设立的伦理委员会开展的涉及人的生物医学研究伦理审查工作的日常管理，定期评估伦理委员会的工作质量，对发现的问题及时提出改进意见或者建议，根据需要调整伦理委员会委员等。

医疗卫生机构应当督促本机构的伦理委员会落实县级以上卫生健康主管部门提出的整改意见；伦理委员会未在规定期限内完成整改或者拒绝整改，违规情节严重或者造成严重后果的，其所在医疗卫生机构应当撤销伦理委员会主任委员资格，追究相关人员责任。

六、伦理审查中的常见问题

当前医学伦理学审查尽管越来越受到政府主管部门和医疗机构的重视，但在伦理审查实践中仍存在一些问题，主要有以下几个方面。

（1）在建立和发展医学伦理委员会方面，存在着动力、经验不足的问题。思想上可有可无，管理上形同虚设，工作上应付检查。

（2）医学伦理委员会的运行机制和管理机制不够规范，未能充分发挥应有的作用，如缺乏具体的工作计划、工作程序混乱、档案资料管理不全、审查内容不当等。

（3）工作内容过于庞杂，缺乏良好的反馈机制。部分单位由医学伦理委员会负责器官移植、辅助生殖技术、药品器械的临床试验、科研立项等各项工作，这实际上超越了医学伦理委员会的专业性和能力。同时，重事前审查，而对批准之后的试验过程缺乏良好的监督和反馈机制。

（4）审查程序简单，审查内容不严。对于可能涉及伦理问题较多的项目不进行初审，将资料不全的项目一并上会、简化工作程序、对研究标本的来源不做细究、对于多中心合作型的项目根本不审或不作任何实质性审查等。

（5）隶属关系及名称不够规范。伦理委员会是医院内设的独立的决策咨询机构，并非隶属于某一部门，但在实际工作中，有的机构在一个委员会下设几个分伦理委员会/小组，在委员组成上缺乏合理性,审查结论缺乏独立性;有的将医院一级伦理委员会代替下面的专业伦理委员会进行所有项目的伦理审查,审查结论缺乏专业性等。

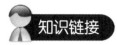 **知识链接**

ICH-GCP 优良临床试验指南

随着经济全球化时代的到来和跨国制药公司的不断出现和发展,新药研究和开发费用也逐年提高。当一个制药公司耗费大量资源,完成药品临床前及各期临床试验并获得上市批准后,若希望在另一国家上市或生产,则必须按照该国的管理要求重复整个药物临床试验,从而造成大量人力、物力、动物资源及经费和时间的浪费。在此背景下,1991 年由欧盟、美国、日本三方召开"人用药品注册技术要求国际协调会"(International Conference on Harmonisation of Technical Requirements for Registration of Pharmaceuticals for Human Use,ICH)。ICH 自 1991 年建立以来,已在减少新药的开发及技术资料申报过程中的重复性工作方面取得显著的成就。

1996 年,ICH 制定了《国际协调会议优良临床试验指南》(Guideline for Good Clinical Practice of the International Conference on Harmonisation,ICH-GCP),为欧盟、日本和美国制定统一的标准,由这些管辖地区的监管机构促进临床数据的相互认同。ICH-GCP 的制定参考了欧盟、日本、美国以及澳大利亚、加拿大、北欧国家和世界卫生组织(WHO)现行的药物临床试验管理规范。ICH-GCP 中所确定的准则还适用于其他可能会对人类受试者的安全及健康问题产生影响的其他临床调查。

在运作 25 年后,ICH 在 2015 年 10 月 23 日召开大会宣布对 ICH 进行改革,并更名为"人用药品技术要求国际协调理事会"(The International Council for Harmonisation of Technical Requirements for Pharmaceuticals for Human Use,ICH)。2018 年 6 月 7 日,在日本神户举行的国际人用药品注册技术协调会(ICH)2018 年第一次大会上,中国国家药品监督管理局当选为 ICH 管理委员会成员。2021 年 6 月 3 日,在国际人用药品注册技术协调会(ICH)2021 年第一次大会上,中国国家药品监督管理局再次当选为 ICH 管理委员会成员。

ICH-GCP 已经成为临床试验所遵循的首要国际指南,《指南》详细说明了临床试验执行时的操作事项及职责。ICH-GCP 对企业申办的临床研究的全球化具有深远影响,因为在一个地区根据 ICH-GCP 所收集的临床试验数据,可以用来在其他地区申请新药。

ICH-GCP 针对伦理审查委员会的运作方式提供了指导并叙述了其职责所在。涵盖的主题包括人员构成、组织功能、机构运作、工作程序、任务职责、备案记录、知情同意及不良事件报告。依据 ICH-GCP,伦理审查委员会必须有其书面的标准操作规程(SOP)。伦理审查委员会的标准操作规程往往参照 ICH-GCP 及当地法律规定及指南。

第六章　基因技术与干细胞研究的伦理问题

基因技术和干细胞研究是现代生物医学科学中十分具有发展前景的领域,对提示生命科学的奥秘,创新疾病诊疗方法,提高患者的生存质量等都具有积极的意义。但是,基因技术也是一把双刃剑,目前尚有其自身的缺陷,需要规范实施,否则可能会给患者和受试者带来伤害,并影响技术的健康发展。

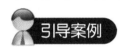

案例6-1　基因编辑婴儿事件

据媒体报道,2018年11月26日中国深圳的一位学者贺某对外宣布,一对名为露露和娜娜的基因编辑婴儿在中国诞生,其基因经修饰能够天然地抵抗艾滋病病毒感染,具有了常人所不具有的遗传"优势"。该事件发生后,引起了国内外学术界及社会的广泛争议。

请思考: 基因编辑婴儿为何会引起社会的广泛争议?它违背了哪些伦理原则和规范?它触犯了现行法律中的哪些条款?

第一节　基因技术关涉的伦理问题

1953年DNA双螺旋结构的提出,拉开了基因技术研究的序幕,而2000年"人类基因组工作草图"宣告完成,标志着基因技术应用的时代已经到来。在21世纪,基因技术无疑将成为人们探索生命本质、诊治疑难杂症、提高生命质量的一把钥匙。但是,基因技术的研究和应用也已引起并将可能继续引起越来越多的社会伦理问题,并向传统的伦理观念提出新的挑战。

一、首届重组DNA分子国际会议的伦理启示

1972年以美国斯坦福大学生物化学系主任保罗·伯格为首的一批科学家,运用重组DNA分子技术合成了一种含有猴子肿瘤病毒SV_{40}的DNA分子。此后他们试图将这种重组DNA分子引入人的大肠杆菌,以便通过它在大肠杆菌中的复制,获得更多的同类DNA分子。当要着手此项工作时,伯格敏锐地意识到它可能潜在的危险,因为"大肠杆菌的一些品系通常寄居在人类肠道内,它们能同其他类型的细菌(其中有些对人类是病原性的)交换遗传信息。因此,把新的DNA分子引入大肠杆菌中可能会在人类、细菌、植物或动物的群体

中广泛传播而发生不可预测的结果"。出于科学家的社会责任,他停止了这项工作。对此,他说:"我是第一个对此表示这样的关心的人。最初我挺起了腰杆,但我终于决定不做这种实验了,因为我不能说服我自己,以为那是一点危险都没有的"。为了唤醒人们对这一问题的注意和重视,尽量减少"有害分子"的产生,伯格等人便在美国《科学》杂志上发表了《重组DNA分子的潜在生物危险》的呼吁书。该呼吁书期望全世界的科学家同他们一起自愿地推迟开展以下两类实验:第一类是制造"对抗生素产生抗性,或能形成细菌毒素的重组基因"的实验;第二类是"使致癌病毒的或其他动物病毒的DNA片段同能进行自主复制的DNA分子相连接的"实验。他认为这两类实验中所形成的DNA分子,被植入特定的细菌之后,有可能随着该细菌的偶然逸出而感染其他生物和人类,从而增加癌症或其他疾病的发生。同时,他还认为应当限制"将动物基因插入细菌"的第三类实验。在这类实验中,"由于某些动物细胞具有肿瘤病毒的遗传指令",当用限制酶从DNA分子上切下一个为研究所需的特定基因片段时,也可能附带有该种遗传指令,从而导致如同第二类实验的结果。而且,呼吁书中还要求美国卫生研究院负责人立即考虑成立一个顾问委员会,负责:①审查实验规划,估计各类重组DNA分子的生物学和生态学的潜在危险性;②制定措施,使重组DNA分子在人类或其他群体中的传播降低至最小限度;③制定章程,使从事具有潜在危险的重组DNA分子的研究工作者有所遵循。呼吁书还明确提出:"应在明年(即1975年)早日召开来自世界各国科学家的国际会议,以回顾在这一领域里的科学进展,并进一步讨论对付重组DNA分子的潜在生物危害性的适当方法"。伯格等人发表该呼吁书的主要目的在于当这个迅速发展的研究领域还没有扩大到无法控制之前赢得时间加以深入思考。其动机不是由对生物战或遗传工程带来的社会影响的忧虑,而是对用新技术产生遗传性改变的细菌危害人类健康的直接关心。

应伯格等人的呼吁,"首届重组DNA分子国际会议"(即伯格会议)于1975年2月24日至27日在美国加利福尼亚州正式召开。大会的主要内容有以下几点:

首先,大会声明对重组DNA分子实验提出了如下指导性原则:"①实验设计中对控制措施必须作出必要的考虑;②控制措施的有效程度应尽可能与估计的危害程度相适合。"也就是说,对于重组DNA分子实验,不论其危害的大小如何,都需要有相应的控制措施。而且要依据具体情况,确定具体措施。如:需要大规模操作的实验由于要比小规模操作的实验的危害性较大,因此需要较严格的控制措施;使用在实验室以外增殖能力受限制的无性繁殖载体(质粒、噬菌体)和细菌寄主,可以减少某一特定实验的潜在生物危害性,其控制措施就可以适当放宽。故而,与不同程度的潜在生物危险性相适应的控制措施可随实验内容、实验条件的不同而不同。总体来看,大会认为主要有两种措施,其中最有效的方法是应用生物障碍,即选用"低能菌系",其次是进行物理控制。但是,无论采用何种方法都必须以严格的微生物操作规章为前提。

其次,大会还针对不同的实验类型提出了不同的控制等级,规定了需要暂时推迟进行的实验。如:用病毒基因或基因片段、原核载体,在原核中增殖的实验,只能用在实验室外生长能力明确受限制的载体—寄主体系进行,并采用中等控制措施;对能产生致病微生物,或遗传上能增加受体致病性,使受体具有新的代谢活性,从而改变其与环境关系的实验,需采用中级或高级控制措施;对含有毒素基因DNA的无性繁殖实验则需暂缓进行,等等。

最后,大会提出了关于未来的实施决议和重点解决的问题,如开发较安全的载体和寄主,对有关人员强化操作程序管理等。

伯格会议不仅是首届重组 DNA 分子国际会议,而且在科学史上,除了那些以人类为对象进行实验的研究外,它也是第一次科学家自愿集会要求对他们的科研自由加以适当限制的会议。过去虽然也曾有过一些限制,但那些限制不是来自对科学实际应用的关注,就是来自公众的压力。然而这一次是由直接积极从事该项研究的科学家自己提出呼吁的,而且是在一个新的科学领域刚刚处于开拓阶段,任何可能的危害尚未出现之前提出来的。因此,英国生物学家诺曼深信"未来的科学史撰写者可能记载下一件具有重大意义的事件,这就是1975 年 2 月 24 日至 27 日在美国加利福尼亚州举行的一次为期 3 天的国际会议"。

今天追述这一事件,不仅仅是为了让人们对其有一个全面的了解,更重要的是要思索它所赋予我们的历史启迪。

首先,大会统一了关于重组 DNA 分子实验的不同偏见。伯格等人的呼吁书的发表,曾在当时的学术界引起了激烈的争论。一部分学者认为"该建议将会被遵守,因为它们是合理的";而另一部分学者则认为,应当进一步扩大禁止的范围,不仅要禁止第一、二类实验,还要禁止第三类实验,如病毒学家华莱士·罗指出:"只有在找到了完全不能侵染人类的细菌时,才可以进行这种实验";还有人认为,由于细菌和动物细胞之间的差别较大,即使将动物的基因植入细菌中,也不会对人类健康产生任何危险,因此反对禁止或限制第三类实验。此外,也有人反对禁止或限制任何实验,他们认为"对于科学家来说,研究自由比社会责任更珍贵,如果必须进行选择,那么科学家宁愿保留研究自由"。为此诺贝尔奖获得者乔舒亚·莱德伯格指出,"接受保罗·伯格及其同事的提案将对科学研究设置新的障碍,剥夺了科学家作出最后判断的自由"。伯格会议的召开,为持不同意见的学者找到了共识的途径和适当的解决方法。如,大会提议筛选在实验室外增殖能力受限制的特殊细菌和载体,用这些特殊细菌或载体可大大提高 DNA 重组实验的安全性,这就在一定程度上缓解了争论的焦点。

其次,大会促进了分子生物学的健康发展。重组 DNA 分子技术的潜在危险性,使当时不少的研究工作者感到困惑,他们一方面担心继续实验会给人类或其他物种带来危害,另一方面又担心终止实验会抑制这一极具发展前途的新领域。伯格会议使他们对这一新兴技术有了正确的认识及合理的评估,摆脱了原有的思想顾虑,找到了解决问题的原则。同时,伯格会议也促进了关于重组 DNA 分子技术的法制建设。在会议的影响下,不少国家都制定了有关该项技术的研究和应用法规,如美国的《重组 DNA 分子研究准则》、日本的《重组 DNA 技术的工业应用准则》等,这也是确保分子生物学健康发展的重要因素。在我国,由于该项工作起步较晚,相应的法规尚有待健全和完善。

再次,大会突出了科学家的社会和伦理责任。科学是一把双刃剑,其价值掌握在使用者的手中。但是,研究者也肩负着重要的责任。那种片面地强调科学研究的绝对自由,认为科学研究无禁区,社会不应对科学研究施加任何操纵和控制的思想是行不通的,"各行其是的自由,会给所有的人带来毁灭"。尤其是对于重组 DNA 分子技术这样的高新技术,研究人员更需要有强烈的道德观念和社会责任感,不能只认为自己的责任仅仅是创造技术,还应当注意到这些技术应用的社会后果及有关伦理问题。因为对于这些技术,非专业人员很难及时预料到其可能产生的危险性,伯格会议就说明了这一问题。该会议是在非专业人员尚未意识到重组 DNA 分子的潜在危险且其实际危害尚未发生的状况下召开的,它预先向舆论界警告了可能产生的不良后果,并影响了政府的行为。克隆羊"多莉"的问世所引发的一系列争论,再次说明了科技工作者所应肩负的社会责任及应恪守的伦理道德。因此,人们意识到:"如果说以前的生物学研究工作者只是在业余思考科学和道德、善与恶的关系,那么,现在这些问题在他的研究活动中直接摆在他的面前,并预示着他的科研成果。"

二、基因诊疗的伦理问题

（一）基因诊断的伦理问题

基因诊断也称脱氧核糖核酸诊断、分子诊断,是指从患者体内提取脱氧核糖核酸或核糖核酸,应用分子生物学技术,通过检查基因的结构及其表达功能,来判断患者是否有基因异常或携带病原微生物。目前,基因诊断检测的疾病主要有三大类:①感染性疾病的病原诊断;②各种肿瘤的生物学特性的判断;③遗传病的基因异常分析。在实践中,基因诊断的伦理争议主要有三个:

第一,基因取舍问题。什么是好基因？什么是坏基因？对此很难有一个绝对的标准。即使是缺陷基因,怎能肯定这种基因毫无用处、没有特殊功能？

第二,基因歧视问题。假如对普通人实施基因检测成为常规,那么人们是否会因自己天生的基因特征或基因缺陷而受到歧视？如有报道称,有的国家的公司已开始对其职员或求职者进行基因检测。

第三,基因隐私问题。基因诊断能发现一个人的基因隐私,这种基因隐私应该由谁拥有,是其本人、其父母,还是专业人员如医师？谁有权使用和公开这些信息？

（二）治疗的伦理问题

1.治疗方法的哲学评价

基因治疗(Gene therapy)是利用基因工程技术,通过载体将接受治疗者需要的基因(目的基因)导入其细胞内,使导入的基因发挥作用从而纠正、替代缺陷基因,以改善或恢复这种基因的正常表达,从而达到治疗疾病、增进健康的目的。它包括体细胞基因治疗和生殖细胞基因治疗两种形式,也有的学者将针对某一性状的基因增强也作为基因治疗的一种形式。

自从美国科学家摩尔根提出基因概念以来,人类对基因的研究不断深化,当科研人员发现了基因与疾病之间的内在联系之后,就试图通过对致病基因的治疗来校正突变的基因,以达到根治疾病的目的。1980 年,美国学者 Cline 对两名地中海贫血患者进行了基因治疗试验,治疗未造成副作用,也未见患者病情好转。但是,它证实了外源基因可以导入造血细胞,并可重新增殖。Cline 的这一大胆举动在当时招致了社会舆论的广泛抨击。至 20 世纪 80 年代后期,随着相关实验的长足进展及广泛论证,1985 美国国立卫生研究所(NIH)和食品药品管理局(FDA)正式批准 Rosenberg 等进行标志基因的人体转移实验。1990 年美国学者在一名患有先天性重度联合免疫缺陷症(SCID)的 4 岁女孩身上进行了首次人体基因治疗的临床试验,并获得初步治疗效果。但是,基因治疗的发展并非像人们最初所预言的那样:一旦人类基因组计划全部完成,人们就"可以对正常和异常状态进行比较,甚至可达到对疾病进行'对号入座',这样一来,医学专家可发展新的高度特异、灵敏、准确的诊断技术,并对疾病发布'预告',这种预告可以达到像天气预报那样及时和准确"。美国有学者对临床基因治疗的评价结果是:"遗传病中 ADA 基因治疗部分有效,其余不肯定;肿瘤基因治疗仅 TK/GCV 治疗脑瘤部分有效,其余均有不同程度的缺陷而疗效不确实。"如果考虑多基因疾病的治疗,其情形更为糟糕。笔者认为,这种情况的存在固然有其技术操作方面的原因,但更重要的还在于其方法本身的局限性。

首先,基因治疗方法与现代系统方法相背离。现代系统理论认为,生命有机体是一个与环境保持着一定物质、能量、信息交换的远离平衡态的巨系统,它由不同的部分组成,但其功能和特性又不等于各部分的简单相加。"生命有机体的独特性的许多论据来源于把有机体作为一个有机整体的这种特性,它在本质上不可还原为仅仅是各部分的集合。""生命是只有显示出这种统一性的整体才具有的特性。"因此,生物学家 J S 海尔顿写道:"如果我们想掌握生物学的事实——能够使我们作出预言的把握,我们就必须保持着眼于整个有机体。"同样,疾病作为一种异常的生命活动过程,也必须从整体论的角度去理解。机体对任何疾病的反应,总是由相应的一系列局部变化构成的,是多种因素相互作用的结果,而非某一局部变化的表现。这就要求我们具体地分析局部变化的相互关系,从局部与整体的统一上,全面地认识局部的内容和本质。离开了局部变化之间的相互联系,不把疾病作为一个整体动态过程来考察,就会导致对疾病认识的错误,从而达不到治疗的目的。在基因治疗的过程中,疾病被看作局部基因变化的直接反映,而忽视了基因和基因之间的相互作用,没有考虑到其他正常基因在缺少与缺陷基因相对应的正常基因时可能出现的功能异常,也许某些疾病的发生正是由于其他正常基因功能的异常所致。这样,即使缺陷基因得以修复,也可能无济于事。何况当前的定点修复技术尚不完善,缺乏应有的准确性。替代基因疗法也存在着同样的问题。由于人们对携带外源基因的载体在受体基因细胞染色组上的整合机制尚不清楚,导入的目的基因与靶细胞基因的整合是随机的,这样导入的基因就有可能影响原有基因的正常功能,从而导致一些与基因治疗目的相悖的结果,如使正常基因失活、引起插入突变或活化原癌基因等。而且,目的基因导入新的靶细胞后,由于环境条件的改变,其能否正常表达,能否发挥其在原有细胞环境中的功能也尚未可知。此外,我们对基因功能的认识通常采用的是基因工程的体外表达法,这种方法仅可达到蛋白质水平,很少采用体内考察研究它在发育过程中对整体的生理作用。体外表达的细胞一般采用不可分化的癌细胞,这种工具限制了体内表达的可能性。目前的胚胎干细胞(ES)技术尽管解决了表达细胞的分化问题,但也并非无懈可击。由于我们通过该技术所获得的对 ES 表达基因的认识,是在其与靶细胞的基因整合在一起的前提下进行的,这样它在该种特定联系方式下表达出来的功能与其作为原有机体一部分时的功能可能不尽相同。即使完全相同,我们也无法确保将其导入治疗对象之后其能够表达出在研究过程中的靶细胞内表达出的功能。因为研究对象和治疗对象毕竟是两个不同的客体,具有不同的内在环境。因此,在分析还原方法下的基因治疗,不可能像人们所期望的那样,达到根治疾病的目的。从理论上看,基因治疗必须摆脱还原论的束缚,从整体的系统论出发,着眼于局部与整体、整体与外部环境的相互联系、相互作用及相互制约的关系,从线性因果关系转向非线性因果关系,从单纯的基因实在论研究转向关系实在论的研究,并与其他治疗方法相结合,构建新的范式。

其次,基因治疗漠视了现代医学模式。基因治疗方法虽然是现代科学背景下的产物,但其还原论的认知纲领却与现代的生物—心理—社会医学模式相背离。尤其近些年来基因治疗的升温,使医学出现了畸形发展,影响了现代医学模式的发展。

基因治疗方法淡化了疾病过程中的社会心理因素。基因治疗是一种纯粹的生物技术,作为这种技术诊治对象的患者,也被当作纯粹生物学意义上的人。研究人员试图通过对基因的操作,来消除有关疾病,把疾病视为独立于社会心理行为的实体。更有甚者,某些研究人员还盲目拓展这种治疗的范围,把本就与基因关系不大而与社会心理因素密切相关的疾病(如精神病等)也试图以此法进行解释和治疗。同时,对于不理想的治疗结果,很少考虑社会心理因素的作用,而是千方百计地改进技术,把一切失败的原因归结于技术的欠缺,从而不惜巨资从事该技术的研究。相比之下,对社会心理治疗的投入则大为逊色。这种现象使医学发展出现了畸形,违背了现代生物－心理－社会医学模式的客观要求,在临床上必然收效甚微。

基因治疗方法搁置了自然环境因素的作用。人类无时无刻不生活在自然环境中,各种自然因素都可能对人类的生命过程产生扰动。我们很难确定遗传因素和环境因素在疾病过程中所占的分量究竟各有多大。然而,正如同邱仁宗先生所担忧的:"随着人类遗传学的发展和基因图绘制的成功,更多的分量似乎放到了天平的先天论和生物学决定论或遗传学决定论(基因决定论)那一端。"基因决定论认为人类所有的疾病、性状和行为都由他们的基因决定,这种理论不给环境留下任何余地。事实上,除了少数人类疾病和性状外,许多疾病都是基因与环境相互作用的结果。如,在癌症的发生过程中尽管有遗传方面的问题,但环境因素(如吸烟、辐射和化学致癌物等)也起着至关重要的作用。另外,即使通过基因治疗能够解除某些个体所患的遗传性或获得性疾病,也不能从根本上将其从人类中消除。因为人类的所有遗传性疾病并不是人为地或超自然的力量造成的,而是人类在进化过程中由于自然环境的作用自发地产生的。这样,我们也就无法从技术上确保已得到治疗的基因或其他基因在以后的进化过程中不再发生突变。因此,消除或减少人类遗传性疾病的关键并不取决于基因治疗技术的进步,而取决于社会环境和自然环境,取决于能否维持人类生存环境的健康发展。

2.治疗技术的伦理争议

基因治疗的伦理问题主要表现在两个方面,一是由于该项技术本身的不够完善所引起的技术性伦理问题;二是由于该项技术的临床应用所引起的非技术性伦理问题。

从技术上说,基因治疗作为一项全新的医疗技术,还存在着诸多不完善的方面,在治疗的过程中可能会因此而给患者带来种种伤害。其一,在基因载体方面。目前使用较多的基因载体是逆转录病毒,但使用重组的逆转录病毒作为载体具有潜在的危险性,因为逆转录病毒能和鼠或鸡基因组中的原癌基因自然重组、激活,引起癌变。而且,在治疗过程中,需要确保载体能把目的基因准确无误地插入靶细胞的靶位点上,否则就可能表达不出其应有的功能,甚至导致严重的功能失常,如诱发癌症等。同样,如果插入的DNA片段碰巧插入另一个正常的基因内,则将干扰该正常基因的功能及表达,甚至引起相反的结果;其二,在目的基因的表达方面。目前研究人员尽管有时能够将目的基因插入相应的靶位点上,但这并不一定意味着新的片段就能够表达其功能并恰到好处,很可能弊大于利。而且,单个基因在不同的组织中的功能可能并不相同。科研人员把DNA片段和特定的性状连在一起,并不意味着这一片段没有其他的功能,这些片段或许还参与科学家尚不了解的其他代谢反应。因此,改变DNA的结构将可能出现意想不到的后果;其三,在定点修复方面。定点修复缺陷基因是比基因替代疗法更深意义上的治本疗法。近年发展起来的基因打靶技术,通过打靶载体与靶细胞内靶位点相同DNA序列间的同源重组,将外源目的基因定点整合于靶位点,从而对靶位点进行定点修复或定点突变。应用这一技术,已成功地产生了许多胚系嵌合体小鼠,用于生物医学领域多个学科的研究。但是,基因打靶的效率一般较低,有报道甚至低至1/100000。因此,《世界人类基因组与人权宣言》第5条明确要求:只有在对有关的潜在危险和好处进行严格的事先评估后,并根据国家法律的其他各项规定,才能进行针对某个人的基因组的研究治疗或诊断。

从伦理上来说,基因治疗主要的伦理问题包括:①疗效的不确定性问题。基因治疗尚无法保证其绝对安全和达到理想的纠正效果,因此,给患者及其后代可能会带来难以预计的后果。②卫生资源分配公平性问题。基因治疗的费用颇高,那么穷人、没有医疗保障的人就可能因为缺钱而失去接受基因治疗的机会,这对于他们来说显然是不公平的。③基因设计问题。基因设计就是用基因来编制理想的自我及后代,这涉及如何理解医学的价值和终极目标,即医学的目的仅仅是对付疾病、缺陷,还是按照人们的理想制造"超人"? 同时,基因治疗作为一项尚不成熟的医疗手段,在临床应用中必须严格遵守生命伦理的基本原则,即不伤害、有利、尊重、公正、互助等原则,以减少不必要的伦理冲突。但是,矛盾是事物发展的动力,基因治疗正是在与传统伦理观念的冲突中进行的,如果一味地避免冲突,就可能扼制基因治疗技术的发展,因此一定的冲突是必要的。然而,我们必须正视冲突、看到冲突,在冲突中吸取经验和教训。

就体细胞的基因治疗而言,其非技术方面的伦理冲突主要表现在:其一,自愿与强迫之间的冲突。体细胞基因治疗目前尚处于试验阶段,其治疗效果尚无定论。对于每一个接受治疗的患者而言,如何确保其是真正自愿地接受基因治疗还是被迫或无可奈何地接受治疗,这是必须慎重对待的伦理问题,也是生命伦理原则的基本要求。1990 年美国以治疗 ADA 缺损为目的的世界第二例基因治疗实验,之所以引起公众的非议,就是因为接受治疗的患者是一位年仅 4 岁的女孩,她本人没有表示自愿同意的能力。而且,这次实验违背了"任何基因修复实验只有在没有合适的其他疗法的前提下才能进行"的基本原则,因为当时对于 ADA 缺损已有传统的药物治疗方法。其二,利与弊之间的矛盾。基因治疗虽然给遗传性疾病(如癫痫、糖尿病或阿尔茨海默氏症等)患者带来了福音,但它也可能引起免疫反应、携带改变基因的病毒可能会感染其他健康细胞、将与病毒结合的基因转移到患者身体的错误部位可能会诱发恶性肿瘤等。这些问题虽然只是可能,但也应引起人们的高度重视。其三,卫生资源分配之间的冲突。由于基因研究的高投入和基因技术的复杂性,临床应用基因治疗的费用是十分昂贵的。这样就可能会带来两个问题,一是基因治疗的代价问题,二是基因治疗的公平性问题。当许多人连基本医疗卫生都得不到保障时,有没有必要花太多的钱去发展和应用这项高精尖的技术;对于这样的技术,富者可以享有,而贫穷者、没有医疗保障者不可能有享有的机会。所以,美国学者沃尔德认为:"虽然治疗基因确实是这些患有极其稀少疾病患者的福音,但是当全世界尚有无数的儿童(和成人)因患普通的能够医治的疾病而受到煎熬的时候,就有充分的理由提出,为什么要为这种特殊疾病的医治花费如此之多的时间和财力"。

就生殖细胞的基因治疗而言,其非技术方面的伦理冲突主要表现在:其一,对后代选择权利的剥夺。在体细胞基因治疗中,由于被修饰的细胞已经分化,即使愈后不好,甚至造成组织损害,也只有患者本人独自承担有害的后果。而在生殖细胞基因治疗中,由于被修饰的是生殖细胞(精子或卵子)或早期胚胎细胞的基因,从而这种修饰的结果会随着细胞的分裂而分布于未来出生的婴儿的各个细胞中,包括生殖细胞,这就会进一步导致未来出生的婴儿的后代的遗传改变。而这一系列的改变,都是我们当代人选择的结果。这种选择可能从我们目前所具有的知识水平和环境条件来说是合理的、积极的,但它未必就是未来出生的婴儿及其后代人的价值选择,也并非一定能够很好地适合未来变化的自然环境。如,我们为了避免出生一个镰状细胞贫血的携带者,对该病女性携带者所受孕的早期胚胎细胞进行基因治疗,从而生出健康的后代。如果遇到疟疾猖獗的环境,后代就可能会抱怨我们这代人所作出的选择,因为镰状细胞贫血基因的携带者能够比普通人更能抵御疟疾的侵袭。其二,需要以一定数量的受精卵或早期胚胎为代价。目前生殖细胞基因治疗的方法,一般是使用以体外授精方式在培养皿中形成早期胚胎,当胚胎发育到 6～8 个细胞时,取出 1～2 个细胞,检查它们是否发生了需要医治的突变。如果怀疑发生了突变,研究人员就试图通过基因治疗加以校正,然后把其植入待孕妇女的子宫中。这实际上是在以受精卵、胚胎做实验,从而涉及受精卵、胚胎的伦理地位问题。在某些把胚胎或受精卵当作人的生命对待的人看来,这就是不道德的。其三,生殖细胞基因治疗并不是孕育健康后代的唯一选择。如对男女双方都患镰状细胞贫血或相同类型的囊性纤维变性的夫妻来说,如果他们不愿生育一个患同样疾病的孩子,他们有很大的选择空间,如领养或使用供精人工授精等,其费用远比基因治疗所需费用少得多,而且基因治疗有较大的风险性。基于此,有学者认为"现实没有必要进行生殖细胞基因治疗"。

总之,由于基因治疗目前尚存在诸多技术和非技术方面的伦理难题,在实际运用中必须谨慎行事,严格按照有关的技术规定和伦理要求进行,切不可为了经济效益而盲目治疗。

三、基因诊断与基因治疗的伦理原则

由于基因诊断与基因治疗存在以上的伦理争议,因此在基因诊断与基因治疗中提出以下伦理原则。

1. 坚持人类尊严与平等原则

出于人格尊严与平等的考虑,医务人员应对患者的基因予以保密,以防患者因其基因信息被泄露而招致歧视,得到不公平对待。医务人员应该平等地对待携带缺陷基因的患者,尊重其人格和权利,反对基因歧视。不能把患者仅仅作为治疗或实验的对象,更不能为某种利益或压力而损害患者利益。

2. 坚持知情同意原则

医务人员应当让患者或其家属充分了解有关信息,然后再作出是否接受基因诊断、治疗的决定。医务人员绝不可用蒙蔽、欺骗、压制等办法剥夺患者的知情选择权去实施基因诊断和基因治疗。

3. 坚持科学性原则

开展基因诊断、基因治疗必须有严谨的科学态度,必须具备下列条件才能进行基因治疗:①具有合适的靶基因,即作为替代、恢复或调控的目标基因;②具有合适的靶细胞,即接受靶基因的细胞;③具有高效专一的基因转移方法,以将外源靶基因导入靶细胞内;④基因转移后对组织细胞无害;⑤在动物模型实验中具有安全、有效的治疗效果;⑥过渡到临床试验或应用前需向国家有关审批部门报批。

4. 坚持医学目的原则

基因治疗技术的研究和应用只能是为了更有效地预防和治疗疾病,维护和增进人类健康,而期望通过植入其他正常基因使人的某些特征得到所需要的改变是不被允许的。基因治疗应限于没有其他有效治疗方法的疾病,不能用于人种的改良。

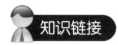

《人类基因组编辑：治理的框架》(Human genome editing：a framework for governance)是全球人类基因组编辑治理和监督标准专家咨询委员会(WHO Expert Advisory Committee on Developing Global Standards for Governance and Oversight of Human Genome Editing)于2021年制定的一个具有指导意义的规范文件。为了规范人类基因编辑技术的发展,2018年12月,世界卫生组织成立了一个关于制定全球人类基因组编辑治理和监督标准的专家咨询委员会。委员会由全球多个学科的18位专家组成,旨在为全球人类基因组编辑的治理机制提供指导和建议。

该文件的内容包括该项工作简介、项目的必要性、人类基因编辑面临的挑战、治理的方法及机构和过程、治理方案、治理的框架及措施和指标等,为那些从事基因编辑和监督基因组编辑的人们提供了有益的价值理念和指导原则,以告知他们在基因编辑时应如何做和做哪些决策。

第二节　干细胞研究关涉的伦理问题

一、干细胞研究的概念及政策规制

(一)干细胞研究的概念及分类

干细胞是来自胚胎、胎儿或成人人体组织等机体部位的具有在一定条件下无限制自我更新与增殖分化能力的一类细胞。该类细胞能够产生表现型和基因型都与自己完全相同的子细胞,也能产生组成机体组织、器官的已特化的细胞,同时还能分化为祖细胞。

根据所处的发育阶段不同,干细胞可分为胚胎干细胞和成体干细胞;根据发育潜能不同,干细胞可分为三类:全能干细胞、多能干细胞和单能干细胞。人胚胎干细胞属于其中的一种,它包括人胚胎来源的干细胞、生殖细胞起源的干细胞和通过核移植所获得的干细胞(图6-1)。

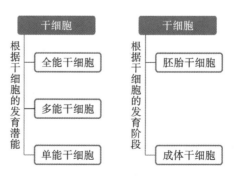

图6-1　干细胞分类示意图

干细胞研究包括基础研究和临床研究,由于临床研究需要直接在患者身上实施,如果管控不严可能会给患者(受试者)带来伤害。所以,世界各国对干细胞的临床研究都设定了严格的条件和要求。所谓干细胞临床研究,是指应用人自体或异体来源的干细胞经体外操作后输入(或植入)人体,用于疾病预防或治疗的临床研究。体外操作包括干细胞在体外的分离、纯化、培养、扩增、诱导分化、冻存及复苏等。

干细胞在医学上有着广泛的用途。从理论上讲,它可以分化成各种组织细胞,形成各种器官。因此,干细胞可以修复损坏了的造血细胞,进而治疗白血病;培养自身的皮肤,进而治疗烧伤后的皮肤缺损;培养出肝脏、肾脏、心脏等重要器官,进而用作对已经失去功能的器官的置换。在生物制药方面,可以把特异的基因转到胚胎干细胞,跟正常的胚胎融合,嵌合到正常胚胎个体中。

(二)我国干细胞研究的政策规制

我国对人胚胎干细胞研究的相关政策日益规范,先后颁布的主要政策有:2003年,国家科技部和卫生部联合下发了《人胚胎干细胞研究伦理指导原则》,其中明确了人胚胎干细胞的来源、定义、获取方式和研究行为规范等内容,并明确申明中国禁止进行生殖性克隆人的任何研究,禁止买卖人类胚子、受精卵、胚胎或胎儿组织。2006年,卫生部发布了《非血缘造血干细胞移植技术管理规范》和《非血缘造血干细胞采集技术管理规范》,均强调了造血干细胞要来源合法,应建立造血干细胞来源登记制度,以保证造血干细胞来源可追溯;不得通过造血干细胞移植谋取不正当利益,不得泄露造血干细胞捐献者资料。2007年,国家食品药品监督管理局(现国家市场监督管理总局)发布了《药品注册管理办法》(新版于2020年发布并施行,2007年版同时废止),将基因治疗、体细胞治疗及其制品归入治疗用生物制品分类三。体细胞治疗的新药申报遵循2003年3月20日发布的《人体细胞治疗研究和制剂质量控制技术指导原则》进行。该《指导原则》从体细胞的采集、分离和检定、体细胞的体外操作、体细胞制剂的检定与质量控制、体细胞治疗的临床前试验、体细胞治疗临床试验方案、体细胞治疗伦理学考虑的各个方面比较全面、系统、详细地作出了规定,以确保体细胞治疗的安全性、有效性。2009年,卫生部颁布了《医疗技术临床应用管理办法》,将干细胞治疗技术归于第三类医疗技术,该办法规定,除造血干细胞以外的大部分干细胞技术暂不得应用于临床。这一规定强调干细胞应用于临床前必须进行临床试验,以明确其安全性、有效性、伦理审查、知情同意。2011年,卫生部发布了《关于开展干细胞临床研究和应用自查自纠工作的通知》,干细胞临床研究和治疗开始彻底整顿,要求各省级卫生行政部门对正在开展的干细胞临床研究和应用项目进行认真清理,停止未经原卫生部和原国家食品药品监督管理局批准的干细胞临床研究和应用项目。2015年,国家卫生和计划生育委员会和国家食品药品监督管理总局发布《干细胞制剂质量控制及临床前研究指导原则(试行)》。2015年,国家卫生和计划生育委员会、国家食品药品监督管理总局印发《干细胞临床研究管理办法(试行)》,该《办法》对机构的条件与职责、研究的立项与备案、临床研究过程、研究报告制度、专家委员会职责、监督管理等进行了详细的规定。同时,干细胞治疗相关技术不再按照第三类医疗技术管理。2018年,国家卫生健康委员会发布《医疗技术临床应用管理办法》,但明确规定:人体器官移植技术、人类辅助生殖技术、细胞治疗技术的监督管理不适用本办法。2019年2月,国家卫生健康委员会发布《生物医学新技术临床应用管理条例(征求意见稿)》。第七条规定:生物医学新技术临床研究实行分级管理。高风险生物医学新技术的临床研究由国务院卫生主管部门管理。高风险生物医学新技术包括但不限于以下情形:①涉及遗传物质改变或调控遗传物质表达的,如基因转移技术、基因编辑技术、基因调控技术、干细胞技术、体细胞技术、线粒体置换技术等;②涉及异种细胞、组织、器官的,包括使用异种生物材料的,或通过克隆技术在异种进行培养的;③产生新的生物或生物制品应用于人体的,包括人工合成生物、基因工程修饰的菌群移植技术等;④涉及辅助生殖技术的;⑤技术风险高、难度大,可能造成重大影响的其他研究项目。同时,第六十二条规定:干细胞、体细胞技术临床研究与转化应用监督管理规定由国务院卫生主管部门和国务院药品监管部门另行制定。

总体来看,由于不同种类的干细胞在临床研究中所潜在的伦理问题不同,各国对待干细胞研究的政策也不同,甚至同一国家的政策也正在随着干细胞技术的发展而不断调整。

二、人类胚胎的道德地位及其伦理关涉

关于人的胚胎与人的生命的关系,我们可以用两种不同的方式来表述:其一,胚胎是否具有人的生命? 其二,胚胎是不是人的生命? 两种不同表述方式有着不同的意义。第一种表述,仅仅是将生命作为生命体的机能或根本属性,生命不同于生命体本身。第二种表述,则将生命作为一种实体性的存在,等同于生命体本身。从分子生物学的角度来讲,生命是由核酸和蛋白质特别是酶相互作用而产生的可以不断繁殖的物质反馈循环系统。因此,生命应当是一种实体性的存在,与生命体本身相等同。就人的生命而言,"可以不断繁殖的物质反馈循环系统"即指出,人的生命就是人。但显然,这一表述无论在逻辑上还是在事实上都是不成立的,因为生命仅仅是人的规定性之一。人作为个体的存在除此之外,还具有直立、劳动、认知等规定性。但是,人的生命是人之所以为人的基础,失去了生命,人就不能称之为人。恩格斯在《自然辩证法》一书中就已经指出:"生命是蛋白体的存在形式",作为"存在方式",生命与"蛋白体"并不同,它仅仅是蛋白体的根本属性,依附于蛋白体而存在。当然,蛋白体之所以是蛋白体,正是因为它以生命这种存在方式而存在,生命一旦停止,蛋白体也就随之瓦解。正如恩格斯所说:"这个存在方式的基本因素在于和它周围的外部自然界的不断的新陈代谢,而且这种新陈代谢一停止,生命就随之停止,结果便是蛋白质的分解。"尽管在今天看来恩格斯关于蛋白体的论述是比较笼统、不够明确的,但他从功能性来定义生命的方法值得借鉴。基于此,笔者认为第一种表述方式更为妥当。

然而,要对第一种表述方式作出回答,首先需要阐明胚胎是否具有生命? 其次需要阐明胚胎的生命是否是人的生命? 关于胚胎是否具有生命的问题,就要发起对什么是生命这一基本问题的深层追问。"生机论"认为,生物体与非生物体的本质区别在于生物体内有一种特殊的生命"活力",它控制和规定着生物的全部生命活动和特性,而不受自然规律的支配。这一理论否认了生命的物质性,将生命看作一种超自然的、神秘的、不可知的东西。而"机械论"则认为生命"只不过是一个运动的、摄取和消化食物的、对刺激产生反应的、进行生长和生殖活动的机械而已",并认为它不同于一般机器之处只在于它是由许多机器彼此借皮带和传动杆联结起来而成为一个体系的。如笛卡尔说"动物是机器",而拉美特利则进一步说"人是机器",甚至现代的一些学者,如分子生物学家莫诺还说,生命是架"化学机器"。机械论的观点虽然承认生命的物质性,并试图以物理、化学规律来解释生命现象,但却抹去了生命物质与非生命物质之间的本质差别,忽视了生命物质的特殊矛盾性。随着对生命物质基础原有观念的质疑,以及人造生命、机器生命等问题的提出,关于生命的界定变得更为复杂,以至于美国人类基因组研究所主任弗朗西斯·柯林斯认为:"假如你想给出一个彻底圆满的答案,你会发现这个问题虽然重要,但最终却令人沮丧;要找到答案根本不可能。"因此,如果在给生命一个准确定义的基础上再讨论胚胎是否具有生命,几乎是无法进行的。按照《新大英

百科全书》对生命的描述"生命就是能够完成吞咽、代谢、排泄、呼吸、运动、生长、繁育、对外部刺激作出反应的一些功能"来看,无疑胚胎具有生命。在这一前提下,我们再讨论人的胚胎是否具有人的生命这一问题。也许有学者会说,既然是人的胚胎所具有的生命,就理所当然也是人的生命。从逻辑上说,这一推论违背了一个基本的事实,即人的胚胎不等于人。毋庸置疑,人所具有的生命当然是人的生命,但人的胚胎所具有的生命却未必就是人的生命。否则,我们便可以说,人的受精卵、精子、卵子所具有的生命都是人的生命,甚至可以说人的细胞所具有的生命也是人的生命。这样,势必陷入还原论的泥坑。人的生命是有别于其他一切生命形式的生命,是自然生命与社会生命、种生命与类生命的统一,单纯的自然生命或者社会生命都不能称为人的生命。

但是,人的个体生命究竟始于何时? 受精卵、精子、卵子所具有的生命是不是人的生命? 事实上,部分学者如约翰·努南(John Noonan)就认为,受精卵已具有人的生命,他说:"受孕是人之所以为人的关键时刻,它的有效证据是:受孕时,这个新的存在接受了基因密码。正是这个基因信息决定了它的特征,它是人类智慧的可能携带者,它使自己成为一个能够自我进化的存在。一个有人类基因密码的存在者就是人。"努南的这种观点得到了格里森(Germain Grisez)的支持,"因为一个新的人类个体是从精子与卵子的结合体发展而来的⋯⋯如果我们要指出一个新的人类个体是从某一时刻开始的,那么这一时刻应该是受精卵"。这种观点仅仅考虑了人的生命的生物学因素,将生命看作纯粹的"绵延",而忽视了生命的社会属性及时空性。不过,此观点得到了宗教神学和自然主义的支持。按照宗教神学的观点,人的生命并不是人类本身内部所固有的,而是上帝从外部赐予的,受精卵与人有着一样的生命,具有同样的尊严和价值,破坏受精卵的正常发育与损害人的生命一样是不道德的。而天主教神学家波希尔等人认为,完人的生命或人化的生命必须在亲属这个名义之内才能算数,也就是说,只有得到父母或社会的认可的生命才是人的生命。显然,这种生命观把人的生命完全主观化了,将人的生命当作纯粹的主观约定,忽视了人的生命的客观属性。

人的生命及其起始的界定与人的概念是密不可分的。在现代科技背景下,什么是人的生命? 植物人所具有的是人的自然生命还是社会生命? 如果说精子不具有人的生命,而父子关系是指人与人之间的关系,那么供精人工授精生育的后代与精子提供者之间是父子关系吗? 如果说细胞不具有人的生命,那么克隆人的细胞是否意味着对人的克隆? 这些都是有待深究的问题,需要从人及其生命的概念加以本源性考察。

三、干细胞研究的伦理限度

干细胞研究与应用的伦理问题主要集中在干细胞的来源和用途等方面,即来自人的胚胎及其应用:为获取干细胞,胚胎或胎儿能否有意制造? 能否有意地让他们存活至干细胞被获取时? 从脐带血、胎儿组织及胚胎组织中获取干细胞,作为这些组织最直接来源的妇女会处于特殊的压力和危险之中。为保证孕妇的自主性,孕妇决定捐献流产胎儿组织与结束妊娠应该分开进行,流产的决定应当先于捐献。另外,还需要注意捐赠者和受者之间的自由和知情同意,风险与收益评估责任,捐赠者的匿名,细胞库的保密和安全,以及获取组织的信息机密性和隐私权,参加者的报酬等问题。

为了规范干细胞研究,中华人民共和国科学技术部、卫生部(现国家卫生健康委员会)于2003年联合下发了《人胚胎干细胞研究伦理指导原则》,明确了人的胚胎干细胞研究与应用的伦理规范,主要内容包括:①利用体外受精、体细胞核移植、单性复制技术或遗传修饰获得的囊胚,其体外培养期限自受精或核移植开始不得超过14天;②不得将已用于研究的人囊胚植入人或任何其他动物的生殖系统;③不得将人的生殖细胞与其他物种的生殖细胞结合;④禁止买卖人类配子、受精卵、胚胎或胎儿组织;⑤进行人胚胎干细胞研究,必须认真贯彻知情同意与知情选择原则,签署知情同意书,保护受试者的隐私;⑥从事人胚胎干细胞的研究单位应成立包括生物学、医学、法律或社会等有关方面的研究和管理人员组成的伦理委员会,其职责是对人胚胎干细胞研究的伦理学及科学性进行综合审查、咨询与监督。

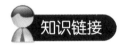 知识链接

人胚胎干细胞研究伦理指导原则

第一条　为了使我国生物医学领域人胚胎干细胞研究符合生命伦理规范,保证国际公认的生命伦理准则和我国的相关规定得到尊重和遵守,促进人胚胎干细胞研究的健康发展,制定本指导原则。

第二条　本指导原则所称的人胚胎干细胞包括人胚胎来源的干细胞、生殖细胞起源的干细胞和通过核移植所获得的干细胞。

第三条　凡在中华人民共和国境内从事涉及人胚胎干细胞的研究活动,必须遵守本指导原则。

第四条　禁止进行生殖性克隆人的任何研究。

第五条　用于研究的人胚胎干细胞只能通过下列方式获得:

(一)体外受精时多余的配子或囊胚;

(二)自然或自愿选择流产的胎儿细胞;

(三)体细胞核移植技术所获得的囊胚和单性分裂囊胚;

(四)自愿捐献的生殖细胞。

第六条　进行人胚胎干细胞研究,必须遵守以下行为规范:

(一)利用体外受精、体细胞核移植、单性复制技术或遗传修饰获得的囊胚,其体外培养期限自受精或核移植开始不得超过14天。

(二)不得将前款中获得的已用于研究的人囊胚植入人或任何其他动物的生殖系统。

(三)不得将人的生殖细胞与其他物种的生殖细胞结合。

第七条　禁止买卖人类配子、受精卵、胚胎或胎儿组织。

第八条　进行人胚胎干细胞研究,必须认真贯彻知情同意与知情选择原则,签署知情同意书,保护受试者的隐私。前款所指的知情同意和知情选择是指研究人员应当在实验前,用准确、清晰、通俗的语言向受试者如实告知有关实验的预期目的和可能产生的后果和风险,获得他们的同意并签署知情同意书。

第九条　从事人胚胎干细胞的研究单位应成立包括生物学、医学、法律或社会学等有关方面的研究和管理人员组成的伦理委员会,其职责是对人胚胎干细胞研究的伦理学及科学性进行综合审查、咨询与监督。

第十条　从事人胚胎干细胞的研究单位应根据本指导原则制定本单位相应的实施细则或管理规程。

第十一条　本指导原则由国务院科学技术行政主管部门、卫生行政主管部门负责解释。

第十二条　本指导原则自发布之日起施行。

中华人民共和国科学技术部、卫生部

2003 年 12 月 24 日

第三节　干细胞临床研究项目的伦理审查

一、伦理审查委员会的组成及审查

我国《干细胞临床研究管理办法（试行）》规定：国家卫生计生委（现国家卫生健康委员会）与国家食品药品监管总局负责干细胞临床研究政策制定和宏观管理，组织制定和发布干细胞临床研究相关规定、技术指南和规范，协调督导、检查机构干细胞制剂和临床研究管理体制机制建设和风险管控措施，促进干细胞临床研究健康、有序发展；共同组建干细胞临床研究专家委员会和伦理专家委员会，为干细胞临床研究规范管理提供技术支撑和伦理指导。具有与所开展干细胞临床研究相适应的、由高水平专家组成的学术委员会和伦理委员会。伦理委员会应当由了解干细胞研究的医学、伦理学、法学、管理学、社会学等专业人员及至少一位非专业的社会人士组成，人员不少于 7 位，负责对干细胞临床研究项目进行独立伦理审查，确保干细胞临床研究符合伦理规范。

但在实际工作中，部分机构的伦理委员会人员组成不够合理，要么缺少伦理、社会学、法学、管理学、社会学、非专业社会人士中的一类或几类人员；要么委员组成名单中虽有这些人员，但实际参会时缺少其中的某一名或几名人员。此外，有的机构在提交省（市）、国家备案材料中，没有提供参会委员的具体名单或缺少委员专业结构信息表，看不出参会委员的专业结构，或者没有每个参会委员的签名，或者委员会人数少于 7 人，参会人数不符合要求等。这些都是不符合要求的，在备案审核中就难免会出现问题。

机构在进行干细胞临床研究伦理审查时，应当给出明确的伦理审查意见，对于修改后同意、修改后重审、不同意的项目，必须有具体的修改意见或不同意的意见，不能只有一个结论性的表述，并且应当对审查意见和修改意见进行详细的记录。同时，申请人应当对伦理委员会的审查意见和修改建议给予回应，明确是否同意审查意见、是否同意进行修改、有无按照修改意见进行修改。如果申请人对伦理委员会的审查意见有疑义或不予修改的，应当给出具体的理由，并报伦理委员会进行讨论。对于申请人重新修改后的伦理材料，伦理委员会需要给出明确的再次审查的结论性意见。

二、伦理审查的程序与管理

干细胞临床研究机构在项目备案前首先要完成机构立项，而且《办法（试行）》规定：机构应当建立干细胞临床研究项目立项前学术、伦理审查制度。机构伦理委员会应当按照涉及人的生物医学研究伦理审查办法相关要求，对干细胞临床研究项目进行独立伦理审查。按照《赫尔辛基宣言》，伦理审查包括科学性审查和伦理性审查，符合科学性的未必符合伦理性，但不符合伦理性的一定不符合科学性。不科学的研究不仅可能给受试者造成伤害,也因无意义的研究而浪费科研资源。一般来说,伦理审查应在学术审查之后,这是因为伦理委员会的人员组成限制了其科学性审查的权威性,如果以学术性审查为基础,不仅可以确保其科学性,而且可以节省伦理审查时间,提高审查质量。具体流程如图 6-2 所示。

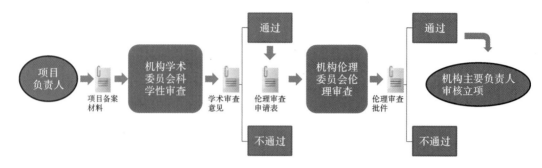

图 6-2　干细胞临床研究的机构伦理审查流程

《办法(试行)》还规定:审查时,机构学术委员会和伦理委员会成员应当签署保密协议及无利益冲突声明,须有三分之二以上法定出席成员同意方为有效。机构学术委员会和伦理委员会审查通过的干细胞临床研究项目,由机构主要负责人审核立项。在项目执行过程中任何人如发现受试者发生严重不良反应或不良事件、权益受到损害或其他违背伦理的情况,应当及时向机构学术、伦理委员会报告。如果受试者在研究过程中出现了严重不良事件,如传染性疾病、造成人体功能或器官永久性损伤、威胁生命、死亡,或必须接受医疗抢救的情况,研究人员应当立止临床研究,于 24 小时之内报告机构学术、伦理委员会。同时,研究人员应当及时、妥善对受试者进行相应处理,在处理结束后 15 日内将后续工作报告机构学术、伦理委员会。如果在操作过程中出现了违背操作规程的事件,事件可能与疾病传播或潜在性的传播有关,或可能导致干细胞制剂的污染时,研究人员必须在事件发生后立即报告机构学术、伦理委员会。报告内容必须包括:对本事件的描述,与本事件相关的信息和干细胞制剂的制备流程,已经采取和将要采取的针对本事件的处理措施。此外,凡经备案的干细胞临床研究项目,应当按年度向机构学术、伦理委员会提交进展报告。各阶段干细胞临床研究结束后,研究人员须将研究结果进行统计分析、归纳总结、书写研究报告,经机构学术、伦理委员会审查,机构主要负责人审核后报告国家和省级卫生计生行政部门和食品药品监管部门。研究结束后,应当对受试者进行长期随访监测,对随访中发现的问题,应当报告机构学术、伦理委员会。

国家和省级干细胞临床研究专家委员会和伦理专家委员会负责对机构学术、伦理审查情况进行监督检查,伦理方面的检查主要包括以下内容:①机构伦理委员会组成、标准操作规范;②研究项目伦理审查过程和记录,包括风险/受益评估及对策等;③对知情同意书的讨论和批准的样本;④伦理审查程序的合理性;⑤有无利益冲突;⑥其他有关事宜。

三、伦理审查中对知情同意书的要求

(一)关于供者的知情同意书

干细胞临床研究需要以供体干细胞的采集、制备等为基础,在采集供体干细胞生物样本时,需要注意以下问题:①采样的目的告知是否清楚,如是基础研究还是临床研究、是否进行商业开发等,绝对不可将研究等同于或表述为临床治疗,误导供者;②采样的方法、样本量(包括母体血液样本、脐带等)、剩余样本的处理方式是否明确等;③样本是否送第三方机构进行检测及数据共享,检测费用由谁负担、样本检测结果是否要告知供者等;④有无告知供者需要配合开展的事项,如健康状况评价、抽取母体血液等;⑤当供者或其亲属因治疗自身疾病需要此前所提供的干细胞时储存机构能否无偿提供;⑥可能的风险与不适有哪些,包括因样本不合格而丢弃、采血的风险及可能出现的损害,以及补偿、赔偿等问题;⑦有无告知供者有自愿、无条件退出的权利,以及隐私保护措施等。

(二)关于受试者的知情同意书

在受试知情同意中应当注意以下内容:①知情同意中应包括拟纳入临床试验的受试者人数、研究周期、全程共采集样本的次数、每次采集量、共计采集量等;②明确具体的免费项目有哪些,哪些是不免费的,不能用"与研究有关的检查费用"的模糊表述;③研究前、中、后应注意的项目要明确,如是否应当避孕、应采取的避孕措施、应当如何配合研究等;④明确告知受试者有无替代方案,以及替代方案的获取方式(如联系谁)等;⑤告知对受试者有无补偿,具体的补偿标准、补偿方式等;⑥与研究相关的损害的治疗和赔偿费用如何解决?不能为研究过错造成的伤害设置免责赔偿前提条件,还应提供发生研究损害时的联系人、联系方式等;⑦研究造成损害时,赔偿责任主体应明确,究竟是申办者还是研究者?有无购买试验责任险?保险的受益人是谁?⑧受益、风险告知应清晰。在告知可能受益时,还应告知受试者可能不会直接受益,不应将提供免费项目作为受益;⑨试验设计应合理,应符合科学性和伦理性要求,应明确告知有无进行动物实验、实验结果及副作用如何?以及国内外有无开展临床研究及基本情况等;⑩应确保受试者有权利无条件退出,不能为退出设置前提条件或不合理的要求。此外,纳入、排除标准应明确、合理,等等。

总之,干细胞研究有着广阔的发展和应用前景,但由于目前还处于研究阶段,必须按照国家法律法规、规章及管理规范进行,否则可能会给受试者带来损害,引发医疗纠纷。

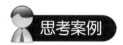

思考案例

供者知情同意书

尊敬的女士:_____ 供者编号:_____

感谢您愿意捐献您的脐带组织,用于人脐带间充质干细胞治疗_____的有效性和安全性临床研究。请您仔细阅读本知情同意书的内容,然后自愿签署这份知情同意书。您的签名不会使您丧失任何合法权益,签字后的知情同意书原件将保留在研究者处,您自己可保留一份复印件。

脐带是孕妇分娩后的废弃物,医学研究发现,脐带中含有干细胞,可用于干细胞的医学研究。

一、脐带来自婴儿分娩断脐后,采集的脐带仅供临床研究,不涉及动物实验,捐献后不能索回。

二、脐带及其细胞将在研究过程中进行必要检测(如病毒),检测费用无须捐献者承担,均来自本临床研究经费。

三、采集脐带不会对产妇和婴儿带来任何伤害。

四、产妇分娩时，在保证产妇和婴儿安全、健康的前提下剪断脐带。如产妇或婴儿发生任何紧急情况，医院方将放弃脐带采集。

五、采集脐带用于人脐带间充质干细胞治疗＿＿＿＿＿＿＿＿＿＿＿的有效性和安全性临床研究已通过医院伦理委员会的批准，研究将按照规范的流程进行。

六、脐带使用后剩余物料的处理符合伦理和医疗废弃物的处理方式。

您享有的权利：

感谢您为该研究作出贡献，您的所有个人资料均属保密信息，我们已建立了供者个人隐私保密制度，同时您的个人信息是以编码形式进入到临床研究，已全面保护了您的个人隐私，这不会给您造成任何个人信息及隐私方面泄露的不利影响。

本临床研究不会对您收取任何费用。

供者声明

作为一名脐带捐献者，本人已充分了解了本研究的目的、计划和我的权利，我现知我捐献的脐带用于干细胞临床研究，不能追溯索回；本人在供者信息表中提供的信息属实，也确知提供虚假资料和信息所带来的一切后果。

我同意捐献我的剖官产脐带组织。

供者签名：＿＿＿＿＿＿＿＿　　　　　　日期：　　年　　月　　日

＿＿＿＿＿＿＿＿＿＿＿＿医院

请思考：你认为，以上供者知情同意书中存在哪些问题？为什么？

第七章　人体器官移植技术应用的伦理问题及其伦理审查

器官移植技术促进了医学科学的发展,为部分器官功能衰竭的患者提供了生的希望,但是人体器官不同于商品,人体器官的获得和移植涉及诸多的法律伦理问题,在医疗活动中需要加以严格规范。伦理审查作为规范器官移植的重要措施,在促进器官移植技术的应用和发展方面发挥十分积极的作用。

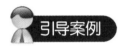

案例7-1　生命的延续

一天晚上,某市发生一起重大车祸,一辆乘坐一家三口的小轿车与铲土车相撞,导致夫妻双双骨折合并重伤,女儿小何特重型颅脑外伤。女儿被送到医院急救,予以气管插管,呼吸机维持生命,升压药物维持血压,病情危重。随后病情发展,经会诊判定为脑死亡。一个鲜活的生命直接走到了尽头。

身处悲痛中的小何父母及亲人来不及走出悲伤,在器官移植协调员提出器官捐献的建议后,毅然接受了女儿死亡后的器官捐献,并与其他亲属商量好,一致同意在小何去世后进行器官捐献,让其生命得到延续。

经过器官协调员的精心安排与协调,小何安全抵达某院重症监护室,并得到专业的生命支持与器官维护。经神经内科、神经外科、ICU及脑电图专家的两次会诊,一致认为已达到脑死亡状态。最后,在脑-心双死亡后进行了器官摘取,捐赠的器官通过我国器官分配和共享系统,成功分配给急需器官移植的不同个体,让他们获得了第二次生命。

请思考:从伦理上说,人体器官的获取需要哪些条件和要求?

第一节　人体器官的伦理属性

一、人体器官不同于商品

目前,除了伊朗允许器官交易外,大多数国家都以立法形式禁止人体器官的买卖。在我国,《人体器官移植技术临床应用管理暂行规定》《人体器官移植条例》都明确提出人体器官不得买卖,器官捐献应当遵循自愿、无偿的原则。活体器官的受者与供者之间仅限于夫妻关系、直系血亲和三代以内旁系血亲。禁止人体器官买卖,就意味着人体器官不同于一般商品,有其特殊的价值属性。国内学者刘劲松对器官的非商品性进行了充分的论证。首先,从康德的道义论的视角看:"人是目的,而不是手段。"这就从根本上否定了人成为商品的伦理学可能。康德在这一著名的道德命题中,把"人是目的"作为整个伦理学的出发点,揭示出人因有理性、尊严而神圣。人作为有血有肉的感性动物,正是理性使其成为自在的道德主体,成为目的性存在,并具有了绝对价值。人具有理性的特质,所以在任何时候,人绝不允许被随意摆布,人是被尊重的对象,而不是达到目的的工具。理性使人同动物区分开来,获得了神圣的地位,成为世界万事万物最后的归宿。如果人成为商品,必然会在市场环境下,由价值规律调节供求,由表现为货币的价格决定其流向和归属,人将在价格标签下彻底失去独立、尊严和自由,因成为交易、利用的工具而失去实现自我的目的,所以人是不可以成为商品的。那么作为人体一部分的器官,能不能成为商品进行自由买卖?特别是在现代医学手段的保证下,分离人体部分器官以供移植,仍能使供体正常生存,这使得器官获得了独立于人体之外并供自由支配的技术可能。但这需要思考一个问题,即器官究竟是人的可供支配的财产,还是人体本身?这牵涉到人是否对其身体拥有所有权。诚然,每一个人都应享有人身的自由权、支配权,不容他人随意侵犯,从维护社会关系,界定权利义务的角度出发,器官只能附属于其所依附的个体。人处理自己身体的自由要受到两个道义论规范的制约:一是不能伤害他人,二是不能损害人的尊严。供体器官的移除,表面上看似属于个人行为,即便有所伤害,受损的也应该是自己,与他人无关。但实质上,人的社会属性决定了一旦供体在手术前后出现意外、事故、并发症、后遗症等严重问题,必将伤及家人、累及社会;此外,器官是人体的一部分,是人类尊严最重要的载体,将人体器官商品化,不仅使人们长期以来所确立的生命无价的人生价值观念受到了严重的挑战和冲击,更是对人类尊严的亵渎和侵犯。美国一位伦理学家说过:"如果我花钱买诺贝尔奖,那么我就玷污了诺贝尔奖的名声;如果我从政府那儿买豁免权,那么我就损害了市民的人格;如果我买卖儿童,我就不配为人父母;如果我出卖我自己,我就失去了做人的尊严。"器官买卖的实质是将人体的一部分异化、商品化,而人体就是各种器官的集合体,如果肾、肝、脾、肺可以定价,那么人终将作为一个整体而被定价,此刻,人具有了价格成了商品,这显然与道义论语境下的人不可以成为商品竞相背离。

此外,在商品交易中,买卖双方的自主性与知情同意性是充分与必要的,一切因欺诈、诱惑而失去自主的交易行为,必为道义所谴责,也终将被市场所摒弃。在黑市的器官买卖中,买者得到了宝贵的救命资源,而卖者得到了金钱,看似在充分尊重了器官出卖者意愿基础上进行的"公平交易",实际上,绝大多数情况却是:器官出卖者在丧失了其他经济来源又无法出卖自己的劳动力(如缺乏知识技能、体能而失业下岗者)的情况下,所被迫作出的一种无奈的选择,贫困的人面对严酷的生存危机,提供金钱来换取他们的器官将会是很大的诱惑而让他们无法拒绝,金钱使器官出卖者让渡了自主性。如果器官买卖合法化,金钱的作用就会更加肆意地践踏着贫困者的自主性,或为脱困求生,或为资金救急,很多当事者定会以牺牲自主性与知情同意性为代价,出售器官换取报酬,这绝不是一种公平的交易,而是一种金钱诱逼下的胁迫。在这种交易中,金钱凌驾于自主性之上,公平性让位于利益的驱动,知情同意性已消解在扭曲的不平等的器官交易中,显然,这是合法市场所不能接纳的。因此,人体器官不应是也不能成为商品。

二、人体器官买卖潜在的伦理法律问题

在市场运作的背景下,器官不仅是商品,而且是使用成本极其昂贵的商品。这种商品多数人无力购买,只有少数有钱人才买得起、用得起,穷人只有作为"货源"供有钱人"选购"。由此,器官买卖在很大程度上使器官移植技术服务于少数有钱人,变成有钱人享用的专利,导致对穷人身体资源的掠夺和剥削,加剧了社会的不平等。试想:一个贫困家庭的父亲,为了承担身患重病的女儿的医疗费用,而要出卖自己的器官,这样做也许可以挽救孩子的生命,也许可以暂时改善家庭的境遇,但是,如果一个社会竟然允许家庭只能以出卖器官的方式来改善家庭境遇,那么这个社会本身就成了问题,正如有评论者指出:"救助穷人有更好的方式,但不是肢解他们。"

此外,器官买卖巨大利润空间的存在,必然会引发贪欲支使下的犯罪,一些丧失理智的不法之徒,杀人盗尸、掠取器官的刑事案件在部分国家时有报道,更有利益集团结成组织,潜入到第三世界国家,利用欺骗、诱导甚至暴力等手段,廉价或无偿窃得穷人的器官,进行跨国交易,甚至一些国家的医疗机构也参与其中,牟取不法暴利。有人曾评论"印度人因贫困无法移动,可他们的器官却可以周游世界"。由此可见,基于非个体意志自由的市场化器官交易,剥离了道德成分,诱发了掠夺式犯罪。因此,我国刑法第二百三十四条之一第二款对违背他人意愿摘取活体器官行为作出了规定,即"未经本人同意摘取其器官,或者摘取不满十八周岁的人的器官,或者强迫、欺骗他人捐献器官的,依照本法第二百三十四条、第二百三十二条的规定定罪处罚。"也就是,按照"故意伤害罪"或"故意杀人罪"进行处罚。可见,我国刑法以故意伤害罪和故意杀人罪对以上三种行为加以规制,一方面体现出刑法对违背他人意愿摘取活体器官行为的打击,另一方面也充分体现出了刑法对未成年人的特殊保护。

三、境外对器官买卖问题的政策法律制度

(一)英美法系国家人体器官买卖立法

英国较早作出了禁止人体器官买卖的规定。1989年即颁布了《人体器官移植法案》,规定买卖或者销售来自活体或尸体的器官,是刑法上的重罪。该法案对以移植为目的的对尸体或活体器官买卖、发布器官买卖中介服务、广告的辅助行为以及涉外的走私买卖器官行为皆以犯罪论处,并作出了处罚规定。犯罪主体包括个人、法人和非法人社团。该法案规定详细具体,惩罚范围广,打击力度大,这种从严的立法模式,具有一定的借鉴意义。

美国在器官移植方面的立法最早,技术也较为先进。1968年的《统一尸体提供法》对遗体的捐献的程序和细节作出了具体规定。在随后的十余年间,各类人体器官买卖事件仍然频发,1984年美国国会又颁布了内容完备的《国家器官移植法》,该部法案大体上建立了器官移植的基本制度。此外,《美国法典》第42章医疗卫生管理法也对贩卖器官作出规定,明知是器官,以金钱为代价来移植、转运、获得、接受的,而且其行为涉及洲际贸易的属违法行为。任何人违反,罚款不超过25万美元,监禁不超过5年,或者两者兼有;明确规定手术费、运输费、移植费、拥有费、保存费、物资保管费、储藏费或者差旅费或自然损耗的费用是合理费用。由此可见,美国法律规定翔实而具体,但该法仅仅对用于器官移植的买卖行为进行处罚,而没有惩罚其他目的的器官买卖的犯罪。生活中,以牟利为目的的可观报酬与合理费用

之间并没有明确的界限。法律漏洞与监管机制的缺失致使美国现有的法律在实施过程中并不能达到完全而有效遏制犯罪的目的。

（二）大陆法系国家人体器官买卖立法

法国坚决打击人体器官买卖行为。1994年颁布的《新刑法典》设立专章对人体器官买卖行为进行处罚，并设立了买卖人体器官罪、强迫摘取人体器官罪、走私人体器官等罪名。该法第511-2款规定："付款从人身上取得器官之行为，无论怎样的形式，处7年监禁并处10万欧元罚金；充当中介，为付款取得人之器官提供方便条件或者有偿转让他人人体器官的，处相同之刑罚。"法国《新刑法典》对人体器官买卖定罪量刑的前提是建立在《公共卫生法典》确立人体器官买卖犯罪的基础上的，作出了人体器官买卖行为未遂与既遂同刑法，法人作为本罪的主体范围的规定。可见，该法案的设置兼顾了法律间的衔接，规定明确具体，操作性强，打击力度大，并对犯罪后果进行了详细规定，是比较系统的规定有关人体器官移植犯罪的典范。

日本1997年颁布的《器官移植法》第1条、第7条、第11条则对人体器官的商业化操作进行明确禁止，并禁止从死体中摘除器官，明确摘取器官的限制。第20条还对器官买卖行为作出了具体罚则的规定，对违反本法规定的，可以分处或者并处5年以下有期徒刑或者500万日元以下的罚金。该法案对器官买卖的参与各方明确规定了四种人体器官买卖行为的犯罪罪名；该法明确将单位作为犯罪主体，即对于法人犯罪的，不仅要处罚行为人，还要对法人科处罚金。由此可见，日本对惩处器官买卖犯罪行为的打击也较为严厉。

（三）我国香港、澳门和台湾地区的规定

香港地区《人体器官移植条例》第2条明确"禁止将人体器官作商业交易"，对器官移植付款的范围、付款的形式等均作了规定。立法借鉴并吸收了英美法的许多内容，其器官移植立法体系较为完善，立法方法较为成熟，立法规定也更加明确、具体。澳门地区在20世纪90年代，就制定了《宪法权利自由及保障事务委员会第2/96号意见书》。为加大器官买卖惩处力度，规定了对未遂犯的处罚，类似于法国的规定，澳门地区立法体系较为系统，规定相对具体，处罚范围较广，惩罚力度也较大。台湾地区对人体器官买卖的规制则是通过行政规制与刑事规制相结合的方式来进行的。但是，台湾地区有关人体器官移植的规定明确了有关人体器官买卖的内容仅对发布买卖人体器官讯息的行为和摘取他人器官用以营利等两种行为进行打击，惩罚范围较为狭窄。

总之，世界上绝大多数国家对于打击非法买卖人体器官都有明确的立法规定，但各有侧重，有共同点，但也存在诸多不同。

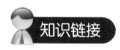

知识链接

器官获取组织（OPO）

器官获取组织（Organ Procurement Organization，OPO），是指依托符合条件的医疗机构，由外科医师、神经内外科医师、重症医学科医师及护士、人体器官捐献协调员等组成的从事公民逝世后人体器官获取、修复、维护、保存和转运的医学专门组织或机构，是独立的、非营利性组织。该组织包括领导小组、专家组、手术组、实验室和协调员网络等，各工作小组分工合作，共同完成器官的捐献与获取工作。其运作流程一般包括：在患者即将死亡或已经死亡的情况下，医院以最及时的方式通知OPO；OPO专家组对患者死亡进行判定；征询家属的捐献意愿;红十字会与家属签知情同意书;器官获取组织人员对供体进行评估;机构伦理委员会伦理审查;器官获取。OPO所获取的人体器官均需经"中国器官分配与共享系统"进行分配与共享。

第二节　我国人体器官移植的伦理原则

根据《人体器官移植条例》(以下简称《条例》),可将我国人体器官移植的伦理准则概括如下。

一、患者健康利益至上原则

该原则要求开展人体器官移植技术,应该将患者健康利益作为第一标准,当患者的健康利益与其他利益(包括患者的其他利益和患者之外的利益)发生冲突时,首先考虑的应该是患者的健康利益。患者健康利益至上是一切医学行为的基本道德原则,人体器官移植技术更应强调这一原则。因为目前人体器官移植仍然是一种风险大、要求高的治疗方法。

二、唯一性原则

该原则要求在针对受者的所有治疗方案中,器官移植是唯一具有救治价值的方案时,医务人员才应该选择这种治疗方案。即在当前的医学水平下,其他的治疗方案已经不能够使患者继续生存下去,而必须使用人体器官移植技术。

三、自愿、无偿与禁止商业化原则

该原则要求在器官的捐献中应该尊重捐献人的自主意愿,保证用于移植的器官必须以无偿捐赠方式供应,不得买卖器官。《条例》规定:①人体器官捐献应当遵循自愿、无偿的原则。任何组织或者个人不得强迫、欺骗或者利诱他人捐献人体器官。捐献人体器官的公民应当具有完全民事行为能力,并且应当有书面形式的捐献意愿,对已经表示捐献其人体器官的意愿,有权予以撤销。公民生前表示不同意捐献其人体器官的,任何组织或者个人不得捐献、摘取该公民的人体器官;公民生前未表示不同意捐献其人体器官的,该公民死亡后,其配偶、成年子女、父母可以以书面形式共同表示同意捐献该公民人体器官的意愿。任何组织或者个人不得摘取未满18周岁公民的活体器官用于移植。②任何组织或者个人不得以任何形式买卖人体器官,不得从事与买卖人体器官有关的活动。从事人体器官移植的医疗机构实施人体器官移植手术,除向接受人收取摘取和植入人体器官的手术费,保存和运送人体器官的费用,摘取、植入人体器官所发生的药费、检验费、医用耗材费以外,不得收取或者变相收取所移植人体器官的费用。《中华人民共和国民法典》第一千零六条规定:完全民事行为能力人有权依法自主决定无偿捐献其人体细胞、人体组织、人体器官、遗体。任何组织或者个人不得强迫、欺骗、利诱其捐献。自然人生前未表示不同意捐献的,该自然人死亡后,其配偶、成年子女、父母可以共同决定捐献,决定捐献应当采用书面形式。《中华人民共和国刑法修正案（八）》第二百三十四条之一：组织他人出卖人体器官的，处五年以下有期徒刑，并处罚金；情节严重的，处五年以上有期徒刑，并处罚金或者没收财产。未经本人同意摘取其器官，或者摘取不满十八周岁的人的器官，或者强迫、欺骗他人捐献器官的，依照本法第二百三十四条、第二百三十二条的规定定罪处罚。违背本人生前意愿摘取其尸体器官，或者本人生前未表示同意，违反国家规定，违背其近亲属意愿摘取其尸体器官的，依照本法第三百零二条的规定定罪处罚。

四、知情同意原则

该原则包括对人体器官移植的受者和供者的知情同意两个方面，医务人员必须清楚，在器官移植中，无论对于受者还是对于供者，都必须充分尊重他们的知情权，并取得他们的自主同意，知情同意必须采取书面形式。

对于受者及其家属来说，知情的内容至少应包括：患者病情的严重程度；包括器官移植在内的所有可能的治疗方案；器官移植的必要性；器官移植的程序；器官移植的预后状况（包括可能的危险）；器官移植及后续维持的费用等。对于供者来说，知情的内容至少应包括：摘取器官的用途；摘取器官对供者的健康影响；器官摘取手术的风险、术后注意事项、可能发生的并发症及其预防措施；器官移植的程序；判定死亡的标准（对尸体供者来说）等。

五、尊重和保护供者原则

由于在人体器官移植中，人的注意力更多地集中在器官移植的受者身上，很容易忽视器官供者的利益。因此，对器官移植中的供者更应给予足够的尊重和必要的保护。对于同意死亡之后捐献器官用于移植的患者，社会应给予足够的尊重。人体器官移植的医务人员应该认识到，必须给予这些患者崇高的敬意；在摘取器官时，态度应严肃认真，内心应充满敬意。特别要注意的是，医务人员应采用通行的、受到社会认可的死亡标准，不能因为急于获得移植器官而过早摘取器官，也不可以降低要献出器官者的医护标准。应当尊重死者的尊严，对于摘取器官完毕的尸体，应当进行符合伦理原则的医学处理，除用于移植的器官以外，应当恢复尸体原貌。

对于活体供者，除了应予以尊重外，还要给以必要的保护，促其伤口早日愈合，恢复健康。捐献器官不同于一般的手术，器官的残缺一般会意味着生命质量的下降，对活体供者不但要予以足够的尊重，还要精心护理，尽量使其恢复原有的健康水平。

六、保密原则

该原则要求人体器官移植医生应当对人体器官供者、受者和申请人体器官移植手术患者的个人资料保密。在器官移植中，医务人员应该对供者和受者与此手术相关的所有信息最大限度地予以保密。这一方面包括对社会和他人保密，如摘取了供者的何种器官、移植给谁等以及受者接受了什么器官，健康状况如何等；另一方面包括在有些情况下，供者与受者之间尽量保持"互盲"，以避免不必要的麻烦。

七、公正原则

该原则要求在人体器官移植中,应该公平合理地对待器官移植的受者和供者。公正对待人体器官移植的受者的首要考虑是供者的意愿、登记时序等因素。同时,还要考虑"尊重和保护供者""给予供者合理补偿"等因素。此外,完善人体器官移植相关的法律法规与伦理原则,增加器官供给渠道和保证受者负担起手术费用,建立人体器官移植工作体系等,是实现公平与公正的组织保证。

为此,国家卫生健康委员会出台了《中国人体器官分配与共享基本原则和核心政策》《人体捐献器官获取收费和财务管理办法(试行)》,完善了人体器官获取与分配体系及财务管理。《中国人体器官分配与共享基本原则和核心政策》中提出中国人体器官分配与共享基本原则:①人体器官分配与共享应当符合医疗的需要。②移植医院应当根据医疗需要,为器官移植等待者(以下简称等待者)选择适宜的匹配器官。③肝脏、肾脏按照移植医院等待名单、联合人体器官获取组织区域内的移植医院等待名单、省级等待名单、全国等待名单四个层级逐级进行分配与共享。心脏、肺脏按照移植医院等待名单、省级等待名单、相邻省份的省级等待名单、全国等待名单四个层级逐级进行分配与共享。全省组建统一人体器官获取组织的,起始分配层级为省级等待名单。④人体器官分配与共享过程中应当避免器官的浪费,最大限度地增加等待者接受移植手术的机会,提高器官分配效率。⑤在确保尽量降低等待者死亡率的前提下,优化器官与等待者的匹配质量,提高移植受者的术后生存率和生存质量。⑥保证器官分配与共享的公平性,减少因生理、病理和地理上的差异造成器官分布不均的情况。⑦定期对人体器官分配与共享政策进行评估和适当修订。⑧中国人体器官分配与共享计算机系统负责执行人体器官分配与共享政策,人体器官必须通过中国人体器官分配与共享计算机系统进行分配与共享。

八、伦理审查原则

该原则是指医生开展人体器官移植手术,必须接受本单位人体器官移植技术临床应用与伦理委员会的审查,并在伦理审查通过后方可实施。《条例》第十八条规定了人体器官移植技术临床应用与伦理委员会收到摘取人体器官审查申请后,应对人体器官捐献人的捐献意愿是否真实、有无买卖或者变相买卖人体器官的情形、人体器官的配型和接受人的适应证是否符合伦理原则和人体器官移植技术管理规范等事项进行审查,并出具同意或者不同意的书面意见。

第三节　人体器官移植伦理审查中的问题

一、关于家属对死者器官的捐献权问题

在我国,公民依法享有身体权,《中华人民共和国民法典》第一千零三条规定:"自然人享

有身体权。自然人的身体完整和行动自由受法律保护。任何组织或者个人不得侵害他人的身体权。"享有身体权就意味着公民可以在法律允许的范围内自主处置自己的身体及作为其构成部分的器官、组织等,包括享有器官捐献的权利。《条例》第七条第二款规定"公民享有捐献或者不捐献其人体器官的权利"。第八条第二款规定"公民生前表示不同意捐献其人体器官的,任何组织或者个人不得捐献、摘取该公民的人体器官"。这充分体现了对公民身体权的尊重,也是承认和保障公民知情同意权的法律前提。

但是,如果公民生前未表示不同意捐献人体器官,那么在其死亡后家属有无捐献的权利? 哪些家属才拥有该项权利? 这是当前在法律及伦理上争议较多的问题。按照《条例》第八条第二款:"公民生前未表示不同意捐献其人体器官的,该公民死亡后,其配偶、成年子女、父母可以以书面形式共同表示同意捐献该公民人体器官的意愿。"在此明确规定配偶、成年子女、父母等第一顺序亲属共同拥有捐献权。然而,按这一规定,就可能使部分生前有捐献器官意愿但并未明确表示或生前并没有表示不同意捐献其人体器官的公民的器官,在死后不能得到捐献。如:父母已不在人世且没有配偶和子女的独身者、父母及配偶已经死亡且没有成年子女者或虽有第一顺序的近亲但均没有完全民事行为能力等。对于这些人,其兄弟姐妹或祖父母、外祖父母有无捐献的权利? 如果其第二、第三顺序的亲属同意捐献,可否摘取其尸体器官? 如果因阻却这一权利而使急需移植器官者不能得到移植是否符合伦理?

在2003年深圳市出台的《深圳经济特区人体器官捐献移植条例》中,有权进行推定同意的"家属"的范围不仅包括第一顺序的配偶、子女、父母,也包括第二顺序的兄弟姐妹,第三顺序的祖父母、外祖父母、孙子女、外孙子女。没有第一顺序的近亲属或者第一顺序近亲属均没有完全民事行为能力的,应当由第二顺序中具有完全民事行为能力的近亲属均作出书面同意表示;没有第二顺序近亲属或者第二顺序近亲属均没有完全民事行为能力的,应当由第三顺序中具有完全民事行为能力的近亲属均作出书面同意表示。我国台湾地区有关人体器官移植的规定明确了配偶一人的书面同意即可实施尸体器官摘除,同时,排除了近亲属意见相左的情况下实施器官摘除的情形,指出"最近亲属意思表示不一致时,依前项各款先后定其顺序。后顺序者已为书面同意时,先顺序如有不同之意思表示,应于器官摘取前以书面为之"。即如果先顺序者同意,即使后顺序者反对也可实施;如果后顺序者赞同,而先顺序者反对,则先顺序者必须在器官摘取前出示明确的书面意见,否则就可以实施器官摘除手术。

另外,如果死者生前已明确作出捐献表示,而其死后家属却执意反对,当如何处理? 应当遵从死者生前的意志还是遵从其家属的意志?《条例》对此缺乏明示,这不利于医疗实践中相关问题的解决及处理。美国《统一组织捐献法》规定:"自然人已经作出捐献表示的,其亲属不得取消"。以上这些规定的部分内容值得借鉴,这不仅有助于推动器官捐献工作的开展,缓解器官供求矛盾,而且有助于减少分歧、促进器官移植事业的健康发展,确保移植工作的顺利实施。

二、关于活体器官移植中供受体的关系问题

个人虽然有支配和处分自己身体及器官的权利,但这种权利并不具有绝对性。人体器官移植必须以"尊重社会公德,不得损害社会公共利益"为前提,遵循"公序良俗"原则。因此世界各国都禁止人体器官买卖,即使本人也不得出卖自己的器官,这不仅是对人的生命尊严

的尊重,也是维护公民人身安全和社会秩序、确保供体器官质量的客观需要。为了避免器官买卖,尤其是在活体器官捐献方面可能存在的问题,我国《条例》第十条规定:"活体器官的接受人限于活体器官捐献人的配偶、直系血亲或者三代以内旁系血亲,或者有证据证明与活体器官捐献人存在因帮扶等形成亲情关系的人员。"

　　亲属之间的活体器官捐献是出于无私利他的血缘亲情,这也是各国所普遍推崇的。但关于配偶捐献则各地区有所差异,如我国台湾地区《人体器官移植条例》规定,所称之配偶,应与捐赠器官者生有子女或结婚三年以上,但结婚满一年后始经医师诊断身患移植适应证者,不在此限。深圳市制定的条例也采纳了这一做法。此规定可能是基于结婚时间长短及是否生有子女不仅会影响捐献者的意愿,同时也有助于减少配偶捐献器官后可能出现的家庭经济紧张、离异以及以结婚为名行器官买卖之实等问题所带来的负面效应。我国《条例》未对配偶捐献作出明确的规定,但在后来的实际操作中曾出现过分歧和问题,因此需要对配偶的捐献意愿及可能出现的负面影响进行全面综合的分析,并进行详细的告知,尽可能减少其负面影响。

　　同时,关于"有证据证明"的理解在目前的实际操作中存在分歧。部分人认为,只要供受双方能够提供他们之间的帮扶关系证据即可;部分人认为,只有知道供受双方具有帮扶关系的非利害关系人提供的证据才具有证明力;也有部分人认为,必须由供受双方所在单位或所在街道、村镇等合法的社会组织所提供的证明才具有法律效力。那么,《条例》中的"证据"究竟指何种意义上的证据? 需要由政府部门出具还是由供受双方出具或由非利害关系人出具? 哪些是必要证据? 哪些是充分证据? 如何判断证据的证明力? 这些问题都是曾在器官移植伦理委员会审查中遇到的分歧较多的问题。

　　此外,在"因帮扶等形成亲情关系"的规定中,"帮扶"指何种意义上的"帮扶"? 包括哪些形式?"亲情关系"作为"帮扶"的结果,是否必须形成于活体捐献之前? 如果两个家庭之间自愿、无偿"交叉换肾"且已因此种行为而形成了亲情关系,手术可否实施? 对于这些问题,可以从 2007 年 12 月因违反《条例》被广东省某医院伦理委员会否决的"交叉换肾"手术,2008 年 1 月却在海南省某医院全票通过伦理委员会的论证并使手术得以实施这一事件中看出,出现这两种不同结果的重要原因之一就是对"因帮扶等形成亲情关系"理解的差异。这就需要进一步明确"证据"的来源和要求;释疑"因帮扶关系等"中"等"的具体情形、帮扶与亲情关系的条件性,全面合理地诠释"帮扶关系"等问题。

　　为加强活体器官移植管理,确保活体器官捐献人和接受人的生命安全,根据《条例》,2009 年卫生部下发的《卫生部关于规范活体器官移植的若干规定》(卫医管发[2009]126 号)中规定:"活体器官捐献人与接受人仅限于以下关系:①配偶:仅限于结婚 3 年以上或者婚后已育有子女的;②直系血亲或者三代以内旁系血亲;③因帮扶等形成亲情关系:仅限于养父母和养子女之间的关系、继父母与继子女之间的关系。"对配偶关系、帮扶关系的情形进行了明确的限定。同时,该文件规定:"从事活体器官移植的医疗机构应当要求申请活体器官移植的捐献人与接受人提交以下相关材料:①由活体器官捐献人及其具有完全民事行为能力的父母、成年子女(已结婚的捐献人还应当包括其配偶)共同签署的捐献人自愿、无偿捐献器官的书面意愿和活体器官接受人同意接受捐献人捐献器官的书面意愿;②由户籍所在地公安机关出具的活体器官捐献人与接受人的身份证明以及双方第二代居民身份证、户口本原件;③由户籍所在地公安机关出具的能反映活体器官捐献人与接受人亲属关系的户籍证明;④活体器官捐献人与接受人属于配偶关系的,应当提交结婚证原件或者已有生育子女的证明；⑤省级卫生行政部门要求的其他证明材料。从事活体器官移植的医疗机构应当配备身份证鉴别仪器并留存上述证明材料原件和相关证件的复印件备查。"以上规定使《条例》的相关条款更具有可操作性。

三、关于器官移植技术临床应用与伦理委员会的人员组成及审查时限问题

为了规范人体器官移植管理，维护供受双方的利益，避免器官买卖等不良现象的发生，《条例》第十一条第二款第三项规定，医疗机构从事人体器官移植应当具备"有由医学、法学、伦理学等方面专家组成的人体器官移植技术临床应用与伦理委员会，该委员会中从事人体器官移植的医学专家不超过委员人数的1/4"。在这里没有对"从事人体器官移植的医学专家"进行明确界定，因而在实施中存在较大争议，如直接参与某项器官移植手术的责任医师能否作为该伦理委员会的成员？按照2006年7月1日起施行的《人体器官移植技术临床应用管理暂行规定》第二十三条第三款规定，"参加论证的委员应当与本例次人体器官移植无利害关系"。一般来说，由于负责实施人体器官移植手术的责任医师与手术本身存在一定的经济及技术关系，能够从手术中得到一定的经济利益和技术提升，所以在论证中往往站在同意的立场上进行审查，这势必影响审查结果的公正性。因此，直接参加手术的器官移植专家不应作为伦理委员会成员参加伦理审查，但可以对审查内容进行陈述或辩护。这不仅有助于排除利益的干扰，而且可以使审查专家更好、更全面地了解手术的具体情况。但在实践中，责任医师作为伦理委员会成员参加伦理论证的现象十分普遍，这在一定程度上影响了审查的客观性和公正性，建议实施利害关系人的回避制度。

临床应用与伦理委员会不但享有审查的权利，而且应当履行审查的义务。《条例》第十八条规定："人体器官移植技术临床应用与伦理委员会收到摘取人体器官审查申请后，应当对下列事项进行审查，并出具同意或者不同意的书面意见：①人体器官捐献人的捐献意愿是否真实；②有无买卖或者变相买卖人体器官的情形；③人体器官的配型和接受人的适应证是否符合伦理原则和人体器官移植技术管理规范。经2/3以上委员同意，人体器官移植技术临床应用与伦理委员会方可出具同意摘取人体器官的书面意见。"这虽然对审查的"应当"性给予了明确的规定，但没有规定具体的时限要求。由于需要接受器官移植的患者一般病情较重，在住院期间每天都需要花费大量的费用，如果伦理委员会在收到摘取人体器官的审查申请后，没有及时审查，拖延了手术时间或不予通过手术，可能会因消耗了更多的费用、失去器官摘取的时机等而引起患者、责任医师的不满甚至发生纠纷。因此，应当对伦理委员会接到申请后的审查时间作出明确的限定，以确保审查工作的及时进行，维护患者的利益，确保器官移植技术的顺利开展。

四、关于违反《条例》的法律责任问题

1. 对侵犯知情同意权的处罚问题

《条例》第二十五条规定："违反本条例规定，有下列情形之一，构成犯罪的，依法追究刑事责任：①未经公民本人同意摘取其活体器官的；②公民生前表示不同意捐献其人体器官而摘取其尸体器官的；③摘取未满18周岁公民的活体器官的。"其中，第一项强调了公民本人

的知情同意权,而没有考虑捐献者家属的知情同意权问题。但在卫生部颁布并已于 2006 年 7 月 1 日起施行的《人体器官移植技术临床应用管理暂行规定》第三十条规定:"医疗机构及其医务人员未经捐赠者及其家属同意,不得摘取活体器官"。我国台湾地区《人体器官移植条例》也有类似规定:"捐赠器官者须为成年人,并应出具书面同意及其最近亲属二人以上之书面证明。"这不仅要求医疗机构及其医务人员应尊重捐献者本人的知情同意权,还要尊重其家属的知情同意权。那么,如果在摘取活体人体器官时仅捐献者本人同意而其家属反对,医务人员是否应当承担行政或刑事责任?我国具有浓厚的宗法家族观念传统,个人被视为家庭不可分割的一部分,一个人的生老病死、婚丧嫁娶等往往需要家庭成员的共同参与,而且活体器官捐献涉及一个家庭的劳动生产能力、经济支撑等问题,更需要家庭成员的参与。这不仅是对传统文化情结的尊重,也有助于减少医患纠纷,构建和谐的医患关系。同时,第二项虽然强调了对公民生前意愿的尊重,但却排除了"公民生前未表示不同意捐献人体器官"而其家属也未表示同意捐献的情形。如果公民生前并未表示不同意捐献但也未表示同意捐献,且其家属也未表示同意捐献,摘取其尸体器官应当承担何种责任?如无家属认领尸体的死刑犯及不明身份的死亡者生前大多没有留下不同意捐献或同意捐献的明示证据,医生可否摘取其器官?如果摘除其器官是否构成违法?应承担何种责任?虽然《条例》在其他条款中规定应当征得其配偶、父母、成年子女的同意,但此处并无对其作出具体限定,而这种情况却是在摘取尸体器官时值得关注的一个问题。

为了解决这些问题,《卫生部关于规范活体器官移植的若干规定》规定,从事活体器官移植的医疗机构应当要求申请活体器官移植的捐献人与接受人提交以下相关材料:"由活体器官捐献人及其具有完全民事行为能力的父母、成年子女(已结婚的捐献人还应当包括其配偶)共同签署的捐献人自愿、无偿捐献器官的书面意愿和活体器官接受人同意接受捐献人捐献器官的书面意愿。"此外,还根据世界卫生组织指导原则和《伊斯坦布尔宣言》文件,构建了符合中国国情的器官捐献和移植的 5 个工作体系,即人体器官捐献体系、人体捐献器官获取和分配体系、人体器官移植临床服务体系、人体器官移植术后登记体系、人体器官移植监管体系,从而进一步规范和推动了公民逝世后自愿器官捐献工作的开展。

2. 对买卖人体器官的处罚问题

《条例》第三条规定:"任何组织或者个人不得以任何形式买卖人体器官,不得从事与买卖人体器官有关的活动。"第二十六条规定:"违反本条例规定,买卖人体器官或者从事与买卖人体器官有关活动的,由设区的市级以上地方人民政府卫生主管部门依照职责分工没收违法所得,并处交易额 8 倍以上 10 倍以下的罚款;医疗机构参与上述活动的,还应当对负有责任的主管人员和其他直接责任人员依法给予处分,并由原登记部门撤销该医疗机构人体器官移植诊疗科目登记,该医疗机构 3 年内(2020 年修订版征求意见稿改为"5 年")不得再申请人体器官移植诊疗科目登记;医务人员参与上述活动的,由原发证部门吊销其(修订版增加"相关"二字)执业证书(修订版增加:人体器官移植医师参与上述活动的,由原发证部门注销人体器官移植医师执业资格,终身不得申请人体器官移植医师资格)。国家工作人员参与买卖人体器官或者从事与买卖人体器官有关活动的,由有关国家机关依据职权依法给予撤职、开除的处分。"

以上条款比较全面地界定了医疗机构、医务人员、国家工作人员违反《条例》的行政责任,但对其他人员从事买卖人体器官或者从事与买卖人体器官有关活动的处罚仅限于罚款,缺乏较强的威慑力。《深圳经济特区人体器官捐献移植条例》第二十五条第四款规定:"买卖人体器官构成犯罪的,依法追究刑事责任。"这一问题,在 2020 年修正的《刑法》第二百三十四条之一中得到了体现,其中对组织他人出卖人体器官、未经本人同意摘取其器官、违背本人生前意愿摘取其尸体器官等进行了明确的规定处罚。

另外,《条例》没有充分考虑到"倒卖人体器官"与"出卖自身人体器官"的本质差别。一般来说,出卖自身人体器官者多因经济所迫,其本身已承受了巨大的心理与躯体性痛苦,如果再对其"处交易额 8 倍以上 10 倍以下的罚款",不仅有悖人道主义,而且因其根本无经济能力支付致使处罚不可能得以实施。相比之下,《深圳经济特区人体器官捐献移植条例》第二十五条将倒卖人体器官、购买人体器官区别对待更为合理。此外,《条例》也没有规定医疗机构及其医务人员在明知器官来源途径不正或实为买卖器官而却加以利用并实施器官移植的法律责任。这无疑不利于有效地威慑器官买卖或相关活动的行为,也不能给利用非正当来源的器官进行移植的医疗机构及其医务人员以应有的处罚。从根本上说,达不到禁止器官买卖的目的。

以上问题已得到了国家相关部门的高度重视,并在其他法律法规的相关条款中得到体现,而且国家相关部门也正在考虑对《条例》进行修订,相信修订后的《条例》会更加符合我国实际和国际规范,能够更好地保护患者的利益,促进人体器官移植技术的健康发展。

五、器官移植的伦理审查应注意的伦理问题

按照中国医院协会发布的《涉及人的临床研究伦理审查委员会建设指南》(2020)之规定,器官移植的伦理审查应注意以下问题。

(1)审查委员会。

人体器官移植伦理审查委员会在对器官移植相关临床研究伦理审查时,要求已经对申请的器官移植临床研究项目的科学性进行了充分的评审,并已经收到书面评审意见。

参加伦理审查的成员须包括器官移植临床专家,且不直接参加该研究。必要时可聘请专家作为研究评审顾问。

在对涉及较大风险的人体器官移植临床研究项目伦理审查前,要求移植团队提供书面科学性评审报告以及对研究项目潜在风险的评估报告,并申请中国器官捐献与移植委员会协助审查或提供咨询意见。

从事人体器官移植的医务人员人数不得超过委员会委员总人数的四分之一,与医疗机构无隶属和利益关系的人员不少于委员会委员四分之一。伦理委员会会议记录、伦理审查案例资料及相关文件保存时间至少七年。

(2)利益冲突。

参加审查的委员应与本例次人体器官移植无利益冲突,有下列情形之一者,应即回避:

①参与死亡判定、施行器官摘取或移植手术的医师。

②与捐赠者或待移植者有配偶、四亲等内血亲或三亲等内姻亲或曾有此关系。

③有其他事实证明有偏颇嫌疑者。

④与人体器官临床试验项目申请人、参与人有利益关系者。

⑤其他伦理决议认为应回避情形。

(3)保密及隐私保护。

人体器官移植伦理审查委员会委员及管理人员需签署保密协定,保护患者及捐赠者

信息。

（4）伦理审查范围。

①人体器官移植伦理审查委员会审查范围包括摘取人体器官捐献人具有特定功能的器官（例如：心脏、肺脏、肝脏、肾脏、胰腺及小肠等）全部或者部分，将其植入接受人身体以治疗或替代其病损器官的过程。

②细胞、角膜、骨髓等人体组织移植伦理审查，不适用器官移植的伦理审查。

③严禁对人体头部（含全脑）、头部以下的整体躯干、性腺（睾丸、卵巢）及异种器官进行临床移植。

④遵行"非不得已，不得为之"原则，优先考虑其他更为适宜治疗方法。

（5）人体器官移植伦理审查委员会有责任努力保障器官分配的公平与公正。包含并不限于以下方式：

①查询中国人体器官捐献管理中心登记系统、施予受器官捐献志愿登记系统、中国人体器官分配与共享系统（COTRS）、相关 OPO 组织，及各省、市、自治区卫生行政主管部门人体器官移植管理系统。

②在条件允许的情况下可以邀请器官捐献者亲属/本人参与器官移植伦理审查。

③确保遗体器官获取必须经专科医师判定患者死亡后由器官获取组织（OPO）实施。

④脑死亡判定做出后，且符合以下情形之一的，允许器官捐献：①在患者生前明确表示器官捐献意愿，经患者配偶、直系亲属确认捐献意愿并同意捐献；②患者生前没有明确表示拒绝器官捐献，在患者配偶、直系亲属均同意捐献并签署捐献同意书，允许进行器官获取。

⑤活体器官捐献的接受人限于活体器官捐献人的配偶、直系血亲或三代以内旁系血亲，或者有证据证明与活体器官捐献人存在因帮扶等形成亲情关系（因帮扶形成的亲情关系应仅限于养父母和养子女、继父母和继子女关系）的人员。

⑥活体器官捐献者须为十八岁以上，有完全民事行为能力的自然人。未满十八岁的，尽管其自愿且经法定监护人书面同意，也不得活体器官捐献。但未满十八岁的脑死亡者，经法定监护人书面同意，且经伦理委员会审查批准，允许捐献器官。

（6）医院施行活体器官捐献移植手术前，应将下列文件提交人体器官移植医学伦理委员会审查通过：

①捐献人书面同意及其近亲属的书面证明。

②捐献人与待移植者姓名、出生年月日、性别、亲属关系之资料及证明。

③捐献人心理、社会、医学评估资料。

④十八岁以下未成年人捐献器官须征得其法定监护人的书面同意（仅限遗体器官）。

⑤等待移植者的移植手术适应证和禁忌证等评估资料。

⑥医疗机构及执业医师证明材料。

⑦法律规定的其他证明材料。

（7）捐赠者捐献活体器官后，负责审查的人体器官伦理委员会需定期对捐赠者进行跟踪随访，对有需要定期进行检查的捐献者，伦理审查委员会有权要求实施其器官移植医院或医师应给予协助。

（8）人体器官移植伦理审查委员会须对器官摘取、保存、运输、分配及使用的科学性、公平性及伦理性进行监督审查。

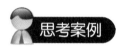 思考案例

案例 7-2　交叉换肾

　　某地两对夫妇为挽救亲人的生命,吴某决定把肾捐给妻子李某,钟某决定把肾捐给丈夫王某。但检查发现两对夫妇间彼此血型均不合,无法在亲属间进行。但检查发现,两对夫妇彼此交叉后,供者与受者之间的血型正好相符,而且他们迫切希望能够交换给对方的亲人捐肾,以彼此相救。

　　请思考: 从伦理上说,你认为交叉换肾行为能否得到伦理辩护?如何看待法律条款与伦理的冲突?

第八章　人类辅助生殖技术应用的伦理问题及其伦理监管

人类辅助生殖技术为存在生育缺陷者提供了生育健康后代的希望,但它也打破了传统的生育观念,潜藏着一定的伦理社会问题。在实施中需要严格遵循伦理规范,在维护患者利益的基础上,也要考虑社会的公益。

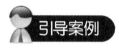

案例 8-1　胚胎争夺案

沈某与刘某于 2010 年 10 月 13 日登记结婚,于 2012 年 4 月 6 日取得生育证明,2012 年 8 月,沈某与刘某因"原发性不孕症、外院反复促排卵及人工授精失败",要求在南京某医院施行体外受精-胚胎移植助孕手术。治疗期间,刘某曾于 2012 年 3 月 5 日与该院签订《辅助生殖染色体诊断知情同意书》,同意书中表明,所取样本如有剩余,同意由诊断中心按国家相关法律、法规的要求代为处理等。2012 年 9 月 3 日,沈某、刘某与该院签订《配子、胚胎去向知情同意书》,同意书上载明两人在该院生殖医学中心实施了试管手术,获卵 15 枚,移植 0 枚,冷冻 4 枚,继续观察 6 枚胚胎;对于剩余配子(卵子、精子)、胚胎,两人选择同意丢弃;对于继续观察的胚胎,如果发展成囊胚,两人选择同意囊胚冷冻。2013 年 3 月 20 日 23 时 20 分许,沈某驾驶车途中在道路左侧侧翻,撞到路边树木,刘某当日死亡,沈某于同年 3 月 25 日死亡。沈某、刘某的 4 枚受精胚胎当时尚在某医院生殖中心保存冷冻,后来,夫妇双方的父母因对上述 4 枚受精胚胎的监管权和处置权发生争议,分别要求归其监管和处置。

请思考: 医院应否将上述的 4 枚受精胚胎交于死者父母? 应当如何分配? 为什么?

第一节　人类辅助生殖技术关涉的伦理问题

一、辅助生殖技术的伦理价值

(一)人类辅助生殖技术的含义

生殖技术是指替代自然生殖过程的某一步骤或全部过程的医学技术。目前,临床上生殖技术主要用于治疗或弥补不育、不孕缺陷的问题,因此,又被称为人类辅助生殖技术(assisted reproductive technology,ART)。人类自然生殖过程,由性交、输卵管内受精、植入子宫、子宫内妊娠、分娩等步骤组成,但人类自然生殖有时会发生缺陷,或者不符合人的要

143

求,想要改变、控制或改造自然生殖过程,就诞生了生殖技术。目前临床上运用的生殖技术,主要有人工授精、体外受精-胚胎植入以及各种衍生技术。

(二)人类辅助生殖技术的分类

1. 人工授精

人工授精(artificial insemination,AI)是指收集丈夫或自愿献精者的精液,由医师注入女性生殖道,以达到受孕目的的辅助生殖技术。按照精液的来源不同,可以分为同源人工授精(artificial insemination of husband,AIH)和异源人工授精(artificial insemination of donor,AID)。前者又称夫精人工授精或同质人工授精,使用的是丈夫的精液;后者又称他精人工授精或异质人工授精,使用的是自愿献精者的精液。

1770 年,英国外科医师约翰·亨特(John Hunter)首次在人体实施同源人工授精术。1844 年,异源人工授精开始在临床上使用。到 20 世纪 50 年代,人工授精技术真正成功地在临床上广泛使用。

由于冷冻技术在这个领域中的运用,人们可以把精液冷冻在 −196.5℃的液态氮中长期保存。于是,诞生了储存精子的机构——精子库(sperm bank),或被称为“精子银行”。1953年,在美国首先使用低温储存的精液进行人工授精获得成功。在我国,1983 年,湖南医学院(现中南大学湘雅医学院)生殖工程研究组使用冷冻精液进行人工授精取得成功,婴儿顺利分娩。1984 年,上海第二医学院(现上海交通大学医学院)用洗涤过的丈夫精子施行人工授精获得成功。1986 年,青岛医学院(现青岛大学青岛医学院)建成我国首座人类精子库。

2. 体外受精

体外受精(in vitro fertilization,IVF)是指使用人工方法,让卵子和精子在人体以外环境受精和发育的生殖方法。目前,在体外完成人类胚胎和胎儿的全部发育过程还只是一个设想。人们可以做到的是,把发育到一定程度的胚胎移植到母亲子宫中,使之进一步发育直到诞生。因此,体外受精和胚胎移植技术实际上是联系在一起的。所以这种技术又叫“体外受精-胚胎移植术”。由于受精过程是在实验室的试管中进行,通过这种方式诞生的婴儿,通常又被称为“试管婴儿”。

1978 年 7 月 25 日,在英国的兰开夏奥德姆医院诞生了世界上第一个试管婴儿,名字叫路易斯·布朗(Luis Brown)。我国大陆首例试管婴儿于 1988 年 3 月 10 日在北京医科大学(现北京大学医学部)第三医院平安诞生。这被称为第一代试管婴儿技术,后出现第二代(卵浆内单精子注射)、第三代(胚胎着床前遗传病诊断)试管婴儿技术,并在临床上运用。

由于可以激发排卵,受精卵的数目超过移植的需要,在这个领域同样可以使用冷冻技术,于是诞生了冷冻卵子库和冷冻胚胎库。

3. 代孕母亲

随着人工授精和体外受精技术在临床上的运用和发展,出现了“代孕母亲”(surrogate mother)这一职业。“代孕母亲”又被译成“代理孕母”,是指代人妊娠的妇女。代孕母亲使用的是自己的或捐献者的卵子和委托人或捐献者的精液,通过人工授精或体外受精技术,由代孕母亲妊娠,分娩后交给委托人抚养。

通过人工授精和体外受精技术替他人妊娠的代孕技术,从 20 世纪 70 年代开始出现在美国。美国的许多州成立了代孕技术中心,而且出版了一份代孕技术通讯,组建了代孕技术协会。在我国,2000 年 10 月,哈尔滨医科大学附属第二医院妇产科宣称已经成功进行代孕技术。这位代孕母亲是替因病切除子宫的姐姐代孕的。随后,中南大学湘雅医学院人类生殖工程研究室也实施过代孕母亲手术。不过,之后在2001年,卫生部发布了《人类辅助生殖技术管理办法》,明确规定:医疗机构和医务人员不得实施任何形式的代孕技术。

4.无性生殖

无性生殖又称克隆技术(clone),是指运用现代医学技术,不通过两性结合,而进行高等动物(包括人)生殖的技术。

一般来说,非生殖细胞已经失去分化能力,不能发育成整个生命体,而现代生殖技术可以使高等动物进行无性生殖。由于通过无性方式生殖的生命体之间以及与提供遗传信息的生命体的遗传信息完全相同,所以该技术又被称为"克隆技术"。严格意义上的无性生殖技术实为成体细胞克隆技术。该技术取出高等动物的成体细胞,将其携带遗传信息的细胞核植入去核的卵中,通过技术让结合体继续发育,发育到一定程度时将胚胎移植于母体子宫妊娠直至分娩。

1997年2月23日《自然》(*Nature*)杂志刊登了名叫"多莉"(Dolly)的克隆绵羊诞生的消息。设在英国爱丁堡的罗斯林研究所,从一只母羊体内提取一个卵细胞,去掉细胞核,制成具有生物活性但无遗传物质的卵"空壳",再从另一只母羊的乳腺中取出一个普通的组织细胞,与上述无遗传物质的卵细胞融合,生成一个含有新的遗传物质的卵细胞。这个卵细胞分裂发育成一个胚胎,到一定程度时,将其植入一头母羊子宫。母羊怀孕生下了"多莉"。

这一成果表明,高等生命所遵循的有性生殖繁殖规律发生了突破,生命可以通过无性生殖繁殖和"复制"。2003年2月,兽医检查发现多莉患有严重的进行性肺病,研究人员对它实施了安乐死。正值壮年的多莉死于肺部感染,而这是一种老年绵羊的常见疾病。据透露,以前多莉还被查出患有关节炎,这也是一种老年绵羊的常见疾病。其中的伦理问题随之而来。

(三)辅助生殖技术的伦理价值

1.治疗不孕不育

发展生殖技术的初衷就是为了解决人类不孕不育问题,可见,"辅助"生殖是其最基本的价值。在临床上已经运用的生殖技术中,人工授精主要解决男性的不育问题:同源人工授精适用于男性性功能异常,不能进行正常性交者,或适用于男性精液中轻度少精、弱精或其他轻度男性不育者;异源人工授精适用于男性精液中无精子或男女双方为同一染色体隐性杂合体。在体外受精-胚胎移植中,第一代试管婴儿技术主要解决夫妻双方中女方因输卵管阻塞而产生的不孕难题,还可以解决妇女宫颈黏膜不利于精子通过以及其他不明原因的不孕症,也可以解决妇女无卵或卵功能异常(使用供体卵);第二代试管婴儿技术则主要解决夫妻双方中因男方极度少精、弱精或阻塞性无精而产生的不育难题。不孕不育夫妇承受着来自自身、家庭、社会的巨大心理压力。通过生殖技术帮助他们生育,不仅可以治疗不育症,也有利于改善夫妻关系,稳定家庭关系。

2.实现优生优育

对于具有极大可能患有遗传病的夫妇,使用他人的生殖细胞进行辅助生殖,可以进行消极优生(即可以避免有遗传病个体诞生);挑选优质生殖细胞进行辅助生殖,进行所谓的积极优生(让智力、体力更加"优秀"个体诞生)。第三代试管婴儿技术,就是通过胚胎筛选预防遗传病,对有遗传病的夫妇通过体外受精发育成的胚胎进行筛选,将没有遗传病基因的胚胎移植到女方的子宫里。

3. 提供"生殖保险"

把生殖细胞或受精卵、胚胎利用现代技术进行冷冻保存,随时可以取用。假如一对夫妇的子女不幸夭折,若再想生育,便可取用冷冻的生殖细胞、受精卵、胚胎进行人工授精或体外受精-胚胎移植,实现再生育一个孩子的愿望。

二、辅助生殖技术的伦理争论

(一)如何确定配子、合子和胚胎的道德地位

生殖技术使用的精子、卵子、受精卵和胚胎是否具有独立道德地位? 它们是提供者"身体的组成部分""物",还是具有独立道德地位的"个体"? 它们是否属于提供者的财产? 提供者可否因此索取报酬? 代孕妇女是否可以提供有偿代孕服务? 提供人类辅助生殖技术的医疗机构给予有关当事人补偿是否属于变相的商业化? 与此相联系的是,生殖技术能否商业化等一系列敏感棘手问题。

(二)家庭人伦关系如何确定

异源人工授精提出的一个新问题是"谁是父亲?"随着异源人工授精与体外受精-胚胎转移技术的结合,扩大为"谁是父母"的问题。父亲则可分为"遗传父亲""养育父亲",两者合一者为"完全父亲";母亲可分为"遗传母亲""孕育母亲""养育母亲",三者合一者为"完全母亲"。现在生殖技术主要是辅助生殖,即主要用于不育不孕症的患者,但难以避免的是未婚男女、同性恋者使用生殖技术进行生育,这样会对已有的家庭模式、孩子的成长、人伦关系等带来前所未有的挑战。在英国,2006 年 7 月立法规定,单身妇女和同性恋女性可以采用人工授精、体外受精生育。我国吉林省于 2002 年 11 月实施,并于 2011 年第二次修订实施的《吉林省人口与计划生育条例》规定:"达到法定婚龄决定不再结婚并无子女的妇女,可以采取合法的医学辅助生育技术手段生育一个子女。"但卫生部于 2003 年修订并公布的《人类辅助生殖技术和人类精子库伦理原则》规定,不得对不符合国家人口和计划生育法规和条例规定的夫妇和单身妇女实施人类辅助生殖技术。

(三)自然法则可否违背

质疑者认为:在人类遗传学和生殖生物学中,迄今为止一直遵守着一条铁的法则,即由父母通过性细胞中遗传物质 DNA 的结合而产生子代。生育本来是爱情、婚姻的永恒体现,而生殖技术切断了生育和婚姻的联系,违背了生殖的自然法则,把生育变成了"配种",把家庭的神圣殿堂变成了一个生物学实验室,同时把人类分成技术繁殖的和自然繁殖的两类,这是对生殖自然法则的挑战。同时,生殖技术还可能导致近亲婚配。在生殖技术的实施过程中,对精子、卵子的提供者,通行的做法是保密的。这样就存在着这种可能:献精者、献卵者、人工授精后代、试管婴儿后代相互之间近亲婚配。而人类两性关系发展的历史早已证明,血缘关系近的亲属之间通婚,往往容易将双方生理上的缺陷传给后代。

(四)错用或滥用的可能

"错用"是指生殖技术操作者的动机原本是道德的,但由于技术上或操作上的过错导致其效果存在种种伦理问题。例如,瑞典一对结婚多年仍无孩子的白人夫妇,经医生诊断发现,男子没有生育能力,于是,女方成功接受人工授精术,不料待到瓜熟蒂落时,这对夫妇大感惊诧,因为诞生的孩子是黑皮肤! 原因是精子库工作人员的工作失误,错误地使用了一个

黑人捐献的精液进行人工授精。"滥用"是指生殖技术操作者的动机本身就不纯正，从而导致实施生殖技术而引发种种伦理问题。例如，英国的一位人工授精专科医生贪婪成性，他的诊所不仅医药费昂贵，还向要求人工授精服务的夫妇声称要去精子库购买精子，从而向患者索要更多的费用，实际上却使用自己的精液进行人工授精，先后出生了多个人工授精后代，因此被称为"世界上产子最多的父亲"，其结果后患无穷。

三、生殖性克隆的伦理规制

（一）问题的提出

"克隆"一词是英语 clone 或 cloning 的音译。我国以前曾译为"无性生殖"或"无性繁殖"，后根据我国遗传学家吴旻教授的主张，将 clone 或 cloning 音译为"克隆"。所谓克隆意为生物体通过体细胞进行的无性繁殖以及由无性繁殖形成的基因型完全相同的后代个体组成的种群。

人们对克隆技术的认识和运用已有相当长的历史，如植物的扦插、嫁接技术早已被人们运用于生产。在动物方面，1955 年美国学者就用核移植技术产生出克隆蛙。此后，研究者也在其他动物身上取得了成功。这些成就之所以没有取得像克隆羊"多莉"那样的轰动效应，没有引起人们的热切关注，主要在于这些所谓的动物克隆并不是真正意义上的克隆，它们是将胚胎细胞植入去核卵细胞内的产物，这种细胞已经过受精作用，其发育成的个体具有双亲的基因和性状，不能称之为无性生殖。而克隆羊"多莉"是将体细胞植入去核卵细胞的产物，它没有经过受精作用，仅具有供体（提供细胞核的个体）一方的基因。

在自然状态下的体细胞，是从胚胎细胞发育、分化而来的。其中有一部分能够分裂，如干细胞，有一部分则不能分裂，并按照一定的程序死亡。但不管是能够分裂的体细胞，还是不能分裂的体细胞，都是不可逆的，即不可能再恢复到像胚胎细胞一样，重新分裂、分化，形成种种组织、器官、系统，最后形成一个完整的机体。"多莉"的产生说明，在一定条件下，已经历分化过程的体细胞仍然是可逆的。对这一传统观念的突破，使人们发现了可以利用人体体细胞克隆出一个人类机体的可能性。而人不同于一般动物，人是具有社会性的，克隆人一旦变为现实，就必然对人们长期固守的伦理阵地产生冲击，向传统的伦理规范提出挑战。因此，世界各国科研组织及政府官员分别就此发表评论和意见。1997 年 3 月 12 日，欧洲议会在一项决议中作出声明："任何一个人类社会，不论如何，在任何情况下都不应当认可或者容忍克隆人类的行径，不论它是出于实验的目的（不育症的治疗，植入或移植人体组织之前的诊断）或者其他任何目的，因为这一行为侵犯了人类最基本的权利。"美国医学伦理咨询委员会在 1997 年 6 月呈交给总统的一份报告中阐明了他们的立场："不论是在公共范畴还是私人领域，试图以克隆方式，即通过移植体细胞核的方法制造一个婴儿，对于任何人来说都是从精神上不能接受的。"联合国教科文组织在 1997 年 11 月 11 日的全体会议通过了《关于人类染色体的一致宣言》，该宣言正文第 11 条规定："那些损害人类尊严的行为，诸如以生殖为目的的克隆技术，应当予以禁止。"

（二）对人类尊严的挑战

古人云，"人命至重，贵于千金""天地之性人为贵"，这些思想充分强调了人类生命的神圣和人类的尊严，把人作为天下第一宝贵的财富。而克隆技术不仅可以像制造机器部件一样制造人体的各个器官,还可以制造出与供体一样的生命个体,这在一定程度上淡化了生命诞生的神秘过程,揭去了掩饰在生命机体上的一层神秘面纱。因此,法国生命及健康科学伦理咨询委员会(CCNE)在1997年4月22日向总统提交的报告中写道,克隆人类"只会招致猛烈的,毋庸置疑的和决定性的伦理谴责。如此行径以一种推而广之的方式波及个人的自治与尊严,可谓文明史上一次严重的退化。"

人是自然界长期进化的结果,是两性结合的结晶,每一个人都拥有分别来源于其父母的一半基因,而且每一个人的基因都各不相同,正是这种各不相同的基因及后天环境,决定了每一个人的独特个性,规定了个人的自我存在,确保了每一个人相对的自主权和自我尊严。而"克隆人"是没有经过两性细胞结合,由无性生殖发育而来的生命个体,这种生命个体携带的是单亲的基因,而不是双亲的基因,它与细胞核提供者之间具有完全相同的基因型,尽管不同的后天环境可能会使其形成不同于"供体"的个性,但相同的基因总使其摆脱不了"供体"的"阴影"。因此,法国国家伦理咨询委员会委员科朗热指出,有性生殖方式"完美地协调了归属、独立及自主之间的关系。试问我们这些人是否还会以另一种方式生活? 而且,我们试图制造生命,又如何让他们生存在我们的模式之外呢?"

而且,我们每一个人都有自己世代相继的历史,都处于人类社会发展序列中的特定位点上,而克隆人在此方面则是一片空白。在日常生活中,我们对一个人的理解,一般是通过不同的社会关系来实现的,如我们可以通过了解一个人的父母、兄妹、朋友等来认识这个人,但我们对克隆人只能从其"供体"去认识,只能说某某是某某的克隆品。这种认识方法本身无疑会给克隆人以沉重的社会压力,把其排除在正常人之外,甚至不被当作真正意义上的人。因此,克隆人诞生以后,虽然可能具备人格生命的某些特征,具有自我意识,但却难以真正地融入人类社会的大家庭中。然而,如果我们把克隆人看作与我们一样的正常人,允许克隆人的存在,尊重其生存的权利,这又势必会冲击我们人类千百年来所固有的繁衍方式,有损人类的尊严。

同时,我们每一个人都为着自身和他人的存在而存在,正如康德所强调的人本身就是目的。而我们进行人类克隆的目的又是什么呢? 难道是为了克隆人的利益而克隆吗? 显然不是。对人进行克隆的目的,不外乎几个方面:为了满足部分人的好奇心、探求欲;为了达到部分人的功利目的,利用克隆人为其带来实际的经济利益;部分人为了自己的永生不死,寻求新的寄托;为了实现某些历史人物的新生或再现;为了治疗某些常规方法不能治疗的疾病,等等。尽管克隆人的目的不完全相同,但没有一个目的真正是为了克隆人自身的利益。因此,克隆人是被作为工具而制造的,是为了他人的利益而存在的,丝毫没有其自身利益可言,也不可能具有正常人所具有的荣誉与尊严。正如有些学者所指出的:"人类克隆最终只是作为工具而具有价值,而这并非是他们具有自身权利而应当享有的价值:这些价值被束缚在他们先辈的期望之中,被理解为他们之间共同改变的结果。"法国医学科学院在1997年6月5日通过的决议中写道:"克隆体必将构成对人类尊严的侵犯,它将不再被视为一种目的而成为一种手段,我们不再称其为人,而将其视为一种可供操纵的物件"。

(三)对家庭人伦关系的挑战

在人类历史上,家庭的演变经历了血缘家庭、族外杂婚(普那路亚婚)、对偶家庭、父权家庭和一夫一妻制家庭。家庭是社会的细胞,婚姻是家庭的纽带,用克隆技术克隆人类,势必要打破传统的生育观念,使生育和男女结婚密切相关的传统模式发生实质性的改变,从而降低自然生殖过程在夫妻关系中的重要性,使人伦关系发生混乱,乃至颠倒,进而冲击传统的家庭观念和权利义务观。因为用克隆技术克隆人类时，不一定非要男性参与，两名女性或单身女性就可实现不同于传统的生育过程：对于单身女子来说，可以从自身的体细胞中取出细胞核，并移植到自己的去核卵子中形成重构卵，重构卵发育到一定时期再移植到自己的输卵管中，即可发生正常的怀孕，在子宫内发育成胎儿并分娩。这种"自己生自己"的生育模式可能会为某些单身主义者提供更充足的理由。对于女同性恋者，可以从一方的体细胞中取出细胞核植入另一方的去核卵细胞中，然后再植入后者的子宫，亦可达到生育的目的。这种现象一旦变为现实，就可能为某些同性恋者建立自己的社区提供方便。目前，同性恋者在许多国家仍然受到歧视，他们无法延续自己的后代，通过克隆技术他们不仅可以产生"后代"，而且可以通过建立同性恋者社区以改善受歧视、受排斥的不利地位。但是，这必将增加更多的社会不稳定因素。

再如，用克隆技术克隆人时，一个男子的体细胞核可以由其女儿的去核卵和子宫孕育出"克隆人"，这种由父女共同协作生育出父亲的"克隆人"的克隆技术，违背伦理道德。更有甚者，以某男或女的体细胞核为"种子"，可由其妻子、女儿、母亲或孙女孕育出"克隆人"，祖孙三代由同一来源的"种子"生育出完全相同的人，这是何其荒唐的人伦关系。

同时，由于"克隆人"只有准父或准母（不存在传统意义上的父或母），由其组成的家庭是"单亲"家庭，这种家庭从社会学上来看是不完善的残缺家庭，其生产功能、教育功能都存在很大的缺陷。况且克隆人同其"父母"的关系是非常特殊的，不具有传统孝道基础。古人云："身体发肤，受之父母，不敢毁伤，孝之始也"。克隆人的"身体发肤"不是受之父母而是受之供体，如果说这种供体即为父母的话，我们就需要重新界定父母的概念。如果把提供细胞核者称为父亲，把提供去核卵细胞者称为母亲，那么在克隆人体内根本找不到其母亲的基因，这与传统的母亲概念不相容。同时，把前者称为父亲，也实为不妥，在传统意义上，后代只具有其父亲的一半基因，而克隆人却拥有了其"父亲"基因的全部。此外，细胞核的提供者既可为男，亦可为女，如果为男称父亲尚可变通，如果为女呢？考虑到这些错综复杂的因素，由克隆人与其供体所组成的家庭就很难称为真正的家庭，在这个家庭中，找不到各成员之间合适的定位。如果把克隆人与其供体之间的关系看作同代人之间的关系，称之为兄弟或姐妹，那么如何处理供体后代与克隆人之间的关系？尤其考虑到时间上的差距、年龄上的分离，则更难处理。如克隆 70 多岁的老人产生的克隆人是他的双胞胎兄弟，还是孙子？或者二者都是？

总之，如果不通过婚姻可以生育后代，那么婚姻关系将不再是维系家庭的主要纽带。家庭的组成也无须以婚姻关系为基础，家庭只不过是一个松散的联合体，这种家庭还有何凝聚力？人的情感如何培养？所有这一切都是人们不能不考虑的。正如美国哈斯延医学伦理研究中心埃里克·帕伦斯所说："只有傻子才不会对此感到震惊，我们对这些科学家取得的这项成果感到惶恐不安。"

（四）对宗教伦理的挑战

由于克隆技术直接涉及人的问题，而宗教伦理所关注的也正是人。所以，在西方世界，对克隆技术反映最强烈的是梵蒂冈教会的神学家、伦理学家。一部分基督徒认为，克隆技术用于人类并没有什么不好，它也不违背基督教的道德，而且还能造福人类，能够使无生育能力的夫妇生育后代，给其家庭带来福音。如美国科学家理查德·席德（Richard Seed）认为："人类克隆技术能够延长人类寿命，改善人类文明，是一项尖端技术……我们将和上帝一样。我们将获得差不多和上帝一样多的知识和权力。"席德作为一位基督教徒，他在接受美国公共电台采访时声称,他不会为这个造人计划受到良心的谴责。

但是,大多数宗教界人士坚决反对将克隆技术应用于人类。罗马天主教会不仅反对克隆人,而且反对试管婴儿,甚至对动植物的转基因技术也持反对态度。深受天主教会影响的巴西明确规定禁止无性繁殖动物和人类。美国许多保守派教徒也坚决反对克隆技术和一切转基因技术。他们认为世间的一切,包括人和动物都是由上帝创造的,每一物种各从其类。只有上帝才能决定一切物种的产生与消亡。用转基因技术干预生物的生长、发育,就是企图扮演上帝的角色,这是对上帝的亵渎,最终会受到上帝的惩罚。

在基督教看来,人与其他一切万物不同,人是按上帝的形象创造的,每个出生的婴儿都是上帝的赠礼。用克林顿总统的话说,人是由"实验科学无法达到的奥秘所产生的,必须尊重这一意义深远的赠礼",而克隆人这一技术明显地把人视为制造产品,是对上帝这一神圣的赠礼的不尊重。因此,我们必须"抵制克隆我们自己的引诱"。

而传统的基督教认为,即使一个受精卵已具有人的生命,是人的生命的开始,用克隆技术克隆人必然会对胚胎造成不同程度的损害,而胚胎就是生命,因此,不管是通过有性繁殖产生的胚胎,还是通过无性繁殖产生的胚胎,用它们做实验,就是用生命做实验,这与纳粹用人体做实验本质无异。而且,在用克隆技术克隆人时,必定要废弃大量的胚胎。克隆羊"多莉"的诞生就证明了这一点。

邱仁宗在其《克隆技术及其伦理意义》一文中指出:将 434 个体细胞的核移植至 434 个去核卵中,产生的融合细胞为 277 个,成功率为 63.8%;移植至输卵管成功者 247 个,成功率为 89.2%;在输卵管能够发育到桑葚期胚胎阶段者 29 个,成功率为 11.7%;将 29 个桑葚期胚胎移植至 13 只代理羊子宫中获得成功者 1 个,妊娠率 7.7%。因此,总的成功率为 1∶434,即用 434 个含体细胞核的卵移植入去核卵内,经过各种阶段,最后只产生出一只克隆羊,即"多莉"。由上可知,克隆羊"多莉"的成功率极低。如果在人身上做,成功的可能性则更低,而且很可能会产生出许多畸形的、有严重遗传缺陷的个体。罗斯林研究所副所长格里芬说,"克隆的人类"绝非最佳品,将会有非常多的死产、婴儿死亡、癌症及早衰症。正因如此,梵蒂冈科学院对克隆羊的实验厉声抨击,认为这是对生命个体的不尊重,必须严禁。

此外,克隆人的无性生殖方式也是与传统基督教伦理相冲突的。上帝之所以创造了亚当和夏娃,并让其结合,就是为了使他们通过性行为繁衍后代,繁衍后代是家庭的重要功能之一。天主教伦理学家吉诺·孔切蒂在 1997 年 3 月 27 日的《罗马观察家报》上就此发表文章说,"这是一条不可改变的法则:生命的传递只能通过婚姻和夫妻之间的负责的性行为进行,任何其他的途径或方法都是不可接受的。因为这不仅与天主的创造旨意相违背,而且对人和婚姻的尊严也是严重的亵渎。人应该有权通过人道的方式诞生,而不应该在实验室中被制造。"而且,梵蒂冈科学院认为,对人类生育作彻底的人为控制是剥夺妇女的生育权利,它把人类的繁衍过程变成了一种纯粹的机械化过程,这必然会使家庭成员之间的关系变得有悖常理。一些新教神学家也指出,通过生殖技术产生的孩子,在家庭中往往处于一种产品的地位,人们总是要求他们完美无缺,或要求他们成为某些人的替代,因此很难得到像正常家庭中父母对子女那种不计得失的照顾和养育。

总之,克隆技术不但与世俗道德相冲突,也与宗教伦理精神相违背,是人类精神领域的一次大挑战。

(五)对人类生存的挑战

部分克隆技术的支持者认为,利用克隆技术可以对智力水平较高、创造能力较强的人进行克隆,可以避免有遗传缺陷的夫妇生育出有缺陷的婴儿,可以使不能生育者可生育等等。因而,克隆技术可以通过优生,提高人类的素质,确保人类种族更好地延续。这种观点,实际上把人分成了不同的等级,主张对优秀者进行克隆,劣等者加以淘汰,它否定了人们价值标准的多元性、历史性、可变性,否认了后代人的权利,甚至可能会走向希特勒式的法西斯主义。

部分反对克隆技术的人们认为,克隆技术的"潘多拉盒子"一旦被打开,就可能引起各种各样的后果,如克隆出希特勒式的人物、制造为人类服务的奴隶等等。我们姑且不说这种观点是否可能,但这种担忧不无道理。克隆人一旦变为现实,就难免被某些别有用心之人所滥用,无论他们克隆出的是否为希特勒,克隆人毕竟与正常人不同,人们对克隆人异样的目光、内心的鄙视、种种评论与猜疑等,都可能引起克隆人对人类自身的敌意和仇视。随着克隆人数量的增多,就可能形成一个与正常人相对立的阵营,从而给人类的生存带来不应有的危险。

同时,由于克隆人的基因完全来源于供体,与供体的基因基本相同,这样在克隆人孕育的过程中就消除了男女双方基因随机组合的可能性,从而也就减少了其对自然环境的适应性。两性结合的繁殖方式,确保了人类群体基因的多元性、复杂性和多变性,比如有些人对某些细菌感染比较敏感,有些人则对某些细菌或病毒具备天然抗性。而克隆人是某一人或某一类人的复制品,具有当事者的全部遗传特征,单一性显而易见,它只会消融人类的多元性、复杂性和整体性。一旦某种致病因素在单一的缺乏免疫能力的人群蔓延开来,将会给人类引来灭顶之灾。

此外,克隆技术在人类中的应用还可能导致性别比例失调。人类在自然生育中性别比例基本保持在 1:1,这是由孟德尔遗传定律所决定的。当携带 X 染色体的精子与携带 X 染色体的卵子相结合时,发育成女孩;当携带 Y 染色体的精子与携带 X 染色体的卵子相结合时,发育成男孩。由于两种情况出现的比例相等,从而使得男女比例基本持平。而克隆人技术使来源于男子体细胞核的胚胎发育成男孩,来源于女子体细胞的胚胎发育成女孩,无须进行性别鉴定便可知是男是女。因此,如果克隆人技术一旦实现,就会在某些存在性别偏见的国家和地区造成男女比例失调,最终可能会导致社会的混乱与不安,甚至威胁人类的各族繁衍与发展。

总之,由于生殖性克隆技术是对人权和人的尊严的挑战,违反生物进化的自然发展规律,克隆人的身份难以认定,有悖于人类现行的伦理法则,将使社会结构受到巨大的冲击;克隆人技术的不完善性和低成功率,将直接威胁克隆人的生命质量和安全;克隆人本身将承受巨大的痛苦等,因此,主流价值否定人的生殖性克隆技术。我国禁止进行生殖性克隆人的任何研究。

第二节　我国人类辅助生殖技术应用与精子库管理的伦理原则

为了规范人类辅助生殖技术的管理,国家卫生行政主管部门先后颁布了一系列的政策措施,如 2001 年颁布的《人类辅助生殖技术管理办法》《人类精子库管理办法》等;2003 年修订的《人类辅助生殖技术规范》《人类精子库基本标准和技术规范》《人类辅助生殖技术和人类精子库伦理原则》，以及《人类辅助生殖技术配置规划指导原则》(2015)、《关于规范人类辅助生殖技术与人类精子库审批的补充规定》(2015)、《关于加强人类辅助生殖技术与人类精子库管理的指导意见》(2016)、《人类辅助生殖技术应用规划指导原则》(2021)等。

一、人类辅助生殖技术的伦理原则

1. 有利于患者的原则

①综合考虑患者病理、生理、心理及社会因素，医务人员有义务告诉患者目前可供选择的治疗手段、利弊及其所承担的风险，在患者充分知情的情况下，提出有医学指征的选择和最有利于患者的治疗方案；②禁止以多胎和商业化供卵为目的的促排卵；③不育夫妇对实施人类辅助生殖技术过程中获得的配子、胚胎拥有选择处理方式的权利，技术服务机构必须对此有详细的记录，并获得夫、妇或双方的书面知情同意；④患者的配子和胚胎在未征得其知情同意情况下，不得进行任何处理，更不得进行买卖。

2. 知情同意的原则

①人类辅助生殖技术必须在夫妇双方自愿同意并签署书面知情同意书后方可实施；②医务人员对人类辅助生殖技术适应证的夫妇，须使其了解：实施该技术的必要性、实施程序、可能承受的风险以及为降低这些风险所采取的措施、该机构稳定的成功率、每周期大致的总费用及进口、国产药物选择等与患者作出合理选择相关的实质性信息；③接受人类辅助生殖技术的夫妇在任何时候都有权提出中止该技术的实施，并且不会影响对其今后的治疗；④医务人员必须告知接受人类辅助生殖技术的夫妇及其已出生的孩子随访的必要性；⑤医务人员有义务告知捐赠者对其进行健康检查的必要性，并获取书面知情同意书。

3. 保护后代的原则

①医务人员有义务告知受者通过人类辅助生殖技术出生的后代与自然受孕分娩的后代享有同样的法律权利和义务，包括后代的继承权、受教育权、赡养父母的义务、父母离异时对孩子监护权的裁定等；②医务人员有义务告知接受人类辅助生殖技术治疗的夫妇，他们通过对通过该技术出生的孩子（包括对有出生缺陷的孩子）负有伦理、道德和法律上的权利和义务；③如果有证据表明实施人类辅助生殖技术将会对后代产生严重的生理、心理和社会损害，医务人员有义务停止该技术的实施；④医务人员不得对近亲间及任何不符合伦理、道德原则的精子和卵子实施人类辅助生殖技术；⑤医务人员不得实施代孕技术；⑥医务人员不得实施胚胎赠送助孕技术；⑦在尚未解决人卵胞浆移植和人卵核移植技术安全性问题之前，医务人员不得实施以治疗不育为目的的人卵胞浆移植和人卵核移植技术；⑧同一供者的精子、卵子最多只能使5名妇女受孕；⑨医务人员不得实施以生育为目的的嵌合体胚胎技术。

4. 社会公益原则

①医务人员必须严格贯彻国家人口和计划生育法律法规，不得对不符合国家人口和计划生育法规和条例规定的夫妇和单身妇女实施人类辅助生殖技术；②根据《母婴保健法》，医务人员不得实施非医学需要的性别选择；③医务人员不得实施生殖性克隆技术；④医务人员不得将异种配子和胚胎用于人类辅助生殖技术；⑤医务人员不得进行各种违反伦理、道德原则的配子和胚胎实验研究及临床工作。

5. 保密原则

①互盲原则：凡使用供精实施的人类辅助生殖技术，供方与受方夫妇应保持互盲、供方

与实施人类辅助生殖技术的医务人员应保持互盲、供方与后代保持互盲;②机构和医务人员对使用人类辅助生殖技术的所有参与者(如卵子捐赠者和受者)有实行匿名和保密的义务,匿名是藏匿供体的身份,保密是藏匿受体参与配子捐赠的事实以及对受者有关信息的保密;③医务人员有义务告知捐赠者不可查询受者及其后代的一切信息,并签署书面知情同意书。

6. 严防商业化的原则

①机构和医务人员对要求实施人类辅助生殖技术的夫妇,要严格掌握适应证,不能受经济利益驱动而滥用人类辅助生殖技术;②供精、供卵只能是以捐赠助人为目的,禁止买卖,但是可以给予捐赠者必要的误工、交通和医疗补偿。

7. 伦理监督的原则

①为确保以上原则的实施,实施人类辅助生殖技术的机构应建立生殖医学伦理委员会,并接受其指导和监督;②生殖医学伦理委员会应由医学伦理学、心理学、社会学、法学、生殖医学、护理学专家和群众代表等组成;③生殖医学伦理委员会应依据上述原则对人类辅助生殖技术的全过程和有关研究进行监督,开展生殖医学伦理宣传教育,并对实施中遇到的伦理问题进行审查、咨询、论证和建议。

二、人类精子库管理的伦理原则

1. 有利于供受者的原则

①严格对供精者进行筛查,精液必须经过检疫方可使用,以避免或减少出生缺陷,防止性传播疾病的传播和蔓延;②严禁用商业广告形式募集供精者,要采取社会能够接受、文明的形式和方法,应尽可能扩大供精者群体,建立完善的供精者体貌特征表,尊重受者夫妇的选择权;③应配备相应的心理咨询服务,为供精者和自冻精者解决可能出现的心理障碍;④应充分理解和尊重供精者和自冻精者在精液采集过程中可能遇到的困难,并给予最大可能的帮助。

2. 知情同意的原则

①供精者应是完全自愿地参加供精,并有权知道其精液的用途及限制供精次数的必要性(防止后代血亲通婚),应签署书面知情同意书;②供精者在心理、生理不适或其他情况下有权终止供精,同时在适当补偿精子库筛查和冷冻费用后,有权要求终止使用已被冷冻保存的精液;③需进行自精冷冻保存者也应在签署知情同意书后,方可实施自精冷冻保存,医务人员有义务告知自精冷冻保存者采用该项技术的必要性、目前的冷冻复苏率和最终可能的治疗结果;④精子库不得采集、检测、保存和使用未签署知情同意书者的精液。

3. 保护后代的原则

①医务人员有义务告知供精者,对其供精出生的后代无任何的权利和义务;②建立完善的供精使用管理体系,精子库有义务在匿名的情况下,为未来人工授精后代提供有关医学信息的婚姻咨询服务。

4. 社会公益原则

①建立完善的供精者管理机制,严禁同一供精者多处供精并使五名以上妇女受孕;②不得实施无医学指征的 X、Y 精子筛选。

5. 保密原则

①为保护供精者和受者夫妇及所出生后代的权益,供者和受者夫妇应保持互盲,供者和

实施人类辅助生殖技术的医务人员应保持互盲,供者和后代应保持互盲;②精子库的医务人员有义务为供者、受者及其后代保密,精子库应建立严格的保密制度并确保实施,包括冷冻精液被使用时应一律用代码表示,冷冻精液的受者身份对精子库隐匿等措施;③受者夫妇以及实施人类辅助生殖技术机构的医务人员均无权查阅供精者证实身份的信息资料,供精者无权查阅受者及其后代的一切身份信息资料。

6. 严防商业化的原则

①禁止以盈利为目的的供精行为,供精是自愿的人道主义行为,精子库仅可以对供者给予必要的误工、交通和其所承担的医疗风险补偿;②人类精子库只能向已经获得卫生部人类辅助生殖技术批准证书的机构提供符合国家技术规范要求的冷冻精液;③禁止买卖精子,精子库的精子不得作为商品进行市场交易;④人类精子库不得为追求高额回报降低供精质量。

7. 伦理监督的原则

①为确保以上原则的实施,精子库应接受由医学伦理学、心理学、社会学、法学和生殖医学、护理学专家和群众代表等组成的生殖医学伦理委员会的指导、监督和审查;②生殖医学伦理委员会应依据上述原则对精子库进行监督,并开展必要的伦理宣传和教育,对实施中遇到的伦理问题进行审查、咨询、论证和建议。

第三节　辅助生殖技术应用中常见的伦理问题

一、单身女性辅助生殖的伦理问题

按照辅助生殖技术的"社会公益原则",医务人员不得对单身妇女实施人类辅助生殖技术。这一规定对于没有结婚或已离异的单身女性在实施中不存在什么争议,但对于部分已实施辅助生殖技术并成功培育出胚胎,而男方因病或意外死亡,而使其配偶成为单身女性的情形,能否继续实施辅助生殖技术,进行胚胎植入,往往存在不少争议,甚至给伦理讨论带来困扰。

例如:某女一侧输卵管不通,男方患有少、弱精子症,后行第二代试管婴儿技术(ICSI),其间女方出现腹胀、食欲不振等重度卵巢过度刺激综合征(OHSS)。进行白蛋白以及其他药物治疗后症状并未减轻,后行抽取胸腹腔积液手术,入院治疗15天后症状明显减轻,病情好转。在女方住院治疗期间,其丈夫突然意外晕倒,心脏骤停,抢救无效死亡。目前,女方与其亡故的丈夫尚有5枚已培养的胚胎待移植,夫妇已签署相关知情同意书。

该案例涉及的主要伦理问题:丈夫亡故后,如果女方要求移植已培养的胚胎,自己受孕,那么辅助生殖机构应该如何抉择? 由于辅助生殖技术在帮助不孕夫妇生育子代的同时,也使他们面临诸多技术、经济、社会等方面的风险与挑战。因此,为了维护不孕夫妇的婚姻-家庭关系以及他们与辅助生殖后代的亲子关系,为了保障子代的最佳利益,《人类辅助生殖技术规范》规定,实施授精前,不育夫妇必须签订知情同意书,以及禁止给单身妇女实施人类辅助生殖技术;《人类辅助生殖技术和人类精子库伦理原则》也明确规定"人类辅助生殖技术必须在夫妇双方自愿同意并签署书面知情同意书后方可实施"。本案例前期过程都符合相关法规要求,治疗过程中丈夫亡故,如果此前没有签署相关知情同意书,女方要求移植,可能会被拒绝。但目前一切手续齐全,若女方不告知丈夫亡故,辅助生殖机构没有理由不给予继续治疗。

然而,从法律的角度看,丈夫亡故,两人的婚姻关系自然消失,女方即为单身。而单身女性能否使用人类辅助生殖技术呢?单身女性生育是一个引人争议的问题,而争议的焦点是单亲家庭的子女养育问题。反对者预设单亲家庭不利于子女养育,不能为辅助生殖的后代提供最佳的成长环境,且是一种主观故意给后代造成伤害的行为,违反"不伤害"这个底线原则;赞成者则认为此观点是对单亲家庭的歧视,他们认为没有科学的数据表明单亲家庭一定不能养育好子女,社会上也不乏单亲家庭培养出优秀子女的例子。确实如此,实际上没有科学数据支持单亲家庭或双亲家庭一定能养育好子女。不过,换位思考,对于新生命而言,如果他/她具有自主性,那么他/她会选择单亲家庭还是双亲家庭呢?古人云:己所不欲,勿施于人。同理,基于保护后代最佳利益的考虑,才禁止给单身妇女实施人类辅助生殖技术。但是,在医疗实践中,丈夫死亡后仍要求实施辅助生殖技术进行胚胎移植的女性,往往其愿望都十分强烈,而且常常会得到家庭的支持。面对患者的强烈要求和世间悲情,伦理的天平应当倾向何方?如果为其实施则违背部门规章,如果不予实施又违背人情。在此种情形下,部分伦理委员会给出以下建议:告知患者及其家属,拟同意实施,并表达对患者及其家属的理解和支持。同时告知他们,由于违背国家相关部门文件的规定,需要上报当地卫生行政主管部门审批后才可最终确定能否实施。然后根据卫生行政主管部门的意见决定最后是否实施或开展相关的工作。这样既有助于体现对患者及其家属的尊重,避免医患纠纷,又不违背相关规定,有值得借鉴之处。当然,这需要当地卫生行政主管部门有明确的意见,而在实际工作中常常会发生当地卫生行政主管部门又将此情况上报国家卫生行政主管部门或者让医院根据其伦理委员会意见及程序自行决定。此时,医方就需要与患方进行充分的沟通,履行全面的告知和说明。

二、冷冻卵子或胚胎转移的伦理问题

在实施辅助生殖技术的过程中,由于某些特定原因,有时会发生患者或其利益相关人要求将冷冻在医院的卵子或胚胎转移到其他医院或自行取走的情况。在这种情况下,经治医师一般会提交伦理委员会进行伦理讨论。面对此种情形,伦理委员会应当给出什么样的结论或建议?

一例临床案例如下。患者吴某,女,47岁。因"自然流产后未育1年"到某医院就诊,现病史:2007年结婚,婚后夫妇同居,性生活正常。2008年因"双胎胎儿窘迫"孕4个月行引产术,过程顺利。2010年1月因"孕30＋天胎儿停育"行清宫术。2011年4月孕1个月自然流产一次。平素月经规则,周期26～28天,经期5天,经量正常,无痛经。2011年7月外院行子宫造影(HSG):双侧输卵管通畅。B超监测卵泡发育提示有排卵。2012年2月查基础内分泌:卵泡刺激素17.74 IU/L,黄体生成素9.47 IU/L,雌二醇23.73 pg/mL,催乳素18.65 ng/mL,睾酮0.14 ng/dL。2012年5月在本院查精液:密度$84×10^6$/mL,A 41.43％,B 33.57％,正常形态4％。性交后试验结果:宫颈评分12分,宫颈黏液平均活动精子数6/HP。2012年8—10月于我院2次宫腔内人工授精(IUI),均未孕。诊断:①继发性不孕症;②宫颈黏液-精子相互作用异常;③卵巢功能下降;④IUI失败(2次)。治疗经过:于2012年11月于该院生殖中心IVF助孕,获卵3枚,冷冻3枚优质胚胎。2013年9月再次助孕,获卵2枚,移植 2 枚胚胎,未孕。患者因子宫内膜薄,一直未移植。问题:患者夫妇要求取走在该院冷冻的胚胎时,医院是否应答应其要求?

从 2012 年南京某医院发生的 4 枚胚胎纠纷案的最终法院审理结果可知,患者及其家属对胚胎享有监管权和处置权,医院应当满足患者及其家属的要求。但是,如果患方在取走胚胎后用于实施代孕、买卖等非法行为,可能是医院所不愿看到的。

对此,有伦理委员会提出以下建议:其一,取走胚胎的申请应由夫妻双方共同签字并现场确认;其二,夫妻双方共同承诺获取卵子、胚胎后,仅用于治疗,不得用于买卖、代孕等其他非法目的;其三,应出具具有开展辅助生殖技术能力的医疗单位的接受函,并证明该医疗单位同意承接,同时,应告知夫妻双方所保存的卵子、胚胎,只能在夫妻双方的监督下,由本院直接转交第三方医院,或由第三方到本院取走,而不能由夫妻双方自行取走;其四,明确现保留卵子、胚胎的个数并由夫妻双方共同确认,一次性交接清;其五,在目前卵子、胚胎质量完好的情况下,由夫妻双方共同承诺,取走卵子、胚胎后,无论能否获得成功移植或发生其他问题,均与本单位无关,本单位对一切后果不承担任何责任。

以上做法,医院虽有推卸责任之嫌,但也不失为无奈之举,体现了对患方权利的尊重,有利于维护社会公益,避免不应发生的医患纠纷。

三、胚胎保藏、使用与处理的伦理问题

在开展辅助生殖技术的单位,不少机构经常为冷冻胚胎的处理问题感到苦恼。因为有些患者在成功实施生殖技术并生育后代后,不肯到医院缴纳剩余胚胎的保存费用,超期后也不告知是否需要继续保存。这样,医院如果继续保存这些胚胎不予处理,则不但会增加其保存成本,而且会造成胚胎存放空间不足。如果未经患方同意自行处理,则可能在患方索要时发生纠纷。这也是伦理委员会在伦理讨论时经常遇到的问题。对此,部分伦理委员会建议:第一,在胚胎冷冻时应当签署规范的知情同意书,明确告知患方在胚胎冷冻时间到期后,应当提前(如 30 天或 60 天)到医院主动续费,如果超过约定期限而未主动到医院续费,医院可自行处理胚胎,并让患方选择或签署处理的具体方式包括按照医疗废物处理或进行科学研究等。第二,制订严格的胚胎处理流程,对于超期未主动续费的胚胎在 1～2 名伦理委员会委员及相关人员的监督下进行处理,并保留相关证据。图 8-1 所示的流程可供参考(对于患方既不主动续费又不到医院协助进行胚胎处理的,处理时可不考虑 01 和 02 步骤)。

四、多胎妊娠实施减胎中的伦理问题

我国《人类辅助生殖技术规范》规定:"对于多胎妊娠必须实施减胎术,避免双胎,严禁三胎和三胎以上的妊娠分娩。"减胎术是在多胎妊娠时选择性减灭一定数量的胚胎,使多胎妊娠转变为双胎或单胎妊娠,减少母体和胎儿并发症的发生,达到足月活产的目的,是改善医源性多胎妊娠结局的重要手段。但是,在实际工作中,部分患者一旦有多胎妊娠,为了达到生育多子的目的,往往不愿接受减胎,甚至对建议其减胎的医护人员责备谩骂,引发纠纷。

例如:某夫妇因女方盆腔粘连,右侧输卵管阻塞(结扎术后),故在签署知情同意书后行体外受精-胚胎移植(IVF-ET)治疗。B 超提示"宫内三胎妊娠,胚胎均存活",于是医师向患

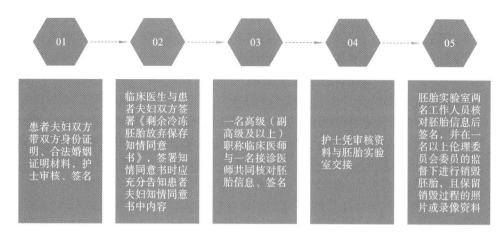

图 8-1 剩余冷冻胚胎的处理流程

者及其亲属阐明三胎妊娠发生流产、早产、胎膜早破、胎盘早剥、前置胎盘、胎位异常、产后出血及胎儿等妊娠期和分娩期风险的概率很高,对母体及胎儿的危害很大,建议患者行减胎术。患者拒绝,经医师反复劝说后仍拒行减胎术,并发生纠纷。

由于超促排卵技术的应用,大量卵子的获得会使得医源性多胎妊娠的可能大大增加。多胎妊娠是指一次妊娠宫腔内同时有两个或两个以上胎儿。两个卵子分别受精形成的双胎妊娠称为双卵双胎;由一个受精卵分裂形成的双胎妊娠称为单卵双胎。上述案例中的患者移植 2 枚卵裂期胚胎均着床,其中一个胚胎在受精后第 4—8 日再次分裂形成双羊膜囊单绒毛膜单卵双胎,和另一胚胎共同发育为三胎。为了尽量减少多胎妊娠现象,根据国家原卫生和计划生育委员会文件规定,在实施体外受精-胚胎移植过程中:＜35 岁妇女第 1 次助孕周期移植胚胎数≤2 个,≥35 岁以及前次体外受精-胚胎移植治疗未获临床妊娠的妇女移植≤3 个胚胎。但是,为提高妊娠率,患者及亲属通常会要求、医师也会选择 2～3 枚胚胎进行移植,也有的不孕夫妇畏惧减胎风险,如上述案例虽然已经签署了包括多胎妊娠减胎在内的知情同意书,可是一旦诊断出三胎妊娠,仍会冒着母子生命危险拒绝减胎,这样多胎妊娠难以避免。

人类开展人类辅助生殖技术的最初目的是解决一些家庭不孕不育的问题,但受传统观念影响,该技术的发展却成为一些人追求多胞胎的手段。殊不知,多胎妊娠会对母子的生命健康造成极大威胁,对母体而言,会增加流产、早产、妊娠期高血压、妊娠期糖尿病、产后出血等多种产科并发症;对胎儿而言,会增加胎儿宫内发育迟缓、中枢神经系统发育异常、低体重、小于胎龄儿、新生儿畸形甚至新生儿死亡等诸多风险;也会给生育政策带来挑战,甚至增加社会负担。因此,多胎妊娠并不能体现有利于患者、保护后代及保证社会公益性等辅助生殖伦理原则。所以,国家卫生行政主管部门在《人类辅助生殖技术规范》中规定多胎妊娠的应当减胎。

但是,多胎妊娠减胎术同样涉及相关的伦理问题。无论是经腹部在胎儿心搏区域注射氯化钾等药物的减胎术,还是经阴道 B 超的胚芽抽吸减胎术,均存在一定风险,可能导致出血、感染、剩余胎儿流产,也可能导致剩余胎儿发育不正常甚至死亡,以及一次减胎失败需再次减胎。按目前的医疗水平,医师尚无法确定胎儿是否正常,只能根据"最方便、离宫颈口最近,单卵双胎优先,最小的干扰"的减胎原则选择个体较小且容易操作部位的胚胎减灭,但不能保证继续妊娠的胚胎没有畸形。在实践中,不孕夫妇通常都存在多年不孕的负性体验,他们是否有选择继续三胎妊娠的权利尚值得商榷,而强制减胎既有违患方意愿又无法律方面的支持,难以强制执行。如何才能既切实保障患者权益又能维护社会公益,需要医疗机构及其医务人员充分发挥自己的智慧,从伦理层面提出应对之策。面对目前在大多数辅助生殖机构对每一个患者尚不能完全实现选择性单胚胎移植的现状,医务工作者仍需在技术层面努力提高减胎成功率,致力于单胚胎移植的研究及应用。辅助生殖机构的医师在为患方提供咨询和知情同意的时候,应积极做好患方的健康教育,把多胎的危险性详细地向患方解释清楚,并把减胎方法和减胎术的优势详细告知给患方,取得患者夫妇的信任。在实施减胎术和签署《多胎妊娠减胎术同意书》之前,一旦患者夫妇拒绝,医师应换位思考理解不孕患者夫妇的焦虑、担忧与恐惧情绪,应耐心询问并倾听患者夫妇拒绝的理由,同时晓之以理、动之以情,让不孕患者夫妇着眼于长远目标,为了增加生育健康后代的概率而选择减胎术。若极个别患者夫妇拒绝实行减胎术,患者夫妇应在《多胎妊娠减胎术同意书》上写明"不同意"且注明"自愿承担后果并会在发生意外时及时就医"。

总之,辅助生殖技术应用中存在着诸多的伦理问题,解决这些问题的关键是要充分体现以患者为中心,在尊重患者的前提下,做好与患者及其家属的沟通工作。

五、辅助生殖技术临床研究伦理审查要点

(1)受试者应为接受辅助生殖技术的患者,他们接受辅助生殖技术治疗符合国家相关法律法规和相关技术规范,并已经签署接受辅助生殖技术相关的有效的知情同意书。

(2)由于研究干预通常发生在妊娠前或早期,需要特别关注子代的健康和利益,必要时研究方案中应纳入妊娠期及子代出生后的健康随访。受试者和配偶必须具有完全民事行为能力,对研究相关风险包括对母亲和子代的风险完全知情。夫妻双方在研究知情同意书上签字。

(3)以孕妇为受试者的临床研究,研究目的必须是获得与孕妇或者胎儿健康相关的知识。如果研究的对象为宫内胎儿,则研究的风险应不大于最低风险,且研究获取的知识无法通过其他受试者获得。

(4)以孕妇为受试者的临床研究,研究干预的安全有效性必须已经在动物实验或者非妊娠人群得到验证,必要时研究方案应纳入妊娠期及子代出生后的健康随访。孕妇和其配偶必须具有完全民事行为能力,对研究相关风险,尤其是对胎儿可能承受的风险完全知情,孕妇和其配偶有权决定妊娠终止的时间。

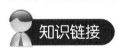知识链接

剩余冷冻胚胎放弃保存知情同意书(参考模板)

女方姓名:_____ 年龄:_____岁 男方姓名:_____ 年龄:_____岁 科室:_____

临床诊断:_____

诊疗操作名称:剩余冷冻胚胎放弃保存 诊疗操作目的:销毁剩余冷冻保存的胚胎

其他诊疗替代方案:_____继续保存剩余冷冻胚胎_____

谈话时间:_____ 地点:_____

我们夫妇于……医院生殖医学中心(以下简称生殖医学中心)行体外受精-胚胎移植/卵细胞浆内单精子注射技术助孕治疗,现尚有_____个胚胎冷冻保存,我们夫妇返院要求□①放

弃全部剩余冷冻胚胎;夫妇签名＿＿＿＿＿。□②放弃部分冷冻胚胎,要求放弃＿＿＿＿个冷冻胚胎保存,放弃冷冻保存胚胎编号:＿＿＿＿＿＿＿＿＿＿＿＿,继续冷冻保存＿＿＿＿个胚胎,继续冷冻保存胚胎编号:＿＿＿＿＿＿＿＿＿＿＿＿＿＿;夫妇签名＿＿＿＿＿＿。

我们知道该项诊疗操作可能出现的风险,我们已知道并完全理解以下内容:

(1)我们夫妇要求放弃冷冻胚胎继续保存后,生殖医学中心可能会按照以下两种方式中的一种进行处理:一,按照该生殖医学中心放弃冷冻胚胎销毁流程,通过医学方法将要求放弃的胚胎进行销毁;二,在确保符合伦理要求和程序的前提下,用于科学研究。生殖医学中心的医生已告知我们夫妇有权选择其中的任何一种方式,我们也有权在选择一种方式后再进行变更并要求销毁。医生也告知了我们夫妇,用于科学研究的胚胎的体外培养期限自受精或核移植开始不会超过14天。我们自愿选择:我们夫妇同意按照第＿＿＿(需要手写)　种方式进行处理。

(2)如要求放弃部分剩余冷冻胚胎,将由我们夫妇自行选择需要继续保存和放弃保存的胚胎编号,生殖医学中心无法提供有关胚胎质量、胚胎后续发育潜能、继续冷冻保存胚胎能否成功妊娠等相关信息。

(3)如要求放弃全部剩余冷冻胚胎,我们有再生育要求,可再次通过辅助生殖技术助孕,但可能无法获得同样质量胚胎,无法成功妊娠。

(4)如果将来我们夫妇中的一方因为主观或客观的原因,届时未与另一方共同到医院前来处理所保存的胚胎,我们夫妇双方均同意生殖医学中心完全可以按照前来要求处理的这一方的意见进行处理,并愿意为此后果承担责任。

(5)此文书为重要文件,一式两份,由我们夫妇及生殖医学中心各保留一份并妥善保存,我们已签收,夫妇签名:＿＿＿＿＿＿＿＿＿＿＿＿＿＿＿＿＿。

(6)我们知道,我们夫妇双方应保持有效通信方式,如有变更,须及时联系生殖医学中心,以免影响冷冻胚胎的进一步处理;如果变更通信方式而没有及时告知生殖医学中心,所造成的一切后果由我们夫妇自己承担。

(7)其他:＿＿＿＿＿＿＿＿＿＿＿＿＿＿＿＿＿＿＿＿＿＿＿＿＿＿。

医生已经向我们详细说明了以上内容,且我们也已经详细阅读以上内容,对以上内容有充分理解和认识,有关问题已得到满意的答复。经慎重考虑,我们要求＿＿＿＿＿＿＿＿＿＿＿＿＿＿＿＿＿＿＿＿＿＿,并授权生殖医学中心从保护我们患者利益出发,在操作过程中根据具体情况调整诊疗操作方式,我们夫妇及家属签字,愿意承担有关法律责任。

妻子签名:＿＿＿＿＿＿＿　电话:＿＿＿＿＿＿＿＿
丈夫签名:＿＿＿＿＿＿＿　电话:＿＿＿＿＿＿＿＿
谈话医师:＿＿＿＿＿＿＿　电话:＿＿＿＿＿＿＿＿
＿＿＿年＿＿＿月＿＿＿日＿＿＿时＿＿＿分

第九章　人类遗传资源管理与基因专利的伦理法律问题

人类遗传资源与一般的物质资源不同,它不仅涉及资源提供者的利益,也涉及家族、民族、国家的利益。对我国人类遗传资源的采集、保藏、利用以及对外提供必须按照《中华人民共和国人类遗传资源管理条例》(简称《人类遗传资源管理条例》)实施。基因作为人类遗传资源的重要组成部分,其专利申请和保护也同样需要依规依法、合情合理。

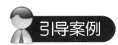

引导案例

案例 9-1　人类遗传资源国际合作项目之管理

某项中国人类遗传资源国际合作研究项目,需要将国内受试者 45 管血清样本运送出境检测,根据我国现行《人类遗传资源管理条例》的规定,需要向中国人类遗传资源管理办公室提交申请,获得审批同意后才可开展。其获审批书如下:

××大学肿瘤防治中心:

按照《人类遗传资源管理条例》的有关规定,根据专家评审意见,经我办审核,同意你单位申报的"关于抗 D 抗体检测及安全性评价的国际研究"项目开展国际合作。

(1)同意你单位与××医药研发有限公司开展国际合作,项目执行期限为 2015 年 12 月—2017 年 12 月。

(2)具体出境样本为:血清 45 管,2 毫升/管。所有对外提供的遗传材料均应保留备份。

(3)对外提供有关遗传材料时,须在项目执行期内按规定办理出口、出境证明。办理时需提供"中国人类遗传资源材料出口、出境申报表"、审批书复印件和该批样本的知情同意书复印件,双方签字生效的正式协议复印件。

(4)研究工作结束后,合作方应对人类遗传材料管理和使用所取得的研究成果、发表科学论文及其他知识产权分享、人才培养等情况认真进行总结,在项目执行期届满后 3 个月内完成总结报告并报送我办。

请思考:该审批管理对你有何启示?如何确保合作双方的利益共享?

第一节　我国人类遗传资源管理的法律规制

一、人类遗传资源的含义

根据《人类遗传资源管理条例》,人类遗传资源包括人类遗传资源材料和人类遗传资源信息。人类遗传资源材料是指含有人体基因组、基因等遗传物质的器官、组织、细胞等遗传材料。人类遗传资源信息是指利用人类遗传资源材料产生的数据等信息资料。

我国历来高度重视人类遗传资源的保护和利用工作,1998 年经国务院同意,国务院办公厅转发施行《人类遗传资源管理暂行办法》,对有效保护和合理利用我国人类遗传资源发挥了积极作用。但是,随着形势发展,我国人类遗传资源管理出现了一些新情况、新问题:人类遗传资源非法外流不断发生;人类遗传资源的利用不够规范、缺乏统筹;利用我国人类遗传资源开展国际合作科学研究的有关制度不够完善。《人类遗传资源管理暂行办法》也存在对利用人类遗传资源的规范不够、法律责任不够完备、监管措施需要进一步完善等问题。为解决实践中出现的突出问题,促进我国人类遗传资源的有效保护和合理利用,我国在对 1998 年实施的《人类遗传资源管理暂行办法》进行修订的基础上,2019 年 5 月 28 日国务院发布了《中华人民共和国人类遗传资源管理条例》,并自 2019 年 7 月 1 日起施行,该条例适用于应当依法采集、保藏、利用、对外提供我国人类遗传资源的一切活动和领域。

二、人类遗传资源保护之缘起

人类遗传资源保护缘起于"人类基因组计划"(Human Genome Project),该计划最早由诺贝尔奖获得者、美国科学家杜尔贝科(Dulbecco R)于 1986 年提出,并得到美国国家研究咨询委员会的支持,于 1990 年正式启动,主要有美国、英国、法国、德国、日本、中国、俄罗斯、韩国、意大利等国参加。人类基因组计划的研究任务是通过完成人类全部基因组的遗传图谱、物理图谱、基因图谱和序列图谱,来对生命进行系统的和科学的解码,以此达到了解和认识生命的起源、种间和个体间存在差异的起因、疾病产生的机制以及长寿与衰老等生命现象的目的。由于人类基因组计划的研究与人的生老病死等有关,所以一开始就引起了诸多的伦理争议,主要集中在以下几个方面。

(一)个人尊严与基因隐私

随着人类基因组计划研究的迅速发展,在不久的将来,每个人都可以拥有自己的一张"个人基因草图",并根据该基因草图对自己的生命健康进行诊治和预测。生物的遗传和进化规律表明,每一个人的基因草图都不会完全相同,每个人都有自己特殊的基因序列,该序列决定了一个人与他人最内在的区别,亲子鉴定、司法鉴定、疾病诊断等与基因有关的鉴别与诊断都是以个体基因序列的特殊性为基础的。由于一个人的基因组成与其健康状况、就业、保险、婚姻等问题直接相关,所以个人有权要求研究者对自己的基因序列进行保密,也有权拒绝企事业单位对自己的基因进行检测。联合国教科文组织于 1997 年通过的《世界人类基因组与人权宣言》第 5 条规定:"每个人均有权决定是否要知道一项遗传学检查的结果及其影响,这种权利应受到尊重。"第 2 条规定:"每个人都有权使其尊严和权利受到尊重,不管其具有什么样的遗传特征。这种尊严要求不能把个人简单地归结为其遗传特征,并要求尊重其独一无二的特点和多样性。"为了捍卫个人尊严,维护个人隐私权,世界上不少国家都作出了相应的规定。如在法国,有关法律禁止医生向任何人,包括向这一信息来源的本人泄露遗传学信息,除非应他或她本人的请求。因为散布通过家系研究得到的名单,将构成对公众健康的垄断,以至于侵犯个人的自由权和隐私权;传播隐性携带致病基因的人的姓名,可能导致对这些人就业和保险上的歧视。但是,在现实中,个人的这种隐私权又极易被他人所侵犯。美国学者沃尔德指出,当某个人急需找到一份工作并被要求签订格式化协议时,这种权利常常难以实现,如在美国申请政府中甚至是最低职务的工作时,首先要求"自愿"填写政府部门所提供的有关信息表格。表格内容包括"完全认可联邦政府……包括联邦调查局的代表……从学校、学生宿舍管理部门、雇主……医学机构、住院或其他的医疗记录,或者熟人那儿取得申请人的有关信息。这些信息可能包括,但不只限于申请人的成绩单……个人履历……医疗的、精神病学的或心理学的……信息"。这实际上是要求签约人必须同意与其签约的机关有获得其个人各方面信息(包括基因组信息)的权利以及依法向其他部门提供的权利。尽管这种协议表面上是求职者同意签订的,但它并没有体现其个人的真实"自愿",相反是对"自愿"的嘲笑和愚弄,是对个人隐私权的践踏。

一部分学者认为,加强人类基因组研究,弄清每一个人的基因构成,对于侦破案件、鉴别战争或其他事故的伤亡人员、寻找走失的儿童等具有重要的参考价值。但是,这也往往成为某些机构或部门争取公众支持的借口,它们试图以此来掌握公众的基因信息。然而,有谁能够确保这些基因信息不被用于其他方面呢? 正如指纹最初是被用于鉴别犯罪嫌疑人的方法,而后却被用于其他目的一样,个人的基因信息也完全有可能被用于其他目的。因此,"我们的责任是阻止对我们的隐私权和基本的自由权的侵犯。"

(二)遗传疾病与基因歧视

确保每个人的基因序列不被公开,不仅是对个人隐私权的保护,也是对个人负责的现实要求。在人类进化的过程中,由于体内环境及外部环境的影响,常常会发生基因突变和基因变异,产生与正常基因不同的新基因。在这些新基因的调控下,个体可能会表现出一些异常的表现或疾病。如果实施人类基因组计划,弄清了每个人的基因序列及功能,就可能会给一些致病基因的携带者或表现者带来不应有的麻烦和痛苦,甚至可能使他们遭到歧视,对这个人的就业、婚姻、保险等产生不利的影响。如 2000 年美国伯灵顿北方圣太菲铁路运输公司的部分工人,由于反复运动上肢而导致"腕管综合征",出现了手指、腕部疼痛或麻木等症状,工人要求公司予以赔偿。但公司方面为了推脱责任,于 2000 年 3 月开始在体检中对部分雇员进行基因检测,以便分析这种雇员是否因遗传因素而天生容易患"腕管综合征"。后经美国平等就业机会委员会(Equal Employment Opportunity Commission,EEOC)的介入调查,该公司于 2001 年 2 月被告上了法庭,理由是它违反了美国残疾人法。经一年多的调查审理,2002 年 5 月 8 日该公司同意支付受害人员的赔偿金,并承诺未来不再对雇员进行基因检测。EEOC 在一份声明中指出,虽然调查并未发现该公司将基因检测的结果用作开除雇员的依据,但这一案件提醒其他公司,即使是采集雇员的 DNA,也有可能触犯法律。该案件的了结,是美国工作场所基因歧视领域一个标志性的事例。

为了避免基因歧视事件的发生,《世界人类基因组与人权宣言》第 6 条规定:"任何人都不应因其遗传特征而受到歧视,因此类歧视的目的或作用均危及他的人权和基本自由以及对其尊严的承认。"而且,从理论上讲,我们目前还难以确定究竟哪些基因是"好"的基因,哪些基因是"坏"的基因,人类的每一种基因都是自然界长期进化选择的结果,只有大自然才有判断好坏基因的权利。

(三)基因专利与基因资源保护

随着人类基因组计划研究的不断深入,基因经济已成为新的经济生长点。为此,部分研究者和企业经营者,争先恐后地申请基因专利,从而拉开了世界范围的基因争夺之战。在理论界,对于基因应不应该授予专利,目前尚存歧义。部分人认为,授予基因专利有利于提高研究者的积极性,维护研究人员的劳动成果,更好地促进基因研究;而部分人认为,基因是自然界赋予人类的共同财富,理论研究只是发现了原来我们尚未认识的基因的存在和功能,不属于科学发明,因此不应授予专利。同时,这部分人认为授予基因专利,尤其授予某些功能尚不十分清楚的基因以专利,只能阻碍其他人对该基因的研究。一旦一个研究者或生物技术公司对某个功能未知的 DNA 序列拥有了专利权,则其他研究者要研究它的功能就必须向原始拥有者(们)支付特许权使用费,这样一来,后者即使有自己的发现也无法从申请商业性的专利中获利了。之后,甚至科学家因做研究的需要,为了取得 DNA 数据、某些试剂或化学药品也必须支付特许权使用费。因此,美国"生命无专利联盟(No Patents on Life)"强烈反对对基因、基因片段或经遗传改良后的生物授予专利。但是,功利的驱动往往大于道德的呐喊,给基因授予专利已成为世界各国争得基因优先权的目标之一。

我国是多民族的人口大国,具有独特的人类遗传资源优势,拥有丰富的特色健康长寿人群、特殊生态环境人群(如高原地区)、地理隔离人群(如海岛人群)以及疾病核心家系等遗传资源,为发展生命科学和相关产业提供了得天独厚的条件。我国堪称世界上最大的"基因大国"。另外,我国存在着多处疾病高发区,如河南的林州市是中国食道癌的高发区;山东半岛是胃癌的高发区;江苏的启东市是肝癌的高发区。这就为确定遗传家系,研究遗传规律提供了便利。

三、人类遗传资源保护之意义

为了加强我国基因资源及其他遗传资源的保护,充分开发我国的遗传资源,1998 年,经国务院同意,国务院办公厅转发的《人类遗传资源管理暂行办法》(下简称《办法》),为保护好我国的人类遗传资源起到了极其重要的社会意义。

(一)保护我国的人类遗传资源,就是捍卫祖国和民族的尊严及利益

人类遗传资源是指"含有人体基因组、基因及其产物的器官、组织、细胞、血液、制备物、重组脱氧核糖核酸(DNA)构建体等遗传材料及相关的信息资料"(《办法》第 2 条)。由于我国独特的基因资源优势,引起了一些发达国家的特别关注,他们千方百计地在中国搜集人群基因组原始材料,使我国人类基因流失现象一度十分严重。据报道,20 世纪 90 年代,一位留美中国人与一位美国研究人员每年数次到山西某食道癌高发区,以极其低廉的价格收买我国食道癌及胃癌家系资料和标本,并从有的医院购买肿瘤患者的病历和外科手术记录以及各种检查记录,随后将其非法带到国外(李鸣生. 基因之战[J]. 新华文摘,1998(8):190-193.)。另据《生物世界今日》(Boiworld Today)杂志披露,美国西夸纳公司已从中国东南沿海某地满意地获取哮喘病家系标本,数以百计。但遗憾的是我国某些遗传资源材料的提供者尚浑然不觉,不知自己的遗传物质已被他人掠走并很快沦为商品。因此,为了保护我国公民的合法权益和民族尊严,《办法》第 12 条规定"办理涉及我国人类遗传资源的国际合作项目的报批手续,须填写申请书",及第 13 条中"无人类遗传资源材料提供者及其家属的知情同意证明材料""不予批准"。

人类基因组只有一套,它所包含的基因是有限的,只有 5 万～10 万个。因此,人类基因组是一种有限资源,而非再生资源。在其研究工作中只有第一,没有第二,谁一旦率先研究发现某个有用的基因,就能获得该基因的知识产权,就有巨大的开发潜力,就意味着可以获得源源不断的资金和极大的社会效益。在西方,一个新发现的有用基因仅其转让费就高达

数千万乃至上亿美元。因此,人类遗传资源的流失就等于社会财富的流失,保护本国人类遗传资源就等于保护本国的重大财富。遗传资源的流失,不同于一般物质资源的流失,它意味着我国将永久性地丧失对该资源的控制权,失去了对基因工程产品的生产权及对生物技术自由应用的权利,导致需要时不得不出巨资购买其产品,由资源拥有者沦为材料提供者和利润丰厚的市场。若果真如此,那将是我国科技工作者的耻辱,也是对祖国和民族尊严的践踏。

(二)保护我国的人类遗传资源,有助于我国人类遗传资源多样性的延续和发展

遗传多样性指的是生物种内或种间表现在分子、细胞、个体三个水平的遗传变异度。人类遗传多样性寓于世界民族和各遗传隔离群中,它可以提供认识人类进化、种族的血缘关系,不同遗传背景在相同环境的相互影响,寿命、衰老和疾病的钥匙,是人类战胜疾病、克服各种生存障碍(太空、深海等)的宝贵财富。加强我国人类遗传资源多样性的保护,探明不同民族在遗传表型、医学遗传上的差异,不仅对弄清各少数民族相互源流关系及其与汉族的关系、少数民族的人种学、民族支系划分等问题有很大的实用意义,而且对少数民族一些遗传疾病的基因诊断和基因治疗、对提高我国民族素质、提高我国在人类基因研究领域的水平和地位均有很大意义。鉴于我国越来越多的少数民族通婚,保存和研究纯粹的少数民族基因成为迫切的问题。

(三)保护我国的人类遗传资源,有助于保护我国科研开发机构的正当权益

保护我国的人类遗传资源,避免国外科研机构和企业掠夺性的猎取,遇到的一个大问题就是基因专利。过去国外一些科研机构和企业,打着"合作""资助"的名义,通过国内一些科研部门索取重要的遗传信息,却独自申请专利,使我国的合作单位蒙受了巨大的经济损失。因此,《办法》第19条规定"合作研究开发成果属于专利保护范围的,应由双方共同申请专利,专利权归双方共有"。这些规定为我国研究开发机构保护自身权益提供了法律依据。

但是,加强我国人类遗传资源的保护,固然能够扼制其流失的态势,却不是我们的最终目的,保护人类遗传资源的目的在于合理地利用,如果为了避免被他人掠夺,而唯恐他人涉足,实行禁闭政策,也非明智之举。因为基因争夺战,既不用枪也不用炮,更不用原子弹之类的核武器,而完全靠彬彬有礼的现代科技。我国的人类基因组计划起步较晚,且受经济发展水平制约,科研投入低于美国等发达国家,存在投资分散、难以协调等现象。这种状况在一定程度上制约了我国的研究水平及国际竞争能力。因此,在保护我国人类遗传资源的同时,加强同国外研究开发机构的互相合作,是确保我国人类遗传资源合理利用的重要措施。只有坚持保护和利用辩证统一的原则,加强国际合作,才能够达到保护"有效",利用"合理",避免资源的流失和浪费的目的。

四、我国人类遗传资源的采集和保藏

为了有效保护我国人类遗传资源,《条例》规定:国家加强对我国人类遗传资源的保护力度,开展人类遗传资源调查,对重要遗传家系和特定地区人类遗传资源实行申报登记制度。外国组织、个人及其设立或者实际控制的机构不得在我国境内采集、保藏我国人类遗传资源,不得向境外提供我国人类遗传资源。采集、保藏、利用、对外提供人类遗传资源,应

当符合伦理原则,并按照国家有关规定进行伦理审查。采集、保藏、利用、对外提供我国人类遗传资源,应当尊重人类遗传资源提供者的隐私权,取得其事先知情同意,并保护其合法权益。采集我国人类遗传资源,应当事先告知人类遗传资源提供者采集目的、采集用途、对健康可能产生的影响、个人隐私保护措施及其享有的自愿参与和随时无条件退出的权利,征得人类遗传资源提供者书面同意。在告知人类遗传资源提供者前款规定的信息时,必须全面、完整、真实、准确,不得隐瞒、误导、欺骗。为临床诊疗、采供血服务、查处违法犯罪、兴奋剂检测和殡葬等活动需要,采集、保藏器官、组织、细胞等人体物质及开展相关活动,依照相关法律、行政法规规定执行。

《人类遗传资源管理条例实施细则》(征求意见稿)指出:保藏活动是指将来源合法的人类遗传资源保存在适宜环境条件下,保证其质量和安全,用于未来科学研究的行为,不包括以教学为目的、在实验室检测后按照法律、法规要求或临床研究方案约定的临时存储行为。

五、我国人类遗传资源的利用和对外提供

为了促进合理利用我国人类遗传资源,《条例》规定:国家支持合理利用人类遗传资源开展科学研究、发展生物医药产业、提高诊疗技术,提高我国生物安全保障能力,提升人民健康保障水平。国家人类遗传资源保藏基础平台和数据库应当依照国家有关规定向有关科研机构、高等学校、医疗机构、企业开放。国务院科学技术行政部门和省、自治区、直辖市人民政府科学技术行政部门应当会同本级人民政府有关部门对利用人类遗传资源开展科学研究、发展生物医药产业统筹规划,合理布局,加强创新体系建设,促进生物科技和产业创新、协调发展。科研机构、高等学校、医疗机构、企业利用人类遗传资源开展研究开发活动,对其研究开发活动以及成果的产业化依照法律、行政法规和国家有关规定予以支持。国家鼓励科研机构、高等学校、医疗机构、企业根据自身条件和相关研究开发活动需要,利用我国人类遗传资源开展国际合作科学研究,提升相关研究开发能力和水平。

同时,按照《条例》规定:禁止买卖人类遗传资源。为科学研究依法提供或者使用人类遗传资源并支付或者收取合理成本费用,不视为买卖。外国组织及外国组织、个人设立或者实际控制的机构(以下称外方单位)需要利用我国人类遗传资源开展科学研究活动的,应当遵守我国法律、行政法规和国家有关规定,并采取与我国科研机构、高等学校、医疗机构、企业(以下称中方单位)合作的方式进行。将人类遗传资源信息向外国组织、个人及其设立或者实际控制的机构提供或者开放使用的,应当向国务院科学技术行政部门备案并提交信息备份。可能影响我国公众健康、国家安全和社会公共利益的,应当通过国务院科学技术行政部门组织的安全审查。为获得相关药品和医疗器械在我国上市许可,在临床机构利用我国人类遗传资源开展国际合作临床试验、不涉及人类遗传资源材料出境的,不需要审批。但是,合作双方在开展临床试验前应当将拟使用的人类遗传资源种类、数量及其用途向国务院科学技术行政部门备案。利用我国人类遗传资源开展国际合作研究,或者因其他特殊情况确需将我国人类遗传资源材料运送、邮寄、携带出境的,应当符合一定的条件并取得国务院科学技术行政部门出具的人类遗传资源材料出境证明。

利用我国人类遗传资源开展国际合作科学研究,应当保证中方单位及其研究人员在合作期间全过程、实质性地参与研究,研究过程中的所有记录以及数据信息等完全向中方单位开放并向中方单位提供备份。产生的成果申请专利的,应当由合作双方共同提出申请,专利

权归合作双方共有。合作双方应当在国际合作活动结束后 6 个月内共同向国务院科学技术行政部门提交合作研究情况报告。

六、我国人类遗传资源的服务和监管

为了优化服务监管,《条例》规定:国务院科学技术行政部门和省、自治区、直辖市人民政府科学技术行政部门应当加强对采集、保藏、利用、对外提供人类遗传资源活动各环节的监督检查,发现违反本条例规定的,及时依法予以处理并向社会公布检查、处理结果。国务院科学技术行政部门应当加强电子政务建设,方便申请人利用互联网办理审批、备案等事项。制定并及时发布有关采集、保藏、利用、对外提供我国人类遗传资源的审批指南和示范文本,加强对申请人办理有关审批、备案等事项的指导。完善法律责任,加大了处罚力度。违反本条例规定,有下列情形之一的,由国务院科学技术行政部门责令停止违法行为,没收违法采集、保藏的人类遗传资源和违法所得,处 50 万元以上 500 万元以下罚款,违法所得在 100 万元以上的,处违法所得 5 倍以上 10 倍以下罚款:①未经批准,采集我国重要遗传家系、特定地区人类遗传资源,或者采集国务院科学技术行政部门规定种类、数量的人类遗传资源;②未经批准,保藏我国人类遗传资源;③未经批准,利用我国人类遗传资源开展国际合作科学研究;④未通过安全审查,将可能影响我国公众健康、国家安全和社会公共利益的人类遗传资源信息向外国组织、个人及其设立或者实际控制的机构提供或者开放使用;⑤开展国际合作临床试验前未将拟使用的人类遗传资源种类、数量及其用途向国务院科学技术行政部门备案。

第二节　人类遗传资源研究项目的伦理审查与申报

一、机构伦理委员会的审查责任

对于涉及人类遗传资源研究的科研项目,在进行伦理审查时,机构伦理委员会应当严格把关,认真审核项目涉及的采集、保藏、利用的人类遗传资源的种类和数量,是否有与境外合作及合作的事项及内容等。当所涉及的遗传资源种类和数量、与境外合作事项和内容需要向中国人类遗传资源管理办公室报批、备案、登记的,应当予以提醒,并提出具体的要求和建议。否则,机构伦理委员会应承担过失之责。

二、人类遗传资源的报批、备案与登记

依据《中华人民共和国行政许可法》和《中华人民共和国人类遗传资源管理条例》,国家先后颁布了《中国人类遗传资源采集审批行政许可事项服务指南》《中国人类遗传资源保藏审批行政许可事项服务指南》《中国人类遗传资源国际合作科学研究审批行政许可事项服务指南》《中国人类遗传资源材料出境审批行政许可事项服务指南》《中国人类遗传资源国际合作临床试验备案范围和程序》《中国人类遗传资源信息对外提供或开放使用备案范围和程

序》等文件,对于不同的项目分别采取审批、备案和登记制度,具体情况如图 9-1 所示。

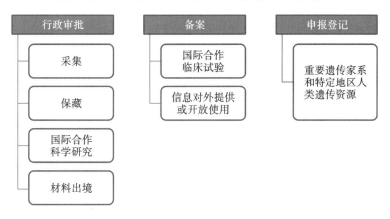

图 9-1　人类遗传资源的行政审批、备案、申报登记分类管理示意图

(一)涉及人类遗传资源报批的事项

按照我国人类遗传资源管理的相关要求,需要报批的事项包括人类遗传资源的采集、保藏、利用和对外提供,如图 9-2 所示。

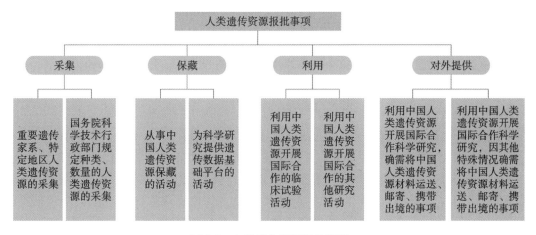

图 9-2　人类遗传资源报批事项

1. 采集审批

适用范围:在中国境内从事的中国人类遗传资源采集活动,包括重要遗传家系、特定地区人类遗传资源和国务院科学技术行政部门规定种类、数量的人类遗传资源的采集。

所谓重要遗传家系,是指患有遗传性疾病或具有遗传性特殊体质或生理特征的有血缘关系的群体,患病家系或具有遗传性特殊体质或生理特征成员 5 人以上,涉及三代;所谓特定地区人类遗传资源指在隔离或特殊环境下长期生活,并具有特殊体质特征或在生理特征方面有适应性性状发生的人群遗传资源。特定地区指在隔离或特殊环境下长期生活,并具有特殊体质特征或在生理特征方面有适应性性状发生的人群遗传资源区域,而不以是否属于少数民族聚居区为划分依据;所谓国务院科学技术行政部门规定的种类,是指罕见病、具有显著性差异的特殊体质或生理特征的人群;所谓规定数量,是指累积 500 人及以上。

2. 保藏审批

适用范围:在中国境内从事中国人类遗传资源保藏活动、为科学研究提供基础平台的事项。所谓保藏是指将来源合法的人类遗传资源保存在适宜环境条件下,保证其质量和安全,用于未来科学研究的行为,不包括实验室检测后按照法律法规要求或临床研究方案约定的临时存储行为。

3. 国际合作科学研究审批

适用范围:利用中国人类遗传资源开展国际合作科学研究的事项,包括临床试验和其他研究活动。其中,临床试验是指以在我国上市为目的的临床药物试验Ⅰ、Ⅱ、Ⅲ期,以及生物等效性试验和器械上市的科学研究活动。其他研究活动,是指以基础研究、临床药物试验Ⅳ期及研究者发起的研究、上市研究探索性科学研究活动。

在国际合作科学研究项目的预审中常见的问题:①在申请书"国际合作事项基本信息表"部分,中方合作单位、外方合作单位、其他单位类别填写不准确。合作方是指参与合作的所有中方单位、外方单位。为获得相关药品和医疗器械在我国上市许可的临床试验合作方包括临床试验申办方、医疗机构(组长单位)、合同研究组织、第三方实验室等;②申请书"涉及的中国人类遗传资源的基本情况"部分,"人类遗传资源信息基本情况"填写不完整;③未按要求上传相关附件等。

4. 材料出境审批

适用范围:利用中国人类遗传资源开展国际合作科学研究,或者因其他特殊情况确需将中国人类遗传资源材料运送、邮寄、携带出境的事项。

以临床诊疗、采供血服务、查处违法犯罪、兴奋剂检测和殡葬等活动需要,对人类遗传资源进行的采集,按照国家相关法律法规管理,不适用以上审批规定。

(二)人类遗传资源报批的流程

1. 人类遗传资源报批

在实际操作中,人类遗传资源的报批通常按照以下流程进行(图9-3)。

在人类遗传资源的审批中常见的主要问题:①申请项目不在审批范围内;②伦理审查、知情同意书不规范;③人类遗传资源的报批文件不齐全;④人类遗传资源采集、保藏等技术规范和要求的场所、设施、设备和人员不符合要求;⑤人类遗传资源数据、信息计算依据不明确;⑥数据、信息处置方式不合理;⑦研究成果归属不合理;⑧其他问题。

2. 国际合作临床试验备案

备案范围为:适用于为获得相关药品和医疗器械在我国上市许可,在临床机构利用我国人类遗传资源开展国际合作临床试验、不涉及人类遗传资源材料出境的。所谓"在临床机构",包括:①所涉及的人类遗传资源仅在临床机构内采集、检测、分析和剩余样本处理等;②所涉及的人类遗传资源在临床机构内采集,由临床机构委托的单位进行检测、分析和剩余样本处理等。临床机构应与其委托的单位签署正式协议,明确委托检测和分析的人类遗传资源材料的种类、数量、检测内容、转运方式、剩余样本和数据信息处理方式等,并对其委托的活动负责。

备案程序为:①登录网上平台在线提交备案材料;②备案材料提交成功,获得备案号后,即可开展国际合作临床试验;③科学技术部将申请人获得的备案情况向社会公布。

国际合作临床试验备案后,科学技术行政部门一经发现违反《条例》第二十二条相关规定的,可以暂停其临床试验,并有权要求其按照《条例》第二十二条的相关规定进行整改并重新备案。

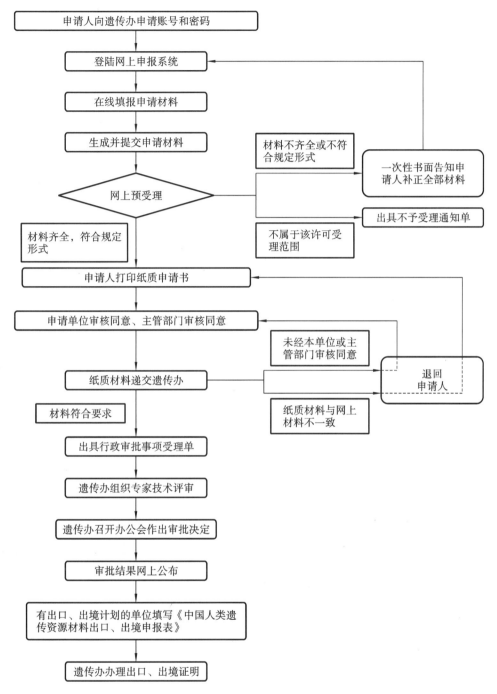

图 9-3 人类遗传资源行政许可报批流程

备案手续应由中国境内依法成立的法人单位办理。涉及多中心的临床试验的,应当合并办理备案手续,不得拆分备案。医疗机构组长单位通过伦理审查即可办理备案手续。参与医疗机构在组长单位获得备案号后,将本单位伦理审查认可或同意的批件及本单位签字盖章的承诺书上传至网上平台,即可开展国际合作临床试验。临床试验过程中,需要对合作方、研究目的、研究内容、研究方案、合作期限等进行变更的,合作方应当及时终止备案记录、上传总结报告,并根据重大事项变更情况进行重新备案。合作方在获得新的备案号后,即可开展国际合作临床试验。研究方案变化不涉及人类遗传资源种类、数量、用途变化的或仅涉及合作期限变化的,不需要重新备案,但需在网上平台上传变更说明。

3.信息对外提供或开放使用备案

适用于将人类遗传资源信息向外国组织、个人及其设立或者实际控制的机构提供或开放使用。申请单位应为中方单位。

备案程序:①申请人登录网上平台提交信息备份,并确定备份成功,获得信息备份号;②信息备份成功后,申请人可登录网上平台在线提交备案材料,获得备案号;③申请人获得备案号,即可将人类遗传资源信息向外国组织、个人及其设立或者实际控制的机构提供或开放使用。

备案材料如表9-1所示。

表9-1　信息对外提供或开放使用备案材料

序号	提交材料名称	资料类型	要求
1	备案信息表	电子	单位签章页签字盖章
2	法人资格材料	电子	法人资格材料包括企业法人营业执照或事业单位法人证书或民办非企业单位登记证书等
3	中国人类遗传资源国际合作科学研究审批决定书	电子	如涉及,应提供

第三节　基因专利关涉的伦理问题

一、基因专利的概念

基因专利(gene-related patents),是现代生物技术产业以及人类基因组计划的产物,它泛指依照法律规定的条件及程序,对以基因为基础的基因序列、基因技术方法、转基因生物、基因类制品等所涉及的基因问题实行的一种垄断性保护。

20世纪70年代,在美国通用电气公司工作的研究石油清污的科学家Ananda M Chakrabarty研究出一种可以控制特定细菌对原油降解能力的质粒。这种质粒可以分解多种不同类型的碳氢化合物,并且这种质粒还可以通过接合作用转移到一个特殊的单细菌中。这种利用遗传工程所制成的细菌比一般的细菌能够以更快的速度降解碳氢化合物,而且还不会受到外部环境的影响。1972年,Chakrabarty向美国专利商标局提出专利申请,申请事项包括:①生产该细菌的方法权利要求;②由漂浮在水上的诸如稻草和该细菌等带菌材料组成的接种物;③通过遗传工程所获得的该类细菌本身。美国专利法第101条中规定:任何人发明或者发现了任何新颖和有用的技术、机器、制品、合成物,或者任何新颖而有用的改进,就可以据此获得专利权。美国最高法院最终以5:4的微弱优势决定授予该项专利权,并在判决中宣称:"专利权人生产了一种新的不同于自然存在的具有显著不同特性的细菌,并具有重要实用性的潜力。他的发明不是自然的制品,而是他自己的制品;相应地,该发明属于第

101条中的可专利性主题"。美国联邦最高法院在该案例中首次对"来自人为单细胞生物基因的细菌"授予专利权,打开了专利法在基因领域的禁区,并成为一些应用生物公司使人类基因专利化的法律依据。

专利制度作为一项激励发明创造的制度,其目的在于通过利用人们的基本需求而产生的求利意识,最大限度地调动和激发人们发明创造的积极性,如美国已故总统林肯所言"为天才之火添加利益之油",从而推动全社会的技术进步和经济发展,通过保护部分发明创造者的利益,使全人类社会受益。基因专利作为特殊的专利形式,其宗旨亦如此。但是,基因专利与普通专利不同,其供体是人。而且作为基因的提供者,一旦其基因序列被专利所有者获得,他就失去了对专利方的价值,更糟糕的是,专利方的专利权可能会限制提供者的权利,甚至出现基因垄断的局面。因此,基因专利必须接受伦理的评估,符合尊重、公正、有利的普遍伦理原则,违背基本伦理原则的专利制度,只能加剧人们之间的利益冲突。正如美国著名法学家朗·富勒所言,"真正的法律制度必须符合一定的道德标准""完善的法是内在道德与外在道德的统一,是秩序自然法和实体自然法的统一"。

二、国际基因专利的伦理纷争

(一)发现与发明之争:基因可否申请专利?

基因专利的支持者认为,人类从自然界分离或提取得到的基因不同于自然状态下客观存在的基因,它体现了"人类的创造力",是一种"体现了人类创造力的技术发明"。只要一项成果是研究者通过技术方法从自然界分离、提取所得,且具有非显而易见的实用性,就属于科技发明。

而反对者认为,基因是天然存在的,不是人类创造的新物质。英国基因观察所专家苏·梅厄解释说,"基因专利申请的速度之快和规模之大十分惊人……不可能是创造力突然爆发造成的。"我国也有学者认为,"将某目标片段从自然界分离、提取出来,只是研究基因的重要手段。对基因功能的揭示是一种典型的科学发现,因为基因本身是客观存在的,并非是由科学家创造出来的"。因此,反对者认为,将原本客观存在着的事物从自然界分离、提取出来,只是改变了该事物的存在方式,该事物并不具有实质性的差别,不属于科学发现。

显然,以上分歧源于对发现与发明理解上的差异。就词义本身而言,二者似乎泾渭分明。所谓发现是指"经过研究、探索等,看到或找到前人没有看到的事物或规律",其本质在于查明、探索自然界的物质与特征、现象与运动的规律,从而深化或扩大人类对自然界的认识。而发明,是指"创造出新的事物或新方法",其本质在于创造出能够满足某种社会需要的从未有过的新事物或新方法。然而,要从法律层面界定发现与发明并非易事,大多数国家的专利法及国际条约均未对发明与发现作出明确的界定,专利局或法院往往通过专利性的标准来判断一项技术是发现还是发明。澳大利亚高等法院在 National Research Development Corp. v. Commissioner of Patents 一案中指出,界定发明与发现间的界限并非总是轻而易举,关键的区别在于是否存在与该发明紧密结合的实际应用。尤其在基因技术领域,由于其研究往往直接导致一种表达序列标签、质粒、基因或基因产物的问世,而这些产物大多具有自我繁殖能力,不需要更为复杂的产业化条件,只需依赖自我繁殖能力就可以获得产业化效果,即可以实现从实验室到工厂的一步到位。从而,很难界定它是发现还是发明。而且,传统的专利法是在机械和化工技术的基础上建立起来的,而基因技术与二者有着较大的差异,难以为现在的专利法概念所涵盖。可以说,基因技术已经打破了由传统的工业建立起来的法律体系,模糊了发明与发现的界限,甚至根本不再有界限。如果还拘泥于原有的专利法框架之内,争论发现与发明,认为只有发明才可授予专利,势必影响科学的发展。

事实上,一项基因研究成果即使是发明创造,如果不具有实用性,也无专利性可言。美国 Brenner v. Manson 案就说明了这一问题。在该案例中,原告申请一种生产已知化合物的方法专利,但其并未指明该化合物的用途。对此,美国最高法院认为,实用性标准不仅仅限于该发明能够产生对公共利益无害的期待结果,申请人还必须提出该项发明除产生科学家为科学研究所需的东西外,还有某种用途。

相反,某一特定基因片段的功能,即使仅仅属于科学发现,只要它具有实用性,就不影响其专利权的实现。美国现行的专利法已将可获专利的范围扩展至凡发明或发现了任何新颖和有用的技术、机器、制品、合成物,或者任何新颖而有用的改进。而且,美国专利和商标局已为基因表达序列标签(ESTs)授予专利权,尽管 ESTs 仅属于科学发现而非科学发明。

因此,发明与发现成果的保护与否是利益权衡的结果,当某些发现具有明确的应用价值时,专利主管部门和产业界就不惜抛弃或修正有关规则,努力为某些发现的专利保护铺平道路。正如部分学者指出的:"专利法的立法目的具有很大的功利性,它只对那些能直接应用于实际产业的实用技术提供保护,至于该技术对人类知识总量有多大贡献,专利法并不关注,专利法自身没有也不可能完全承担促进整个人类技术进步的重任,它只有在为自身存在的合理性进行辩护时才搬出'促进人类科技创新'之类的目标来。"甚至,有学者认为,"实用性"已成为决定是否授予基因专利权的最主要、最关键的标准。

一般来说,一项专利必须同时满足新颖性、创造性及实用性的要求,但在基因专利的境况中,只有实用性备受关注。实用性又称工业应用性,按照《中华人民共和国专利法》第二十二条第四款之说明,实用性必须"能够制造或使用",并且"能够产生积极效果"。不难看出,实用性概念本身蕴含了"善"的本质,体现了专利成果的功利性,正是如此,在基因专利的审查中人们才不惜放弃或修正原有规定,极力为新发现的专利保护铺路搭桥。此时,理论只有屈从的选择权,利益决定一切。

(二)私利与公利之争:我们的基因,他们的专利?

基因专利的支持者赞成基因专利保护的一个重要理由,是这种保护有利于调动专利权人和企事业的积极性,促进科学技术的发展。基因研究需要投入极其巨大的人力与财力,需要尖端的科技、设备及人才,具有研发时间长、成本高、风险大的特点,如若不给予基因成果以专利性的法律保护,市场竞争者就可以迅速制造出低成本的仿制品,使原创者和投资者不能通过市场保护机制补偿研发阶段的巨额投入和获得回报,如此一来就没有人再愿意为研发新产品而投入。

反对基因专利者则认为,基因专利的立足点在于保护专利权人的现实利益,以确保其利益的最大化。尽管基因专利最终可能对公众及社会具有一定的潜在利益,但基因专利保护可能会在相当长的时间(20 年专利保护期)形成市场垄断,阻却公众利益的实现,并可能损害基因资源提供者的利益。如美国卡纳万(canavan disease)案,卡纳万病又称海绵状白质脑病,是一种常染色体隐性遗传病,源于患者的第 17 号染色体上的部分基因发生突变,具有致命性。1997 年,美国迈阿密儿童医院获得了该基因的专利权。这样,每个患者(包括基因资源的提供者)要进行卡纳万基因检测,医院都要收取使用费。对此,作为基因资源提供者的患者家长十分愤怒,对医院提出了指控。他们认为,基因是从其孩子身上获得的,他们有权处置。2000年10月，美国芝加哥联邦法院受理此案。反对基因专利者认为，在该案例中，尽管对卡纳万基因授予专利有助于保护专利权人的利益，无疑也有利于提高此类疾病的诊治效率，但却侵犯了基因提供者知情同意的权利，并大大提高了此类病患者进行医学检测的医疗费用。

基因专利与基因技术本身一样，是一把双刃剑，既有利于促进人类社会和科学技术的进步，也可能会给科技进步带来灾难，其关键并不在于专利或技术本身，而在于掌握专利技术的人。专利制度作为一项激励发明创造的基本法律制度，其目的在于通过利用人们的基本需求而产生的求利意识，最大限度地调动和激发人们发明创造的积极性，从而推动全社会的技术进步和经济发展，通过保护部分发明创造者的利益，使全人类社会受益。基因专利作为特殊的专利形式，其宗旨亦如此。但是，由于大多数国家的专利法规定，即"谁发现、谁发明、谁拥有、谁受益"，强调对智慧劳动的激励，并不考虑谁提供了研究资源，不考虑资源提供者的利益。这对于过去以自然客观事物为发现和发明对象的专利而言，谁提供了研究资源问题并没有什么不同。但是，基因专利与普通专利不同，其供体是人，资源提供者所提供的是他们自身的遗传信息，是其身体的一部分，无视基因专利的这一特殊性势必损害基因资源提供者的利益。这也正是部分学者反对基因专利的理由。然而，我们不能因为基因专利在实施过程中存在有悖公共伦理的问题，而完全拒绝基因专利，这就像我们不能因为广岛、长崎原子弹的爆炸而放弃原子能技术一样。我们只能通过进一步完善和规范基因专利制度来避免类似的现象发生，在保护基因专利权人利益的同时，最大限度地维护基因资源提供者及社会公众的利益。因为"专利实质上就是在一定时间内牺牲公共利益以保护私人利益，使专利权人享有一定期限的垄断权，以此作为国家要求专利权人公开其智力成果的一个补偿"，从而使社会公众最终能够从中受益。同样，基因专利也是以牺牲公众的部分利益来换取专利权人一定的私利为代价的。专利权人与公众利益之间存在着无法逾越的利益冲突，专利法只能为这种冲突提供一定的缓解效力。

（三）国家与国家之争：发展中国家对发达国家基因专利说"不"

20多年来，基因专利是在争议与非难中发展起来的。人们关于克隆人的争论从1997年"多莉"诞生开始一刻也未停止，但至今尚没有一个国家为其大开绿灯。为什么基因专利能够冲出伦理和法律的桎梏而前行，人类克隆却被禁闭？其根源并不在于克隆人有更多的伦理问题，关键在于基因专利比克隆人贮藏着更大的产业利益，正是在利益的驱动下，诱发了国家与国家之间愈演愈烈的"基因争夺之战"，出现了法国拒绝美国专利、发展中国家对发达国家基因专利说"不"的局面。BRCAI基因专利案就反映了这一问题。

1996年，美国研究者发现了一种与乳腺癌有关的BRCAI基因，该基因在细胞正常生长中有着重要的调节作用。如果这个基因发生了突变，就有可能出现癌变。据统计，携带这种变异基因的妇女在其一生中发生乳腺癌的概率大于80%，发生卵巢癌的概率大于40%。为了对高危人群进行早期监测，对患乳腺癌并携有这种突变基因的患者女性血缘亲属进行基因检测分析就非常重要。2001年5月，拥有BRCAI基因美国专利的公司Myriad Genetus获得了欧洲专利局的授权。该专利囊括了应用BRCAI基因检测早期发现乳腺癌的所有方法，直到2015年。同时，该公司对已开展BRCAI基因临床检测的法国居里研究所提出了专利要求。由于Myriad Genetus公司不仅不愿意转让专利权，还要求开展检测的单位购买该公司生产的试剂，使得法国人要开展这项检测支付的费用是法国人自己开展该项检测费用的3倍，而其中绝大部分收益要归Myriad Genetus公司。法国人认为，这种市场垄断将严重损害法国的利益。对此,居里研究所提出了坚决的反对并得到法国政府的支持。随后,比利时、荷兰和加拿大也加入了反对的行列。在该案例中,法国、比利时等国之所以反对该项专利的实施,并不是因为 BRCAI 基因成果不符合专利性的要求,而是由于该项专利直接影响了这些国家的切身利益,与本国利益发生了利益冲突。

另外,由于最不发达国家和发展中国家人口流动性不大,很多独特的基因谱系得以完整的保存下来,拥有极其丰富的基因资源,而这些资源对开展基因研究、生物工程制药、医学等方面具有极高的价值。但是,绝大多数最不发达国家和发展中国家缺少开发这些生物资源的技术能力。而发达国家的科研人员通过从最不发达国家或发展中国家获得的基因原材料进行研究,取得某些技术成果后进行商业化开发、申请专利、转让技术、制造药物等。此时,资源提供国要使用这些专利尚需支付高昂的代价,由此形成了发达国家与最不发达国家及发展中国家之间的"基因鸿沟"。允许为基因授予专利就会出现发达国家掠夺最不发达国家和发展中国家的基因资源,导致最不发达国家和发展中国家的基因资源流失。故而,部分最不发达国家和发展中国家反对基因专利。

不可否认,基因专利除引发国家之间利益冲突外,还潜在其他方面的伦理问题,如淡化了人性、背离了科学研究的道德价值、动摇了科研人员的职业信仰等。但这些问题均不存在国别上的差异,不是引起国家之间利益冲突的原因,只有基因资源及其专利所潜在的经济价值才是产生利益分歧的根本所在。

从长远利益和人类整体利益来看,基因专利无疑对促进科技发展和人类进步具有积极的意义。专利制度给专利权人有限期的利益保护,正是为了激励更多的研发人员和投资者致力于创造发明,促进科技进步。而且,只有从人类的长远利益、整体利益出发,基因争夺战才能消解,基因专利才能够得到合理的伦理辩护。当前,各个国家之间在基因专利问题上所存在的利益冲突,实质上是局部利益与整体利益、近期利益与长远利益的冲突。这种冲突越激烈、越广泛,对人类整体利益的损害程度越大。事实上,在当今基因争夺大战中,人们关注更多的是民族利益、国家利益,而人类利益、科学利益被放到了从属的位置,甚至当局部利益与人类整体利益发生冲突时,人类整体利益被抛诸脑后,而仅保留局部利益。

恩格斯指出:"每一个社会的经济关系首先是作为利益表现出来的。"利益关系是经济关系的直接表现,是一切冲突的根源。专利法的立法目的在于平衡专利权人与其他相关主体之间的利益关系,促进科学技术和人类社会的进步。但是,利益的平衡必须以普遍的伦理原则为基础,正如美国著名法学家朗·富勒所言:"真正的法律制度必须符合一定的道德标准""完善的法是内在道德与外在道德的统一,是秩序自然法和实体自然法的统一。"违背基本伦理原则的法律制度,只能进一步加剧人们之间的利益冲突。因此,基因专利保护必须遵循人类基本的伦理原则,强化伦理性评估,规范专利行为。这不仅有利于基因专利制度的健康发展,促进基因技术进步,而且是消解基因专利冲突的理性选择。

三、基因专利保护的伦理考量

(一)关于尊重

尊重,首先应是尊重人类的属性,任何践踏人类尊严的行为必然是违背伦理的行为。基因专利作为协调不同权利主体之间利益分配的工具,具有浓厚的技术主义色彩,促进生物技术进步是其追求的技术目标。为了科技进步,人们不惜修改或变通专利制度规范,淡化科学发现与发明,并试图将专利保护范围扩大到"阳光下人造的任何东西"(美国 Diamond v. Chakarabarty 案首席大法官伯格语)。在这里,人本身的价值和尊严似乎显得并不重要,重要的是"人造的东西",只要是人造的东西就可以申请专利。因此,西方神学家对科研人员将人贬为一整套分子体系,可以和其他任何物种任意组合的观点深感不满。认为对生命形式授予专利权使之市场化,有损人类生命的神圣感与神秘感。通过任意创造新的生命形态,使人凌驾于造物主之上,进一步破坏了人们的宗教虔诚。因此,为科技而科技,无限制地拓展基因专利的范围,最终必然侵犯人类的尊严和利益。

为了规范基因专利行为,国际社会及大多数国家专利法都明确设立了"公序良俗"性的伦理条款,以限制基因技术的专利范围。如:《与贸易有关的知识产权协定》(TRLPS)第 27 条第 2 款规定:"各成员可拒绝对某些发明授予专利权,如在其领土内阻止对这些发明的商业利用是维护公共秩序或道德,包括保护人类、动物或植物的生命或健康或避免对环境造成严重损害所必需的,只要此种拒绝授予并非仅因为此种利用为其法律所禁止。"从各国的专利法来看,禁止性条款主要包括以下内容:克隆人方法、改变人的生殖系统基因同一性的方法、任何阶段的人体及相关基因序列等简单发现、繁殖动植物的生物学方法、利用基因对疾病的诊断和治疗方法。这些不可专利性的基因技术,都与现行的社会伦理规范相冲突。但是,这些不可专利的范围应仅限于专利申请的权利要求所列实施领域,只要在其权利要求范围内不损害公共秩序,就不能以此理由拒绝专利保护。如,"多莉"克隆羊技术,就不能被视为有悖公序良俗,尽管此项技术极有可能被用来尝试对人的克隆。然而,以上限制性伦理条款拒绝对某些技术方案提供专利保护,并不意味着这些发明就一定无法实施,相反,不提供专利保护,就相当于此类技术处于公有领域,对任何人开放。因此,专利法并不是制止某些新技术所带来的社会伦理道德风险的有效机制,它没有也不可能解决人类所面临的众多科技伦理问题。解决伦理问题的最佳方法不是法律,而应是伦理道德本身。

其次,尊重还应体现在尊重公众知情同意,进行自我决定的权利。基因专利与普通专利不同,基因虽然从构成上属于化学物质,但因记载着基因资源提供者的遗传信息,与提供者的关系密不可分。因此,基因专利的申请应当经过基因资源提供者的知情同意。《国际人类基因组组织(HUGO)知识产权委员会关于 DNA 序列申请专利的声明》中规定:"在给基于人类来源的生物学材料的一种发明或此发明应用这种材料提出专利申请的地方,原则上同意要求捐献者一个自由且知情的同意"。但是,卡纳万案表明,在实践中基因专利的保护并未考虑基因资源提供者的知情同意。2001 年,在杭州召开的"联合国教科文组织生命伦理与生物技术及生物安全研讨会"上暴露出来的"哈佛大学与中国合作的关于哮喘的研究项目"也存在同样的问题。

当然,我们决不能因为基因专利在实施过程中存在有悖公共伦理的问题,而完全拒绝基因专利。我们只能通过进一步完善和规范基因专利制度来避免类似的现象发生,在保护基因专利权人利益的同时,最大限度地维护基因资源提供者及社会公众的利益。

（二）关于公正

公正原则,要求按照道德上正确的和适当的方式对待每个人,给予每个人他/她所应得到的利益。《国际人类基因组组织(HUGO)伦理委员会关于利益共享的声明》中指出,公正包括补偿性公正、程序性公正、分配性公正,并声明"个人、团组或社区应收受补偿以回报其奉献"。

在基因专利问题上,基因资源提供者尽管在基因专利的研发过程中没有付出智力和体力的劳动,但是,所提供的基因资源实际上也是一种资本投入,而且这种投入是非常特殊的、不能从普通市场上获得的,它与煤、石油之类的原材料不同,后者在全球各地广泛分布,能够从市场上自由获得,而基因资源是一种稀有资源,只有依赖这种资源,研究人员才能获得所谓的后续技术。因此,基因资源提供者在基因专利的研发中与研发人员一样起着无法替代的作用。所以,为了确保基因资源拥有者能够积极向研究人员提供此类重要的稀有资源,保证科技研发活动的正常进行,在专利法确定技术成果的归属和利益分享时,应当合理地考虑基因资源提供者的利益,以充分体现利益分配的公正性。而且,"在很罕有的情况下,一个大家系或是一个小型团组/部落带有一种不寻常的基因,然而研究最终受益于那些患有另一种疾病的人们,公正性可要求对那原始团组予以致谢。在这种情况下,利益可提供给那个团组的所有成员而不论他们是否参加研究。将回报仅限于那些参加的人会在团组内部造成分裂"。就专利的本质而言,它是在一定时间内牺牲公共利益以保护私人利益、使专利权人享有一定期限的垄断权,以此作为国家要求专利权人公开其智力成果的补偿,从而使社会公众最终能够从中受益。同样,基因专利也是以牺牲公众的部分利益来换取专利权人一定的私利为代价的。公正原则所要求的仅仅是最大限度地缩小二者之间的利益差距,充分地体现公平正义。

基因专利不仅应当考虑资源提供者的利益,还应当兼顾提供基因资源的国家的利益。1992年,世界环境与发展大会上签署的《生物多样性公约》的序言中写道:确认生物多样性的保护是全人类的共同关切事项,重申各国对他自己的生物资源拥有主权权利……认识到许多体现传统生活方式的土著和地方社区同生物资源有着密切和传统的依存关系,应公平分享从利用与保护生物资源及持久试用其组成部分有关的传统知识、创新和做法而产生的惠益。但是,发达国家掠夺发展中国家和最不发达国家基因资源的现象时有发生。如,在我国东北野生黑大豆的基因被美国公司申请专利的事件中,美国公司得到基因的原材料只需付出极小的代价,而我国广大种植黑大豆的农民不但未从中获得任何利益,而且一旦黑大豆基因被申请专利,我国广大农民还必须支付美国公司一笔许可费方能继续种植,这是极其不合理的。无独有偶,泰国和印度香米事件也存在同样的问题。事实上,如果最不发达国家及发展中国家不能从基因专利或基因研究中获益,势必会影响他们提供基因的资源,甚至会制定防止资源外流、保护本国基因资源的法律,这样发达国家只能依赖他们的馈赠或通过非法手段如骗取、偷盗来获得资源,正如目前在一些地区所发生的,这显然不符合公共伦理;当然,如果最不发达国家及发展中国家要求过高,以致发达国家不能从基因专利中受益,其将不会为资源付费,结果只能是皆不得利。只有当利益公正分配,供方愿意提供并且需方愿意购买时,才能够实现双赢。

恩格斯指出:"每一个社会的经济关系首先是作为利益表现出来的",利益关系是经济关系的直接表现,是一切冲突的根源。专利法的立法目的在于平衡专利权人与其他相关主体之间的利益关系,促进科学技术和人类社会的进步。但是,如果在专利法的实施中违背了公正性原则,只能进一步加剧利益冲突,阻碍科技进步。

(三)关于有利

有利是指"有伦理学义务使利益最大化和伤害最小化"。就基因技术而言,基因专利是否合理必须根据其预期利益来考虑,应确保专利既对专利权人有益,同时又对公众、社会有益,不能无利,更不能有害。

虽然从长远来看,基因专利对科技进步和人类社会是有利的,但是在具体操作中往往存在无利甚至有害的方面。在当前基因专利的申请中出现了这样的趋势,即申请人的权利要求日益扩张,在某一领域的技术成果,除了在该领域主张自己的权利外,还要求在其他领域主张同样的权利,或者是发明了实现某一技术成果的一种方法,却对后来所有与该方法相联系的技术成果主张类似的专利权。如:研究者发现某一基因序列中的 ESTs 片段,还没有来得及进行后续研究,在申请了 ESTs 专利后,接着要求对整个的 cDNA 序列、通过 ESTs 表达的蛋白质片段或整个蛋白质序列,甚至相关的蛋白质抗体主张专利权。这种过于宽泛的权利要求,在一定程度上阻却了公众的权利,而且权利要求越宽泛,对公众权利的损害越大。

盲目地扩大和设置基因专利,同样会给公众利益造成损害,背离有利原则。如果不同的研究者、企业对同一基因或功能相关的一组基因从不同技术层面持有不同的专利,就会造成非常复杂的知识产权状况,从而给进一步的研究和开发带来不利。例如,国际慈善基金会(PATH)决定开发发展中国家所需的疟疾疫苗,但由于与该疫苗相关的基因专利被 39 个不同专利权人所持有,从而 PATH 不得不与他们分别进行谈判、协商所涉及的知识产权问题。此外,还有一些专利权人在研究成果与目标产品的工业化生产和进入市场尚存在相当大的技术差距时,为了取得优先权,便急于申请专利,结果造成了不少专利半途而废。如对肥胖基因的研究与开发就属于此例。1994 年美国洛克菲勒大学的研究者发现了编码称为"瘦素"的肥胖基因(OB 基因),并获得了专利。1995 年,美国安近公司以 9000 万美元买断了 OB 基因专利和市场开发权,并投入了大量的人力、财力展开了研发,直到 2002 年也未取得明确的临床效果,最终安近公司只好放弃单纯基于这一基因的药物研发。这不仅造成了基因资源的浪费,而且损害了公众及产业界的利益。

与动植物基因专利密切相关的是农民权问题,所谓农民权是指"源于过去、现在和将来农民在保存、改良和提供植物基因资源(尤其是那些集中体现物种起源与多样性的基因资源)过程中所作贡献的一种权利"。目前这一权利已被世界上 110 多个国家所接受。在人类长期发展的历史过程中,广大农民通过对植物品种进行一代代的挑选和改良,培育出能够适应各种特定生态环境的作物品种。这些作物品种凝聚着一代代农民的智慧,成为现代生物技术研究的原材料,为现代生物基因技术的发展作出了重要贡献。因此,农民应当有权分享动植物基因专利的研究成果。但是,美国"终结者"技术专利却演奏出与此不和谐的旋律。1998 年 3 月,美国专利和商标局批准了一项由美国农业部和 DPL(Delta and pine Land)公司联合申请的所谓"终结者"技术(terminator technology)专利,利用该项技术可使作物一年种植获得的种子不育,在第二年种植时,种子自然死亡。该项专利,对于保护专利权人利用基因技术培育的植物种子不被种植者人工培育,迫使种植者每年向其购买新的种子,从而提高专利权人的经济利益具有一定的价值。但是,它却忽视了广大种植者的利益,并可能因花粉传播而给一般作物带来生物安全风险。因此,在基因专利的审查中,应当按照有利原则的要求,对基因专利进行严格的伦理评估,以确保公众和产业界的利益。

综上所述,基因专利保护必须遵循尊重、公正、有利的普遍伦理原则,在保护专利权人利益的同时,也要保护好基因资源提供者的利益及社会公益。

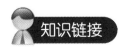　知识链接

生物多样性公约

《生物多样性公约》(Convention on Biological Diversity)是一项保护地球生物资源的国际性公约,于 1992 年 6 月 1 日由联合国环境规划署发起的政府间谈判委员会第七次会议在

内罗毕通过,1992 年 6 月 5 日,由签约国在巴西里约热内卢举行的联合国环境与发展大会上签署。公约于 1993 年 12 月 29 日正式生效。常设秘书处设在加拿大的蒙特利尔。联合国《生物多样性公约》缔约国大会是全球履行该公约的最高决策机构,一切有关履行《生物多样性公约》的重大决定都要经过缔约国大会的通过。

该公约是一项有法律约束力的公约,旨在保护濒临灭绝的植物和动物,最大限度地保护地球上生物资源的多样性,以造福于当代和子孙后代。公约规定,发达国家将以赠送或转让的方式向发展中国家提供新的补充资金以补偿它们为保护生物资源而日益增加的费用,应以更实惠的方式向发展中国家转让技术,从而为保护世界上的生物资源提供便利;签约国应为本国境内的植物和野生动物编目造册,制定计划保护濒危的动植物;建立金融机构以帮助发展中国家实施清点和保护动植物的计划;使用另一个国家自然资源的国家要与那个国家分享研究成果、盈利和技术。

中华人民共和国第七届全国人民代表大会常务委员会第二十八次会议决定:批准国务院总理李鹏代表中华人民共和国于 1992 年 6 月 11 日在里约热内卢签署的《生物多样性公约》。

第十章 医学科研中的生物安全风险

医学科研活动所使用或生产的生物医学材料可能对人、环境、生态和社会具有一定的危害性,需要医学工作者和医学科研人员具有高度的责任感,自觉承担起对患者、公众、国家和社会的道德责任和法律义务,做好生物安全风险的防范。

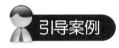 引导案例

案例 10-1 某大学实验室感染事件

2010 年 12 月 19 日下午,黑龙江省某大学 30 名学生在动物医学学院实验室进行"羊活体解剖学实验"时,27 名学生、1 名老师感染了布鲁氏菌。布鲁氏菌病属乙类传染病,人畜共患,潜伏期 7~60 天,发病后三个月为急性期,主要由患病牲畜传染给人,常有发热、关节肌肉痛,乏力多汗等临床症状。事故原因主要是:①实验室在购买山羊时没有经过动物防疫部门的检疫;②实验室本可以做检疫,但是也没检疫;③实验操作时,本应严格穿戴实验服、口罩、手套,但是老师要求不严格,以至于导致了事故的发生。

请思考:该案例对你何安全警示?

第一节 生物安全与《生物安全法》概述

一、生物安全的概念

生物安全,是指国家有效防范和应对危险生物因子及相关因素威胁,生物技术能够稳定健康发展,人民生命健康和生态系统相对处于没有危险和不受威胁的状态,生物领域具备维护国家安全和持续发展的能力。这里的生物因子,是指动物、植物、微生物、生物毒素及其他生物活性物质。

生物安全是国家安全的重要组成部分。为了加强生物安全管理,国务院及相关部门先后颁布并实施了一系列生物安全方面的法律、法规、标准、准则等,如:《中华人民共和国国境卫生检疫法》(1986)、《中华人民共和国进出境动植物检疫法》(1991)、《突发公共卫生事件应急条例》(2003)、《医疗废物管理条例》(2003)、《中华人民共和国传染病防治法》(2004 修订)、《实验室生物安全通用要求》(2008)、《CNAL 实验室生物安全认可准则》(2009)、《国家突发公共事件总体应急预案》(2006)、《人间传染的病原微生物名录》(2006)、《可感染人类的高致病性病原微生物菌(毒)种或样本运输管理规定》(2006)、《病原微生物实验室生物安全

管理条例》(2018 修订)等。这些文件针对具体的生物安全问题作出了明确规定并发挥了积极的作用。《中华人民共和国生物安全法》(以下简称《生物安全法》)正是在这些文件的基础上,由第十三届全国人民代表大会常务委员会第二十二次会议于 2020 年 10 月 17 日通过,并于 2021 年 4 月 15 日起施行的具有更高法律位阶的基础性、综合性、系统性、统领性的法律,具有更高的法律效力。

二、《生物安全法》的定位

《生物安全法》的颁布,就是为了维护国家安全,防范和应对生物安全风险,保障人民生命健康,保护生物资源和生态环境,促进生物技术健康发展,推动构建人类命运共同体,实现人与自然和谐共生。

该法的颁布和实施起到里程碑的作用,标志着我国生物安全进入依法治理的新阶段。该法的出台,在生物安全领域形成国家生物安全战略、法律、政策"三位一体"的生物安全风险防控和治理体系,强化了防控重大传染病和动植物疫情的法律制度,集中体现"以人为本"的立法原则,让生物技术发展更好地服务于国家发展、人民幸福、人类文明进步。该法的实施有利于保障人民生命安全和身体健康,有利于维护国家安全,提升国家生物安全治理能力,有利于完善生物安全法律体系。

三、《生物安全法》的时代意义

（一）为进一步维护国家安全提供了法律依据

2020 年 2 月,习近平总书记提出"把生物安全纳入国家安全体系,系统规划国家生物安全风险防控和治理体系建设"。《生物安全法》是在生物安全治理领域对总体国家安全观的具体贯彻。该法明确提出"维护国家安全,防范和应对生物安全风险"的立法目的,并从立法原则、管理体制、基本法律制度、法律责任等方面为我国生物安全风险防控提供了明确的法律依据,同时为进一步推动生物安全纳入国家安全体系,实现国家安全的整体性保障提供了法治路径。

（二）为完善我国生物安全法律体系奠定了基础

《生物安全法》作为我国生物安全治理领域的基础性法律,对生物安全风险防控体制,重大新发突发传染病、动植物疫情,生物技术研究、开发与应用安全等多个领域的生物安全风险防控问题进行系统性、针对性的规制,填补了多项立法空白。同时,它明确了我国生物安全法律规制的统一理念和目标,其原则性和授权性规定为今后国家和地方生物安全立法工作预留了空间,为健全以《生物安全法》为核心、以其他相关法律规范为重要内容的生物安全法律体系奠定了坚实基础。

（三）为促进我国生物技术产业健康发展提供了法律保障

《生物安全法》既强调防范生物安全风险,也注重促进我国生物技术产业健康发展。《生物安全法》通过加强生物安全能力建设、科学研究以及基础设施建设等,为生物技术产业发展创造了健康发展的法治环境,实现生物安全风险防控与产业健康发展的有效协调。

四、《生物安全法》的亮点

（一）界定了《生物安全法》的适用范围

《生物安全法》首次在国家层面以综合性立法的形式对生物安全进行了界定，拓展了生物安全的法律内涵，对防控重大新发突发传染病、动植物疫情，生物技术研究、开发与应用安全，病原微生物实验室生物安全，人类遗传资源与生物资源安全以及防范生物恐怖与生物武器威胁等作出了明确规定，实现了对生物安全风险的整体性、针对性防控。其适用范围包括：防控重大新发突发传染病、动植物疫情；生物技术研究、开发与应用；病原微生物实验室生物安全管理；人类遗传资源与生物资源安全管理；防范外来物种入侵与保护生物多样性；应对微生物耐药；防范生物恐怖袭击与防御生物武器威胁；其他与生物安全相关的活动。

（二）建立健全了生物安全风险防控的领导体制

《生物安全法》以专章的形式规定了生物安全风险防控体制，分别对国家生物安全工作的领导机构、各级生物安全工作协调机制以及国家生物安全风险防控相关制度进行了明确规定，为实现国家领导下各利益相关主体参与生物安全风险防控的协同合作提供了制度支撑。《生物安全法》第四条规定：坚持中国共产党对国家生物安全工作的领导，建立健全国家生物安全领导体制，加强国家生物安全风险防控和治理体系建设，提高国家生物安全治理能力。第十条规定：中央国家安全领导机构负责国家生物安全工作的决策和议事协调，研究制定、指导实施国家生物安全战略和有关重大方针政策，统筹协调国家生物安全的重大事项和重要工作，建立国家生物安全工作协调机制。省、自治区、直辖市建立生物安全工作协调机制，组织协调、督促推进本行政区域内生物安全相关工作。

（三）明确了生物安全风险防控基本原则和制度

《生物安全法》要求"维护生物安全应当贯彻总体国家安全观，统筹发展和安全"，并且明确了"以人为本、风险预防、分类管理、协同配合的原则"。《生物安全法》明确了生物安全风险监测预警制度、生物安全风险调查评估制度、生物安全信息共享制度、生物安全信息发布制度、生物安全名录和清单制度、生物安全标准制度、生物安全审查制度、生物安全事件调查溯源制度、境外重大生物安全事件应对制度等基本法律制度，为实现生物安全风险的"全链条"防控提供了可靠的制度依据。

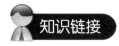 知识链接

病原微生物实验室生物安全管理条例

为了加强病原微生物实验室生物安全管理，保护实验室工作人员和公众的健康，中华人民共和国国务院于 2004 年公布了该条例，于 2018 年重新修订。《条例》共七章、七十二条，内容包括：总则、病原微生物的分类和管理、实验室的设立与管理、实验室感染控制、监督管理、法律责任、附则。

第二节 《生物安全法》的基本内容

一、建立防控体制和预警报告制度

《生物安全法》规定,国家生物安全工作协调机制设立专家委员会。国务院有关部门组织建立相关领域、行业的生物安全技术咨询专家委员会。地方各级人民政府对本行政区域内生物安全工作负责。

《生物安全法》第二十七条:国务院卫生健康、农业农村、林业草原、海关、生态环境主管部门应当建立新发突发传染病、动植物疫情、进出境检疫、生物技术环境安全监测网络,组织监测站点布局、建设,完善监测信息报告系统,开展主动监测和病原检测,并纳入国家生物安全风险监测预警体系。《生物安全法》第二十八条:疾病预防控制机构、动物疫病预防控制机构、植物病虫害预防控制机构(以下统称专业机构)应当对传染病、动植物疫病和列入监测范围的不明原因疾病开展主动监测,收集、分析、报告监测信息,预测新发突发传染病、动植物疫病的发生、流行趋势。国务院有关部门、县级以上地方人民政府及其有关部门应当根据预测和职责权限及时发布预警,并采取相应的防控措施。

《生物安全法》第二十九条:任何单位和个人发现传染病、动植物疫病的,应当及时向医疗机构、有关专业机构或者部门报告。医疗机构、专业机构及其工作人员发现传染病、动植物疫病或者不明原因的聚集性疾病的,应当及时报告,并采取保护性措施。《生物安全法》第八条:依法应当报告的,任何单位和个人不得瞒报、谎报、缓报、漏报,不得授意他人瞒报、谎报、缓报,不得阻碍他人报告。任何单位和个人有权举报危害生物安全的行为;接到举报的部门应当及时依法处理。

二、防范进出境生物安全风险

《生物安全法》第二十三条:国家建立首次进境或者暂停后恢复进境的动植物、动植物产品、高风险生物因子国家准入制度。进出境的人员、运输工具、集装箱、货物、物品、包装物和国际航行船舶压舱水排放等应当符合我国生物安全管理要求。海关对发现的进出境和过境生物安全风险,应当依法处置。经评估为生物安全高风险的人员、运输工具、货物、物品等,应当从指定的国境口岸进境,并采取严格的风险防控措施。《生物安全法》第三十一条规定:国家加强国境、口岸传染病和动植物疫情联合防控能力建设,建立传染病、动植物疫情防控国际合作网络,尽早发现、控制重大新发突发传染病、动植物疫情。

三、应对境外重大生物安全事件

《生物安全法》第二十四条:国家建立境外重大生物安全事件应对制度。境外发生重大生物安全事件的,海关依法采取生物安全紧急防控措施,加强证件核验,提高查验比例,暂停相关人员、运输工具、货物、物品等进境。必要时经国务院同意,可以采取暂时关闭有关口岸、封锁有关国境等措施。

四、管控病原微生物实验室安全

《生物安全法》第四十二条:国家加强对病原微生物实验室生物安全的管理,制定统一的实验室生物安全标准。病原微生物实验室应当符合生物安全国家标准和要求。从事病原微生物实验活动,应当严格遵守有关国家标准和实验室技术规范、操作规程,采取安全防范措施。

五、严管外来物种和生物多样性

《生物安全法》第六十条:国家加强对外来物种入侵的防范和应对,保护生物多样性。国务院农业农村主管部门会同国务院其他有关部门制定外来入侵物种名录和管理办法。国务院有关部门根据职责分工,加强对外来入侵物种的调查、监测、预警、控制、评估、清除以及生态修复等工作。任何单位和个人未经批准,不得擅自引进、释放或者丢弃外来物种。

第三节 《生物安全法》的践行

一、建立安全分类分级体系,加强病原微生物实验室生物安全

病原微生物实验室生物安全不仅事关实验室人员的健康安全,且事关社会、公众和环境安全。我国实验室生物安全工作虽然起步晚,但建立了以风险评估量化为基础的实验室生物安全分级管理体系,为确保我国无重大实验室感染事件提供了强有力的保障。当前,生物经济呈现爆发性增长,亟须完善顶层设计,并从制度上规范和加强病原微生物实验室生物管理,保障生物安全实验室规范运转。

《生物安全法》第四十三条规定:国家根据病原微生物的传染性、感染后对人和动物的个体或者群体的危害程度,对病原微生物实行分类管理。从事高致病性或者疑似高致病性病原微生物样本采集、保藏、运输活动,应当具备相应条件,符合生物安全管理规范。具体办法由国务院卫生健康、农业农村主管部门制定。

《生物安全法》第三十六条:国家对生物技术研究、开发活动实行分类管理。根据对公众健康、工业农业、生态环境等造成危害的风险程度,将生物技术研究、开发活动分为高风险、中风险、低风险三类。《生物安全法》第三十七条:从事生物技术研究、开发活动,应当进行风险类别判断,密切关注风险变化,及时采取应对措施。《生物安全法》第三十八条:从事高风险、中风险生物技术研究、开发活动,应当由在我国境内依法成立的法人组织进行,并依法取得批准或者进行备案。从事高风险、中风险生物技术研究、开发活动,应当进行风险评估,制定风险防控计划和生物安全事件应急预案,降低研究、开发活动实施的风险。

《生物安全法》第四十五条:国家根据对病原微生物的生物安全防护水平,对病原微生物实验室实行分等级管理。从事病原微生物实验活动应当在相应等级的实验室进行。低等级病原微生物实验室不得从事国家病原微生物目录规定应当在高等级病原微生物实验室进行

的病原微生物实验活动。

《生物安全法》第四十六条：高等级病原微生物实验室从事高致病性或者疑似高致病性病原微生物实验活动，应当经省级以上人民政府卫生健康或者农业农村主管部门批准，并将实验活动情况向批准部门报告。对我国尚未发现或者已经宣布消灭的病原微生物，未经批准不得从事相关实验活动。

二、加强生物安全风险研判，筑牢国家生物安全防线

当前，全球生物安全风险增加、传统生物安全问题和新型生物威胁交织、风险复杂多样。全球范围内人、动物新发传染病呈现存量多、增速快、传播广、危害重等趋势，一直是人类和动物健康的重大威胁，也是国家生物安全首要威胁。因此，需及时跟踪研判，强化部门间统筹协调，形成属地处置、垂直管理、上下联动、部门协同的生物安全管理体系，筑牢国家生物安全防线。

《生物安全法》第十一条规定：国家生物安全工作协调机制由国务院卫生健康、农业农村、科学技术、外交等主管部门和有关军事机关组成，分析研判国家生物安全形势，组织协调、督促推进国家生物安全相关工作。国家生物安全工作协调机制设立办公室，负责协调机制的日常工作。国家生物安全工作协调机制成员单位和国务院其他有关部门根据职责分工，负责生物安全相关工作。

《生物安全法》第三十五条：从事生物技术研究、开发与应用活动的单位应当对本单位生物技术研究、开发与应用的安全负责，采取生物安全风险防控措施，制定生物安全培训、跟踪检查、定期报告等工作制度，强化过程管理。

三、警惕生物恐怖与生物武器威胁，切实加强防范

当前，国际生物反恐怖斗争形势日趋严峻复杂。生物科技快速发展使生物武器的研发更为隐蔽、危险和多样。当前各种类别的烈性菌株毒株来源渠道广泛，从事病原体操作人员和单位众多，灭活和减毒疫苗生产车间风险点复杂多样，难以监管控制，在农业、生态、卫生健康等领域对我国生物安全构成威胁，需要密切关注，加强防范。

《生物安全法》第六十一规定：国家采取一切必要措施防范生物恐怖与生物武器威胁。禁止开发、制造或者以其他方式获取、储存、持有和使用生物武器。禁止以任何方式唆使、资助、协助他人开发、制造或者以其他方式获取生物武器。《生物安全法》第六十三条：国务院有关部门和有关军事机关根据职责分工，加强对可被用于生物恐怖活动、制造生物武器的生物体、生物毒素、设备或者技术进境、进出口、获取、制造、转移和投放等活动的监测、调查，采取必要的防范和处置措施。

四、依靠科技创新与人才建设，增强生物安全保障能力

生物安全具有多学科、多领域交叉特点，需优化科技创新模式，通过政府引导投资、企业融合等方式加大投入，开展前瞻性研究。同时，推进公共卫生与防疫队伍建设，在生物安全防御等领域，设置生物安全风险防控治理相关学科专业。另外，构建顶层统筹、高效联动的

国家生物安全保障体系,开展需求导向的任务部署和战略研究,积极推动生物安全三级和四级实验室全国布局,提高生物安全保障能力建设。

《生物安全法》第六十七条规定:国家采取措施支持生物安全科技研究,加强生物安全风险防御与管控技术研究,整合优势力量和资源,建立多学科、多部门协同创新的联合攻关机制,推动生物安全核心关键技术和重大防御产品的成果产出与转化应用,提高生物安全的科技保障能力。《生物安全法》第六十九条:国务院有关部门根据职责分工,加强生物基础科学研究人才和生物领域专业技术人才培养,推动生物基础科学学科建设和科学研究。国家生物安全基础设施重要岗位的从业人员应当具备符合要求的资格,相关信息应当向国务院有关部门备案,并接受岗位培训。

五、积极参与生物安全国际规则研制,推动完善全球生物安全治理

生物安全无国界。要使《生物安全法》全面落地并发挥实效,筑牢国家生物安全防线,必须统筹好国内国际两个大局。当前国际生物安全形势十分复杂严峻,需加强生物安全领域的国际合作,共同提升全球生物安全治理水平。

总之,《生物安全法》的实施标志着我国生物安全工作进入新阶段、迈上新台阶。我们既要做好自己的事情,又要积极开展国际合作,推动实现生物领域的共同安全、普遍安全。这是生物安全立法的初心,即"维护国家安全,防范和应对生物安全风险,保障人民生命健康,保护生物资源和生态环境,促进生物技术健康发展,推动构建人类命运共同体,实现人与自然和谐共生"。

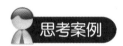 思考案例

案例 10-2　日本 731 部队的强迫性人体试验

2018 年 1 月 21 日晚,日本 NHK 电视台播出纪录片《731 部队:人体试验是这样展开的》,上下两集共约 110 分钟,详细揭露了日本 731 部队在中国东北地区秘密进行人体试验,研发细菌武器的丑陋罪行。纪录片分析了此前在俄罗斯获取的日本战犯接受哈巴罗夫斯克法庭审判时的录音资料、数百件相关文件,并采访了原 731 部队成员的家属。纪录片中称,自 1931 年"九一八"事变起,日本 731 部队便不顾国际社会禁令,在部队长官石井四郎的命令下秘密研发细菌武器。日军将伤寒细菌注入水果,在细菌繁殖成功后,让受试者吃下这些水果。还将受试者关进房间,散布鼠疫病菌,致使受试者全部感染细菌。妇女和儿童也没能摆脱这种惨无人道的遭遇。虽然有时会被救援,但目的是用于另一项人体试验,直到死亡为止。

据日军回忆,731 部队试验室共导致约 3000 人死亡,有评估报告则指出,这一数字实际至少达到了 1 万人。在 731 部队的试验室内,日军刻意让受试者感染上瘟疫、霍乱、炭疽、伤寒等病菌,以便观察细菌武器对人体的效果。

请思考:从日军 731 部队的强迫性人体试验中可吸取什么教训?

第十一章　医学科研诚信与学术不端行为

为践行社会主义核心价值观,加强医学科研诚信建设,提高医学科研人员职业道德修养,预防科研不端行为,近年来,国家相关部门先后出台了多部文件,对科研不端行为采取零容忍,这对于规范科研管理,确保医学科研的健康发展具有重要的意义。

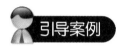 **引导案例**

案例 11-1　为了谁的利益?

2001 年 8 月 29 日,纽约曼哈顿地方法庭,一场特殊的跨国官司在这里拉开了序幕:30 名不幸夭折或者终身残疾的尼日利亚儿童的亲人状告全球数一数二的制药业巨头——美国辉瑞公司。在向曼哈顿法庭递交的诉状中,这些尼日利亚儿童的家人声称,辉瑞公司的代表于 1996 年前往尼日利亚北部贫困的科诺州"送医送药"。然而,这些打着人道主义旗号的公司代表根本不是做善事,而是出于公司的利益拿患儿做新药试验,在没有征得患有脑膜炎的 200 名尼日利亚儿童家长同意,也没有告知所用的药是一种新药的情况下,在其中的 100 名患儿身上进行一种新的抗生素药物试验,结果接受新药的 30 名患儿中有 11 名不幸夭折,其余的或脑部严重受损,或失去听力!

请思考:

1. 医学研究可以不顾受试者的生命安全吗?
2. 医学研究科研利益或社会效益高于受试者的健康吗?

第一节　诚信乃立业之本

一、诚信概念之解读

诚信是指无欺、守诺、践约。具体来说,它要求达到三个一致:一是言论与其所反映内容一致,要真实地传达自己所掌握的客观情况,言不避实。要真实地表达自己的主观想法,口不违心。二是言与行的一致,对自己所宣扬、倡导的东西,要身体力行,付诸实践。对自己所作出的承诺和达成的某种契约,务求守诺,自觉践约。三是前后言行之间的一致。作为一个主体,在表达了某种信息后,不能轻易变动。即便是客观情况发生了重大变化,确有必要对以前的言语、契约作出调整,也应毫无隐瞒地作出必要的说明,与对方及时协商,求得谅解和一致。

古人强调"童叟无欺""以义为利"。诚信是事业大厦的支柱。当今,各行各业都离不开竞争。诚实是最好的竞争手段,守信是最吸引人的品德。任何行业,只有以诚信为宗旨,坚持诚实守信,才能使自己在竞争中立于不败之地。只有始终保持诚信的本色,才能保持良好的信誉,使自己的事业不断发展、兴旺发达。以诚为本,方能兴业。在社会主义市场经济条件下,处于激烈竞争中的医疗机构及其医务人员如何取信于民,建立自己的诚信品牌已成为每个医院不得不考虑的现实问题。

在科研活动中,诚信是科技创新的基石。无论发展科技还是建设创新高地,都离不了一大批科研人员直面问题、迎难而上,瞄准世界科技前沿,报效国家。越是如此,越需要科研人员讲究诚信,严格自我要求。科学是实事求是的学问,来不得半点虚假,一旦失去诚信,不仅可能将自己的事业毁于一旦,还会给国家造成无法挽回的损失。为了进一步加强科研诚信的制度建设,国家相关部门先后出台了《关于进一步加强科研诚信建设的若干意见》等一系列文件,一方面可以促进科研人员严于自律,在法治轨道内更加专注于科研;另一方面有利于营造诚实守信、追求真理、崇尚创新、鼓励探索、勇攀高峰的良好氛围,为建设世界科技强国奠定坚实的社会文化基础。

二、弃信乃失败之缘

弃信的结果,必然是玩火自焚,搬起石头砸自己的脚。事实上,弃信最多只能换取一个短视的近期"成果",却无法创造真正的成功。因为弃信从实质和结果上说,就是弃人——自绝于公众。一家医院无论有多么大的规模、多么先进的技术,如果在经营中、在科研上出现了弃信的行为,不诚实,不守信用,那么这种行为早晚必将暴露。对于医院来说,弃信就是自绝于患者和受试者。从行业竞争的角度来看,弃信则是"为渊驱鱼,为丛驱雀",将患者和受试者推向了自己的竞争对手。而且,这并不是一种高姿态的主动转让,而是以自己不光彩的弃信行为,在客观上为竞争对手帮忙。这在道德上和利益上,无疑都是不该有、不值得的严重损失。

医疗机构及其医务人员的服务对象是患者和受试者,而患者和受试者是一个脆弱的群体,他们期望得到医务人员的理解和帮助,希望通过医务人员精湛的医技解除其躯体上的痛苦及心理上的不适,实现他们的价值。因此,医院和医务人员就是他们生命的希望和寄托,无论在临床诊疗中还是在医学科研中都应当把患者和受试者的利益放在首位。如果医务人员和医学科研工作者,为了经济利益或其他利益而置患者和受试者的利益于不顾,甚至以采取欺骗患者和受试者的手段来换取自己的利益,就会完全背离医疗活动的根本宗旨,虽然可能会侥幸获利,但由于失去了"诚信",必将被公众所唾弃,最终走向失败之境地。

韩国的"黄禹锡事件"就是最有力的证明。黄禹锡曾是韩国国宝级的科学家,曾被誉为"韩国克隆之父",民众更视之为韩国的"民族英雄"。生于1953年的黄禹锡,29岁时获得兽医专业的博士学位,并最终成为首尔国立大学教授。他将一切精力和时间都投入实验研究之中,韩国政府也不遗余力地支持他的研究,因此在克隆研究领域屡建奇功,是国际生命科学领域的权威人物。2005年,正当其春风得意、风光无限之际,12月15日,他被曝出在研究中造假。黄禹锡科研组的2号人物、米兹麦迪医院院长卢圣一向媒体披露,黄禹锡宣扬成功培育出11个胚胎干细胞,其中9个是假的,另2个也真假难辨。经首尔大学调查委员会的调查,黄禹锡于2005年刊载于《科学》上的论文数据属于故意伪造,克隆的11个干细胞至少有 9 个是伪造的,并发现实验存在非法获取卵子等违背伦理道德的行为。2006 年 1 月,韩国政府决定取消黄禹锡"韩国最高科学家"的称号,免去其担任的一切公职,并于 2010 年最终判决黄禹锡有期徒刑 18 个月,缓刑 2 年。随着黄禹锡神话的破灭,这位科学家从"民族英雄"瞬间沦落为"科学骗子",这种短时间内的巨大落差不仅摧毁了黄禹锡个人的目标,也给整个韩国医学界造成了巨大冲击,对人类在克隆技术领域的研究造成了阴影。

三、诚信方能助业

古人云:"人之所助在乎信,信之所立由乎诚。"事业成功离不开诚信,诚信是无价之宝。有人说:"人生有两种资产,一种叫有形资产,一种叫无形资产。有形资产就是你现有的财富,无形资产就是你的信誉。"信誉可以说是无形的力量,无穷的财富。塑造诚信就是对资源的开发和利用。个人事业成功,既需要坚实的物质资源,更需要强大的精神资源。这种精神资源包含诚信。它可以发挥物质资源不可替代的助动作用。诚信助业,就是说一个追求成功者、一个医务人员和科研工作者应具有诚信做人的优秀品德、高尚健全的人格、综合发展的素质,一个医院应恪守诚实待患的宗旨、取信于患者的原则。这是事业发达、走向成功的内驱动力。

2018 年 7 月 14 日,复旦大学出土文献与古文字研究中心官网首页刊出该中心教授、知名学者裘锡圭先生的文章《大河口西周墓地 2002 号墓出土盘盉铭文解释》。在文中,裘锡圭宣布自己于 2012 年发表的论文《翼城大河口西周墓地出土鸟形盉铭文解释》作废,以后编文集也不收入。此声明一出,迅速引来众多业内人士转发和"点赞"。不少学者称,裘先生此举彰显了"高逸学者之风""裘锡圭先生乃真学者"……而当记者向裘锡圭问及此事时,裘先生只是淡然地说:"这是做学问的正常态度,没什么大不了。"裘先生的轻描淡写不以为意,更显其纯粹的治学精神。一句简单的"我错了",若非拥有巨大的学术勇气,恐怕很难讲出口。从某种意义上说,裘先生的这则声明,更像是给广大科研工作者上的一堂学术伦理课。从中我们可以学习到一名合格治学者唯真是求的学术品格,虽身为学界泰斗却不为盛名所累,甚至敢于打破业内"规则"公开纠错。相较于追求正确的研究结论,这种专于学术的赤诚、直面错误的坦诚,是更可贵的科学精神,值得每一个科研工作者学习。

行走于科研之路,错误不可避免,很多时候甚至是一种必然的规律,特别是搞原始创新,意味着要走别人没有走过的路,做前人没有做过的事,难免荆棘丛生、困难重重。杂交水稻在中国正式培育成功,全国上下为之沸腾,但大家不知道的是,此前的十年间,袁隆平几乎尝试了几千种杂交组合,育种实验一度跌到零点。如果说"九死一生"是科技创新的必然命运,那么"直面失败"则是创新者必备的心理素质。探索未知从没有"一站式"解决方案,只有不畏劳苦沿着陡峭山路不断攀登、不断试错,才有希望抵达成功的顶点。是不是勇于承认错误,能不能坚持修正错误,同样是检验治学态度的一把标尺。对那些潜心科研者来说,心之所向是科学的星辰大海,理应拥有一份"板凳要坐十年冷"的勇气与坚韧,只有经得起失败的无情打击,才能锻造出柳暗花明的突破。这既是深耕科研的应有态度,也是通向科学之门的必备精神。而放眼现实,面对实验中的无数次挫折,是愈挫愈勇、咬定青山不放松,还是跌倒一次就萎靡不振,抑或犯错之后为了面子,拒不承认?不同的应对姿态,结果往往不尽相同。从钱学森、邓稼先到黄旭华、黄大年,这些科学家之所以能成就伟业,很多时候就是因为比别人多了一股"亦余心之所善兮,虽九死其犹未悔"的豪情。裘锡圭教授的"认错"之举被热议追捧,很大程度也在于此。

第二节　医学科研人员诚信行为规范

为践行社会主义核心价值观,加强医学科研诚信建设,提高医学科研人员职业道德修养,预防科研不端行为,国家相关部门先后发布了一系列的规范性文件,如:中国科协的《科技工作者科学道德(试行)》(2007);科技部、教育部、卫生部等 10 部委的《关于加强我国科研诚信建设的意见》(2009);教育部的《关于进一步规范高校科研行为的意见》(2012);中国科协、教育部等 7 部门的《发表学术论文"五不准"》(2015);教育部的《高等学校预防与处理学术不端行为办法》(2016);科技部、发改委等 15 部门的《国家科技计划(专项、基金等)严重失信行为记录暂行规定》(2016);中共中央办公厅、国务院办公厅的《关于进一步加强科研诚信建设的若干意见》(2018);科技部、教育部等 5 部委的《关于开展清理"唯论文、唯职称、唯学历、唯奖项"专项行动的通知》(2018);教育部的《关于高校教师师德失范行为处理的指导意见》(2018);国家发改委、科技部等 41 部门的《关于对科研领域相关失信责任主体实施联合惩戒的合作备忘录》(2018);教育部的《新时代高校教师职业行为十项准则》(2018);中共中央办公厅、国务院办公厅的《关于进一步弘扬科学家精神加强作风和学风建设的意见》(2019);科技部、中央宣传部、最高人民法院等 20 部委的《科研诚信案件调查处理规则(试行)》(2019);科技部的《科学技术活动违规行为处理暂行规定》(2020)等。

2021 年,国家卫生健康委员会、中华人民共和国科学技术部、国家中医药管理局依据《中华人民共和国科学技术进步法》《中华人民共和国著作权法》《中华人民共和国人类遗传资源管理条例》《涉及人的生物医学研究伦理审查办法》《关于进一步加强科研诚信建设的若干意见》《关于进一步弘扬科学家精神加强作风和学风建设的意见》《科研诚信案件调查处理规则(试行)》等相关规定,于 1 月 27 日发布了《医学科研诚信和相关行为规范》(以下简称《规范》)。《规范》明确了医学科研行为涵盖科研项目申请、预试验研究、研究实施、结果报告、项目检查、执行过程管理、成果总结发表、评估审议、验收等科研活动;强调医学研究要牢固树立生物安全意识,在从事致病病原研究过程做到依法合规;确定了医学科研活动有关记录和数据应当由科研所开展的单位集中保存的原则;明确提出科普宣传中不得向公众传播未经科学验证的现象和观点,并对医学科研行为提出了规范性要求。

一、科研立项、申请及研究过程中的诚信行为规范

医学科研人员在进行项目申请等科研与学术活动时,必须保证所提供的学历、工作经历、发表论文、出版专著、获奖证明、引用论文、专利证明等相关信息真实、准确。医学科研人员在科研活动中要遵循科研伦理准则,主动申请伦理审查,接受伦理监督,切实保障受试者的合法权益。医学科研人员在采集科研样本、数据和资料时要客观、全面、准确;要树立国家安全和保密意识,对涉及生物安全、国家秘密、工作秘密以及个人隐私的应当严格遵守相关法律法规规定。医学科研人员在研究中,应当诚实记录研究过程和结果,如实、规范书写病历,包括不良反应和不良事件,依照相关规定及时报告严重的不良反应和不良事件信息。医学科研人员在涉及传染病、新发传染病、不明原因疾病和已知病原改造等研究中,要树立公

共卫生和实验室生物安全意识,在相应等级的生物安全实验室开展研究,病原采集、运输和处理等均应当自觉遵守相关法律法规要求,要按照法律法规规定报告传染病、新发或疑似新发的传染病例,留存相关凭证,接受相关部门的监督管理。医学科研人员在动物实验中,应当自觉遵守《实验动物管理条例》,严格选用符合要求的合格动物进行实验,科学合理使用、保护和善待动物。

二、科研结束、数据处理及学术交流中的诚信行为规范

医学科研人员在研究结束后,对于人体或动物样本、毒害物质、数据或资料的储存、分享和销毁要遵循相应的生物安全和科研管理规定。论文相关资料和数据应当确保齐全、完整、真实和准确,相关论文等科研成果发表后 1 个月内,要将所涉及的原始图片、实验记录、实验数据、生物信息、记录等原始数据资料交所在机构统一管理、留存备查。医学科研人员在开展学术交流、审阅他人的学术论文或项目申报书时,应当尊重和保护他人知识产权,遵守科技保密规则。

三、文献引用、论文发表及项目验收中的诚信行为规范

医学科研人员在引用他人已发表的研究观点、数据、图像、结果或其他研究资料时,要保证真实准确并诚实注明出处,引文注释和参考文献标注要符合学术规范。在使用他人尚未公开发表的设计思路、学术观点、实验数据、生物信息、图表、研究结果和结论时,应当获得其本人的书面知情同意,同时要公开致谢或说明。医学科研人员在发表论文或出版学术著作过程中,要遵守《发表学术论文"五不准"》和学术论文投稿、著作出版有关规定。论文、著作、专利等成果署名应当按照对科研成果的贡献大小据实署名和排序,无实质学术贡献者不得"挂名"。医学科研人员应当认真审核拟公开发表成果,避免出现错误和失误。对已发表研究成果中出现的错误和失误,应当以适当的方式公开承认并予以更正或撤回。医学科研人员在项目验收、成果登记及申报奖励时,须提供真实、完整的材料,包括发表论文、文献引用、第三方评价证明等。

四、团队合作、咨询评审及成果推广中的诚信行为规范

医学科研人员作为导师或科研项目负责人,要充分发挥言传身教作用,在指导学生或带领课题组成员开展科研活动时要高度负责,严格把关,加强对项目(课题)成员、学生的科研诚信管理。导师、科研项目负责人须对使用自己邮箱投递的稿件、需要署名的科研成果进行审核,对科研成果署名、研究数据真实性、实验可重复性等负责,并不得侵占学生、团队成员的合法权益。学生、团队成员在科研活动中发生不端行为的,同意参与署名的导师、科研项目负责人除承担相应的领导、指导责任外,还要与科研不端行为直接责任人承担同等责任。医学科研人员与他人进行科研合作时应当认真履行诚信义务和合同约定,发表论文、出版著作、申报专利和奖项等时应当根据合作各方的贡献合理署名。医学科研人员作为评审专家、咨询专家、评估人员、经费审计人员参加科技评审等活动时,要忠于职守,严格遵守科研诚信要求以及保密、回避规定和职业道德,按照有关规定、程序和办法,实事求是,独立、客观、公

正开展工作,提供负责任、高质量的咨询评审意见,不得违规谋取私利,不参加自己不熟悉领域的咨询评审活动,不在情况不掌握、内容不了解的意见建议上署名签字。医学科研人员在成果推广和科普宣传中应当秉持科学精神、坚守社会责任,避免不实表述和新闻炒作,不人为夸大研究基础和学术价值,不得向公众传播未经科学验证的现象和观点。医学科研人员公布突破性科技成果和重大科研进展应当经所在机构同意,推广转化科技成果不得故意夸大技术价值和经济社会效益,不得隐瞒技术风险,要经得起同行评、用户用、市场认可。医学科研人员发布与疫情相关的研究结果时,应当牢固树立公共卫生、科研诚信和伦理意识,严格遵守相关法律法规和有关疫情防控管理要求。医学科研人员应当严格遵守科研经费管理规定,不得虚报、冒领、挪用科研资金。医学科研人员学术兼职要与本人研究专业相关,杜绝无实质性工作内容的兼职和挂名。

第三节　医学科研机构诚信规范

医学研究机构作为科研诚信的管理主体,应当承担其管理主体的责任,应当建立健全内部管理体系;加强内部管理制度;加强成果管理,建立科研成果全流程追溯机制;淡化论文发表数量、影响因子等与人员奖励奖金、临床医生考核等的关系;建立科研人员职业培训和教育体系,加强对医学科研人员诚信教育;对特殊领域如传染病、生物安全等的研究成果进行评估等。《规范》还对医学科研机构提出了诚信规范要求。

一、科研案件调查处理的诚信规范

医学科研机构应当根据《科研诚信案件调查处理规则(试行)》制定完善本机构的科研诚信案件调查处理办法,明确调查程序、处理规则、处理措施等具体要求,并认真组织相关调查处理。对有关部门调查本机构科研不端行为应当积极配合、协助。医学科研机构要主动对本机构科研不端行为进行调查处理,同时应当严格保护举报人个人信息。调查应当包括行政调查和学术评议,保障相关责任主体申诉权等合法权利,调查结果和处理意见应当与涉事人员当面确认后予以公布。

二、科研管理建章立制的诚信规范

医学科研机构要通过机构章程或学术委员会章程,对科研诚信工作任务、职责权限作出明确规定。学术委员会要认真履行科研诚信建设职责,切实发挥审议、评定、受理、调查、监督、咨询等作用。学术委员会要定期组织或委托学术组织、第三方机构对本机构医学科研人员的重要学术论文等科研成果进行核查。医学科研机构要加强科研成果管理,建立学术论文发表诚信承诺制度、科研过程可追溯制度、科研成果检查和报告制度等成果管理制度。对学术论文等科研成果存在科研不端情形的,应当依法依规对相应责任人严肃处理并要求其采取撤回论文等措施,消除不良影响。医学科研机构应当加强对科研论文和成果发表的署名管理,依法依规严肃追究无实质性贡献挂名的责任;要建立健全科研活动记录、科研档案保存等各项制度,明晰责任主体,完善内部监督约束机制;要妥善管理本机构医学科研相关原始数据、生物信息、图片、记录等,以备核查。医学科研机构应当对涉及传染病、生物安全等领域的研究及论文、成果进行审查,评估其对社会及公共卫生安全的潜在影响,并承担相应责任。

三、科研成果使用奖惩的诚信规范

医学科研机构应当加强对本机构内医学科研人员发表论文的管理,不允许将论文发表数量、影响因子等与人员奖励奖金、临床工作考核等挂钩,对在学术期刊预警名单内期刊上发表论文的医学科研人员,要及时警示提醒;对学术期刊预警黑名单内期刊上发表的论文,在各类评审评价中不予认可,不得报销论文发表的相关费用。医学科研机构在组织申请科研项目和推荐申报科学技术成果奖励时,应当责成申报人奉守科研诚信,可以签署科研诚信承诺书并公示有关信息。医学科研机构对查实的科研失信行为,应当将处理决定及时报送科研诚信主管部门,并作为其职务晋升、职称评定、成果奖励、评审表彰等方面的重要参考。医学科研机构负责人、学术带头人及科研管理人员等应当率先垂范,严格遵守有关科研诚信管理规定,不得利用职务之便侵占他人科研成果和谋取不当利益。

四、科研诚信教育培训的诚信规范

医学科研机构应当将科研诚信教育纳入医学科研人员职业培训和教育体系,不断完善教育内容及手段,营造崇尚科研诚信的良好风气与文化。在入学入职、职称晋升、参与科技计划项目、国家重大项目、人才项目等重要节点开展科研诚信教育。对在科研诚信方面存在倾向性、苗头性问题的人员,所在机构应当及时开展科研诚信谈话提醒,加强教育。

第四节　科研不端行为及其防范

一、科研不端行为的含义

国际科技界将严重违反基本的科学诚信的行为称为科研不端行为,科研不端行为是指违反科学共同体公认的科研行为准则的行为,它既包括各种科研不道德行为,也包括各种科研违法行为。国内外普遍认为,科研不端行为主要有以下三种特征:①违反科学界通用的道德标准,或严重背离相关研究领域的行为规范;②不端行为是明知故犯或肆无忌惮的;③不端行为不包括诚实的错误或观点的分歧。可以说,所有违背科研道德伦理与法律规范及其他触犯科研诚信原则的行为,均属于科研不端行为。

与科研不端行为相关联的是科研不当行为。所谓科研不当行为,是指虽然违反科学的目的,精神和科学研究事业的基本道德原则,但没有直接触犯明确规定的研究活动的道德底线的行为,其表现形式十分复杂。科研不当行为的特征:①科研不当行为以明确不违反科学共同体规约为前提,是在遵守合法性原则的前提下,在合理性方面存在的问题。科研不端行为则是对科学共同体规约的破坏;②科研不当行为虽然不是科学共同体规约所明确禁止的,但它是不合规范的,具有不合理、不科学、不完美的学术和道德瑕疵。

科研活动中的"科研不当行为""学术失范""科研不端行为"均属于科研"越轨行为",主要是指那些违背科研诚信原则、准则或规范的行为。从数量上看,科研不当行为远较直接的科研不端行为要常见。科研不端/不当行为有时也发展成为学术不端/不当行为。我们可以把这些科研"越轨行为"归为广义上的科研不端行为。

二、科研不端行为的主要表现

科研不端行为的表现形式有很多,如在科研活动的过程中缺乏严谨的科学态度,浮躁浮夸,急功近利,主要表现为论文写作中的抄袭、剽窃、一稿多投、盲目追求数量;在科学实验过程中为得到预设结果而杜撰数据,使用不恰当实验手段;在同行评议、成果鉴定、出版物评审等学校评估活动中,受某些利益干扰,有失客观、公正;通过不正当手段获取和占用科研资源,侵占应共享的研究材料或成果等。

1. 科研立项中的越轨行为

①将本人正在承担的课题立项评审的保密内容泄露给他人;②在基金项目申请中,申报信息造假,杜撰前期基础或夸大事实,以谋求立项;③故意隐匿科研项目实施后可能存在的负面影响;④抄袭或窃取同行的课题申请方案;⑤科研项目的重复申报。

2. 实验中违反科学规则的越轨行为

①对某些生物安全、放射性材料等的使用和处理,忽视政策或违规处理;②违反所在研究机构的生物安全规定而未尽告知义务,将他人暴露于生物风险之中;③隐瞒事实真相,采用欺骗、诱惑或强迫的手段取得受试者的"同意",违背了知情同意原则;④在人体试验研究中,发生不良事件而不报告;⑤在研究中虐待动物或对动物造成了不必要的伤害、违反动物实验伦理。

3. 科研过程中的越轨行为

①为达研究目的,任意编造、篡改或拼凑数据,以获得本人想要的结果;②操纵实验或其他评价方法,夸大或捏造实验观测结果;③未经许可,复制他人研究数据或软件程序等;④为了应对资助方的压力,随意修改研究的设计、方法或结果;⑤过度使用、忽略或剥削研究生的科研劳动。

4. 论文发表中的越轨行为

①争名:不依据研究贡献大小安排次序,以与论文研究无重要关联的特殊服务,或以权势要求获得署名及署名排位;②挂名:将对论文研究没有贡献的人列为作者,以作为"人情"或交易;③借名:未经他人同意,将权威专家、学者列为作者之一或致谢者,借助名人之名发表论文;④盗名:未告知合作研究者,将研究论文以独撰形式发表或申请个人专利、侵占他人或集体研究成果;⑤未经授权运用他人的设计或思路,或对这种使用未给予应有的感谢;⑥一稿多投或一稿多发,同一研究成果在两种或两种以上不同期刊上发表相同的论文,或同一研究论文以不同题目在不同期刊发表;⑦为了个人目的或利益,抄袭、剽窃他人的论文,或买卖论文。

5. 科研成果鉴定与评审中的越轨行为

①科研成果进行同行的鉴定或资助部门验收时,采用各种手段收买评议人,以得出不合理的评价;②评审中出具虚假的效益报告;③在成果评价中,因同行相轻或个人恩怨,刻意贬

低或夸大研究价值及贡献,得出不切实际的评议结果。

6.科研经费使用中的越轨行为

①转移、挤占或挪用科研经费;②骗取经费、装备或其他支持条件等科研资源。

三、科研不端行为的处理

(一)职责分工

根据《科研诚信案件调查处理规则(试行)》,科研诚信案件被调查人是自然人的,由其被调查时所在单位负责调查。调查涉及被调查人在其他曾任职或求学单位实施的科研失信行为的,所涉单位应积极配合开展调查处理并将调查处理情况及时送被调查人所在单位。被调查人担任单位主要负责人或被调查人是法人单位的,由其上级主管部门负责调查。

财政资金资助的科研项目、基金等的申请、评审、实施、结题等活动中的科研失信行为,由项目、基金管理部门(单位)负责组织调查处理。项目申报推荐单位、项目承担单位、项目参与单位等应按照项目、基金管理部门(单位)的要求,主动开展并积极配合调查,依据职责权限对违规责任人作出处理。

科技奖励、科技人才申报中的科研失信行为,由科技奖励、科技人才管理部门(单位)负责组织调查,并分别依据管理职责权限作出相应处理。科技奖励、科技人才推荐(提名)单位和申报单位应积极配合并主动开展调查处理。

论文发表中的科研失信行为,由第一通讯作者或第一作者的第一署名单位负责牵头调查处理,论文其他作者所在单位应积极配合做好对本单位作者的调查处理并及时将调查处理情况报送牵头单位。学位论文涉嫌科研失信行为的,学位授予单位负责调查处理。

(二)举报和受理

按照《科研诚信案件调查处理规则(试行)》,科研诚信案件举报可通过下列途径进行:向被举报人所在单位举报;向被举报人单位的上级主管部门或相关管理部门举报;向科研项目、科技奖励、科技人才计划等的管理部门(单位)、监督主管部门举报;向发表论文的期刊编辑部或出版机构举报;其他方式。

科研诚信案件的举报应同时满足下列条件:有明确的举报对象;有明确的违规事实;有客观、明确的证据材料或查证线索。鼓励实名举报,不得恶意举报、诬陷举报。同时,按照第十三条规定,下列举报不予受理:举报内容不属于科研失信行为的;没有明确的证据和可查线索的;对同一对象重复举报且无新的证据、线索的;已经作出生效处理决定且无新的证据、线索的。

接到举报的单位应在15个工作日内进行初核。初核应由2名工作人员进行。初核符合受理条件的,应予以受理。其中,属于本单位职责范围的,由本单位调查;不属于本单位职责范围的,可转送相关责任单位或告知举报人向相关责任单位举报。举报受理情况应在完成初核后5个工作日内通知实名举报人,不予受理的应说明情况。举报人可以对不予受理提出异议并说明理由,符合受理条件的,应当受理;异议不成立的,不予受理。

下列科研诚信案件线索,符合受理条件的,有关单位应主动受理,主管部门应加强督查:上级机关或有关部门移送的线索;在日常科研管理活动中或科技计划、科技奖励、科技人才管理等工作中发现的问题和线索;媒体披露的科研失信行为线索。

（三）调查

调查应包括行政调查和学术评议。行政调查由单位组织对案件的事实情况进行调查，包括对相关原始数据、协议、发票等证明材料和研究过程、获利情况等进行核对验证。学术评议由单位委托本单位学术（学位、职称）委员会或根据需要组成专家组，对案件涉及的学术问题进行评议。专家组应不少于5人，根据需要由案件涉及领域的同行科技专家、管理专家、科研伦理专家等组成。

调查需要与被调查人、证人等谈话的，参与谈话的调查人员不得少于2人，谈话内容应书面记录，并经谈话人和谈话对象签字确认，在履行告知程序后可录音、录像。调查人员可按规定和程序调阅、摘抄、复印、封存相关资料、设备。调阅、封存的相关资料、设备应书面记录，并由调查人员和资料、设备管理人签字确认。调查中应当听取被调查人的陈述和申辩，对有关事实、理由和证据进行核实。可根据需要要求举报人补充提供材料，必要时经举报人同意可组织举报人与被调查人当面质证。严禁以威胁、引诱、欺骗以及其他非法手段收集证据。

调查结束应形成调查报告。调查报告应包括举报内容的说明、调查过程、查实的基本情况、违规事实认定与依据、调查结论、有关人员的责任、被调查人的确认情况以及处理意见或建议等。调查报告须由全体调查人员签字。如需补充调查，应确定调查方向和主要问题，由原调查人员进行，并根据补充调查情况重新形成调查报告。

科研诚信案件应自决定受理之日起6个月内完成调查。特别重大复杂的案件，在前款规定期限内仍不能完成调查的，经单位主要负责人批准后可延长调查期限，延长时间最长不得超过一年。上级机关和有关部门移交的案件，调查延期情况应向移交机关或部门报备。

（四）处理

被调查人科研失信行为的事实、性质、情节等最终认定后，由调查单位按职责对被调查人作出处理决定，或向有关单位或部门提出处理建议，并制作处理决定书或处理建议书。处理决定书或处理建议书应载明以下内容：责任人的基本情况（包括身份证件号码、社会信用代码等）；违规事实情况；处理决定和依据；救济途径和期限；其他应载明的内容。作出处理决定的单位负责向被调查人送达书面处理决定书，并告知实名举报人。

作出处理决定前，应书面告知被处理人拟作出处理决定的事实、理由及依据，并告知其依法享有陈述与申辩的权利。被调查人没有进行陈述或申辩的，视为放弃陈述与申辩的权利。被调查人作出陈述或申辩的，应充分听取其意见。

处理包括以下措施：科研诚信诫勉谈话；一定范围内或公开通报批评；暂停财政资助科研项目和科研活动，限期整改；终止或撤销财政资助的相关科研项目，按原渠道收回已拨付的资助经费、结余经费，撤销利用科研失信行为获得的相关学术奖励、荣誉称号、职务职称等，并收回奖金；一定期限直至永久取消申请或申报科技计划项目（专项、基金等）、科技奖励、科技人才称号和专业技术职务晋升等资格；取消已获得的院士等高层次专家称号，学会、协会、研究会等学术团体以及学术、学位委员会等学术工作机构的委员或成员资格；一定期限直至永久取消作为提名或推荐人、被提名或推荐人、评审专家等资格；一定期限减招、暂停招收研究生直至取消研究生导师资格；暂缓授予学位、不授予学位或撤销学位；其他处理。上述处理措施可合并使用。

科研失信行为责任人是党员或公职人员的，还应根据《中国共产党纪律处分条例》等规定,给予责任人党纪和政务处分。责任人是事业单位工作人员的,应按照干部人事管理权限,根据《事业单位工作人员处分暂行规定》给予处分。涉嫌违法犯罪的,应移送有关国家机关依法处理。

被调查人有下列情形之一的,认定为情节较轻,可从轻或减轻处理:有证据显示属于过失行为且未造成重大影响的;过错程度较轻且能积极配合调查的;在调查处理前主动纠正错误,挽回损失或有效阻止危害结果发生的;在调查中主动承认错误,并公开承诺严格遵守科研诚信要求、不再实施科研失信行为的。

被调查人有下列情形之一的,认定为情节较重或严重,应从重或加重处理:伪造、销毁、藏匿证据的;阻止他人提供证据,或干扰、妨碍调查核实的;打击、报复举报人的;存在利益输送或利益交换的;有组织地实施科研失信行为的;多次实施科研失信行为或同时存在多种科研失信行为的;态度恶劣,证据确凿、事实清楚而拒不承认错误的;其他情形。有前款情形且造成严重后果或恶劣影响的属情节特别严重,应加重处理。

对科研失信行为情节轻重的判定应考虑以下因素:行为偏离科学界公认行为准则的程度;是否有故意造假、欺骗或销毁、藏匿证据行为,或者存在阻止他人提供证据,干扰、妨碍调查,或打击、报复举报人的行为;行为造成社会不良影响的程度;行为是首次发生还是屡次发生;行为人对调查处理的态度;其他需要考虑的因素。

经调查认定存在科研失信行为的,应视情节轻重给予以下处理:情节较轻的,警告、科研诚信诚勉谈话或暂停财政资助科研项目和科研活动,限期整改,暂缓授予学位;情节较重的,取消 3 年以内承担财政资金支持项目资格及本规则规定的其他资格,减招、暂停招收研究生,不授予学位或撤销学位;情节严重的,所在单位依法依规给予降低岗位等级或者撤职处理,取消 3~5 年承担财政资金支持项目资格及本规则规定的其他资格;情节特别严重的,所在单位依法依规给予取消 5 年以上直至永久取消其晋升职务职称、申报财政资金支持项目等资格及本规则规定的其他资格,并向社会公布。

对经调查未发现存在科研失信行为的,调查单位应及时以公开等适当方式澄清。对举报人捏造事实,恶意举报的,举报人所在单位应依据相关规定对举报人严肃处理。

(五)申诉复查

当事人对处理决定不服的,可在收到处理决定书之日起 15 日内,按照处理决定书载明的救济途径向作出调查处理决定的单位或部门书面提出复查申请,写明理由并提供相关证据或线索。调查处理单位(部门)应在收到复查申请之日起 15 个工作日内作出是否受理决定。决定受理的,另行组织调查组或委托第三方机构,按照本规则的调查程序开展调查,作出复查报告,向被举报人反馈复查决定。当事人对复查结果不服的,可向调查处理单位的上级主管部门或科研诚信管理部门提出书面申诉,申诉必须明确理由并提供充分证据。

相关单位或部门应在收到申诉之日起 15 个工作日内作出是否受理决定。仅以对调查处理结果和复查结果不服为由,不能说明其他理由并提供充分证据,或以同一事实和理由提出申诉的,不予受理。决定受理的,应再次组织复查,复查结果为最终结果。复查应制作复查决定书,复查决定书应针对当事人提出的理由一一给予明确回复。复查原则上应自受理之日起 90 个工作日内完成。

四、科研不端行为的防范机制

当前导致科研主体道德失范、科研不端行为产生的原因极为复杂,因此须从组织建设、制度建设、教育培训、科研人员自律等多方面来建立防范机制。

(一)加强制度建设,完善组织管理体系

我国现有的法律法规如《中华人民共和国著作权法》《中华人民共和国专利法》《中华人民共和国知识产权法》等都有涉及科研不端行为的相关惩处条款,为整治国内科研不端行为提供了一定的法律依据。政府有关部门、科研机构、高校等单位高度重视,先后出台了一系列行政规范,成立了一些专门从事科研伦理规范和科研诚信建设的组织机构。1985年原文化部颁布的《图书、期刊、版权保护试行条例实施细则》中规定引用他人作品的总量,不得超过本人作品篇幅的1/10。1999年11月,科技部、教育部、中国科学院、中国工程院、中国科协联合发布了《关于科技工作者行为准则的若干意见》。2002年教育部发布的《关于加强学术道德建设的若干意见》,2005年国家自然科学基金委发布的《国家自然科学基金委员会监督委员会对科学基金资助工作中不端行为的处理办法》(试行),2006年教育部成立学风建设委员会,科技部成立了科研诚信建设办公室,负责科研诚信建设的日常工作,推动承担国家科技项目的科研机构、高校建立科研诚信管理机构,健全调查处置科研不端行为的制度。2006年科技部发布了《国家科技计划实施中科研不端行为处理办法(试行)》。2021年修订的《中华人民共和国科学技术进步法》第一百一十二条规定了违背科研诚信和科技伦理的法律责任。2009年教育部发布了《关于严肃处理高等学校学术不端行为的通知》,此后又与科技部、中科院、工程院、自然科学基金委和中国科协等十部门联合发布《关于加强我国科研诚信建设的意见》,明确提出了教育引导、制度规范、监督约束的科研诚信建设要求。2014年国家原卫生计划生育委员会发布《医学科研诚信和相关行为规范》,2016年教育部颁布的《高等学校预防与处理学术不端行为办法》等,以努力提升医学科技工作者的道德水平和公信力。2019年中央办公厅、国务院办公厅《关于进一步弘扬科学家精神加强作风和学风建设的意见》中,强调要坚守诚信底线,严守科研伦理规范,守住学术道德底线,对学术不端行为实行"零容忍",在晋升使用、表彰奖励、参与项目等方面实行"一票否决"等。相信这些措施和制度的出台,对于进一步规范科研行为具有十分积极的作用。2020年,科技部印发了《关于破除科技评价中"唯论文"不良导向的若干措施(试行)》,教育部印发了《关于破除高校哲学社会科学研究评价中"唯论文"不良导向的若干意见》,直指"唯论文"的不良导向,"破四唯"的力度逐渐加大。此外,中国科学院、中国工程院、中国科协在促进科研诚信建设方面发挥出积极作用,面向成员颁布了许多准则和规范,如《中国科学院院士科学道德自律准则》《科技工作者科学道德规范(试行)》、科技部组编的《科研诚信指南》等,以增强广大科研人员的自律意识,减少科研不端行为的发生。目前,我国各高等院校、科研机构等也陆续制定了基层执行政策,并实施了本单位规制学术不端行为的相关措施,要求从事科技活动者都必须遵守学术道德。

(二)提倡科研诚信,重视科研道德教育

科研不端行为本质上是一个伦理问题,有时很难通过规范来防范所有的不端行为。各式各样的科研伦理教育培训能否深化科研工作者的认识,写在纸上的各项防范科研不端行

为的科研道德制度和准则能否被科研人员铭记在内心并深刻影响其科研行为,这最终皆归结为科研人员的个体道德自律。所有科研人员都应从自身做起,加强道德修养,身体力行,主动将科研道德规范内化为自己的内心信念,树立科研人员的责任心,秉承科学精神,追求学术的理想,维护科研工作的圣洁。但是,自律意识的养成也离不开教育,应当加强护理科技工作者的教育,提倡道德自觉意识、加强舆论的引导。在极端功利主义盛行的今天,特别要重视对年轻护理科研人员的道德规范教育,倡导在护理科研工作中求实、创新、自由、独立的科学精神,恪守医学科学价值准则,科学精神及科学活动的行为规范。只有当科学精神和科学道德内化于每个护理科研工作者的思想和行为中,对其产生道德上的规范和引导作用,才不会由于道德上的迷茫、价值观的混乱,而在金钱和权力的诱惑下导致越轨行为的发生。因此加强学术道德行为规范建设是一项长期的任务,各有关部门应在医学研究中加强科研道德和社会责任感教育。

(三)革新科研体制,构建科学的评价体系

当今科研活动的环境发生了深刻变化,科学的保守壁垒已经被市场打破,政府、企业以及各种营利或非营利性基金会作为投资者介入科研活动,追求科学研究成果的社会价值。政府、科研机构以及科研人员陷入了各种利益冲突和角色冲突。例如,有些政府及科研机构领导者急功近利,只关注科研成果,并给予各种不当激励措施或行政干预,科研人员无法完成任务只能被迫造假。有些巨额科研审批经费掌握在少数不懂技术的行政主管人员手中,造成权力寻租、学术腐败。因此,尊重科研内在规律,从科研立项、项目执行、成果公布或发表到成果评鉴奖励、成果转化中的后续研发,建立科学公平的评价管理机制,控制和协调国家科研经费资助的利益冲突,促进不同科技部门、科研机构之间的良好竞争,变革科研体制,以应对科研环境的变化。

(四)严格惩戒机制,提高不端行为的成本

科研与学术自律只适用于具有一定科研道德水平者,这种预防和治理科研不端的运行机制,无法真正对科研不端行为做到根本的有效规制。建立科学严密的不端行为治理制度,方可有效预防和惩处科研不端行为。使科研不端行为者受到法律惩治和对科研不端行为的披露,与正面教育同样重要。应建立健全医学科研不端行为的处罚和不良信用记录制度,建立综合公示平台。一旦违规,严肃查处,以提高违规成本,对科研不端行为零容忍。在科研不端行为中挖掘其法律内涵,将科研违法行为纳入法律关系,合理扩充法律规范的调整范围,使科研不端行为中违背法律规范的科研违法行为者受到法律制裁,这对预防和遏制医学科研活动中的科研不端行为,减少科研不端行为的社会危害性是必要的。

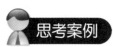 思考案例

案例 11-2　小保方晴子学术不端事件

2014 年 1 月,日本理化学研究所再生科学综合研究中心小保方晴子(Haruko Obokata)在《自然》杂志发表了两篇论文,宣称发现类似干细胞的多能细胞(Stimulus-Triggered Acquisition of Pluripotency cells,刺激触发的多能性获得细胞),简称 STAP 细胞。第一篇论文主要报道了通过弱酸环境,可以将哺乳动物的体细胞重编程为多能细胞以及如何从 STAP 细胞中分离可扩增的多能细胞株;第二篇论文着重报告利用 STAP 获得的多能细胞可以与胚胎干细胞形成嵌合体,并且对胚胎和胎盘等组织发育有贡献。但 2014 年 4 月,日

本理化所认定小保方晴子在 STAP 细胞论文中有篡改、捏造等造假问题,属于学术不端行为,并于 2014 年 7 月正式撤回 STAP 细胞论文。2014 年 8 月,STAP 细胞的中期验证实验报告宣告失败。2014 年 10 月,小保方晴子的博士学位被早稻田大学取消,小保方晴子随后宣布辞职。

请思考:该事件对你的科研工作有何启示?

人文医学开放学院

参考文献

［1］　伍天章. 医学伦理学［M］. 2 版. 北京：高等教育出版社，2015.

［2］　丁维光，肖健. 医学伦理学［M］. 北京：科学技术文献出版社，2018.

［3］　李勇，田芳. 医学伦理学［M］. 3 版. 北京：科学出版社，2018.

［4］　孙福川，王明旭. 医学伦理学［M］. 4 版. 北京：人民卫生出版社，2013.

［5］　孙慕义. 医学伦理学［M］. 3 版. 北京：高等教育出版社，2015.

［6］　丘祥兴，孙福川. 医学伦理学［M］. 3 版. 北京：人民卫生出版社，2008.

［7］　王明旭，曹永福. 医学伦理学［M］. 北京：中国协和医科大学出版社，2015.

［8］　李德玲，齐俊斌. 医学伦理学［M］. 西安：西安交通大学出版社，2012.

［9］　刘俊荣. 护理伦理学实用教程［M］. 北京：人民卫生出版社，2008.

［10］　姜小鹰，刘俊荣. 护理伦理学［M］. 2 版. 北京：人民卫生出版社，2017.

［11］　李恩昌，郭继志，张杲. 科学健康观与健康型社会［M］. 北京：人民军医出版社，2011.

［12］　王明旭，尹梅. 医学伦理学［M］. 2 版. 北京：人民卫生出版社，2015.

［13］　彭瑞聪，高良文. 中国卫生事业管理学［M］. 长春：吉林科学技术出版社，1988.

［14］　汪建荣. 医学人文概要［M］. 北京：人民卫生出版社，2019.

［15］　刘俊荣. 医患冲突的沟通与解决［M］. 广州：广东高等教育出版社，2004.

［16］　刘俊荣，严金海. 医学伦理学［M］. 武汉：华中科技大学出版社，2019.

［17］　露丝·哈伯德，埃里加·沃尔德. 基因神话揭谜［M］. 陈建华，李美华，邵承工，译. 上海：复旦大学出版社，2001.

［18］　刘俊荣. 医患关系调查报告［M］. 北京：华龄出版社，2018.

后记

　　本书作为广东省卫生健康委员会委托的"医学伦理与科研诚信"(2020)、"医学科研伦理教育培训教程"(2021)两个项目的最终成果,得到了广东省卫生健康委员会党组书记朱宏主任、科教处张一愚处长等领导的大力支持,并承蒙国家卫生健康委员会科教司刘登峰监察专员亲自作序,在此深表感谢!

　　由于本书主要用于医疗卫生机构及其医务人员、医学伦理委员会委员,以及医学科研人员的医学伦理教育和培训,丰富相关人员的医学伦理知识、增强其伦理意识,规范医学科研活动,故而,我们在撰写时主要以当前较为成熟和共识性的知识为基础,这样就不可避免会参考和引用不少的国内外医学伦理规范及文献,但限于篇幅文中未能一一注释和列出。为此,谨对本书编写给予知识和启迪的作者表示崇高的敬意!

　　本书的编写,还得到了广东省医务社会工作研究会、广州医科大学等单位领导和医学伦理学界同仁的大力支持,对此深表谢意! 受知识和能力所限,文中观点或表述难免挂一漏万,欢迎各位读者批评指正!

本书编委会